KB267772

사람을 위한 디지털,
의료의 미래를 열다

DIGITAL FOR PEOPLE

용인세브란스병원 지음

디지털 혁신병원을 넘어 AI 병원으로의 도약

사람을 위한 디지털, 의료의 미래를 열다

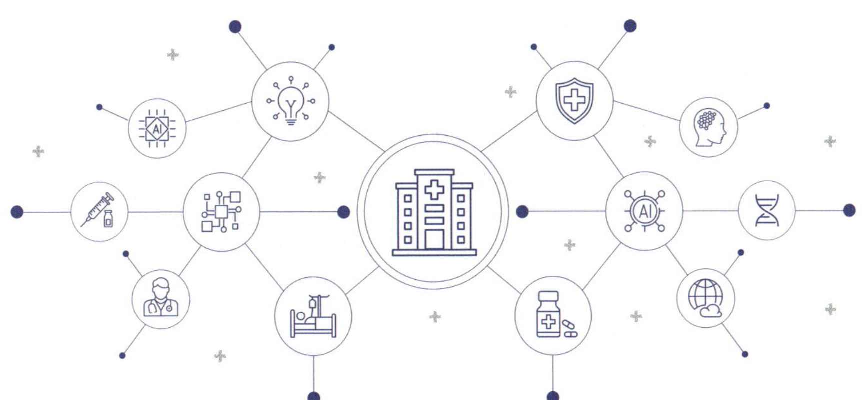

청년의사

발간사

막연함과 막막함.

7년 전 '디지털 병원'이라는 미션을 부여받았을 때 느꼈던 감정입니다. 무엇이든 해봐야겠다는 마음으로 시작했던 디자인씽킹 워크숍은 진지하면서도 유쾌한 경험이었습니다. 그 과정을 통해 '디지털 병원'은 임무가 아니라 '태도'라는 사실을 깨달았고, 그렇게 스마트 병원을 향한 여정이 시작되었습니다.

우리는 모든 솔루션이 하나의 네트워크 안에서 구현되고 데이터가 차곡차곡 축적될 수 있도록 디자인했고, 그 결과는 IRS(Integration & Response Space)에서 확인할 수 있습니다. 현장의 플로우를 중심으로 실제 사용되는 기술을 적용하고자 노력했고, 구성원들의 높은 디지털 리터러시와 창의성, 수용성, 추진력 덕분에 실증기관으로 자리 잡을 수 있었습니다.

이러한 디지털 환경 조성은 병원 혼자만의 힘으로 이뤄낼 수 있는 일이 아니었습니다. 뜻을 함께해 준 협력 기업들과 기관들, 그리고 국책 과제의 지원이 있었기에, 어렵고 고된 여정 속에서도 한 걸음씩 나아갈 수 있었습니다. 감사한 마음만큼, 우리가 축적한 경험과 노하우를 함께 나누고자 노력했고, 국내외에서 병원을 찾아주신 분들을 늘 정성껏 맞이했습니다.

　　　　　　　　　사람을 위한 디지털, 의료의 미래를 열다

이 책은 두 번째 디지털 백서입니다. 그동안 우리가 고민하고 실행해 온 과정들을 솔직하고 담백하게 담았습니다. 성공한 일도, 실패한 일도, 한때는 최신 기술이었지만 지금은 더 이상 사용하지 않는 기술들까지, 우리의 경험을 있는 그대로 기록하고자 했습니다. 디지털 시대이지만, 아날로그 세상에서의 책이 가진 물성을 여전히 좋아하기에, 이번에도 용기와 설렘을 담아 정식 출판을 결심했습니다.

아무쪼록 디지털 기술과 AI 기술의 발전이 "우리가 환자의 눈을 바라보며, 조금 더 여유 있게 대화할 수 있는 의료 환경"을 만드는 데 보탬이 되기를 바랍니다. 그리고 그러한 미래를 위해 함께 노력해 주시기를 바랍니다. 한 분 한 분 얼굴이 떠오릅니다. 그분들께 특히 깊이 감사드립니다. 그리고 우리는 앞으로도 함께 이 여정을 계속해 나갈 것입니다.

함께 가시죠.

용인세브란스병원 디지털의료산업센터 소장 박진영

추천사

의료의 미래는 더 이상 '치료'에만 머물지 않습니다. 디지털 기술과 융합된 의료는 환자 중심의 새로운 패러다임을 만들어내고 있으며, 이는 의료기관의 경쟁력을 좌우하는 핵심 요소로 자리 잡고 있습니다. 이러한 변화의 흐름 속에서, 용인세브란스병원이 걸어온 디지털 혁신의 여정은 한국 의료계가 나아갈 방향을 제시하는 소중한 사례라 할 수 있습니다.

이 책은 단순한 병원의 기록을 넘어, 의료 혁신의 교과서라 불릴 만합니다. 용인세브란스병원의 탄생부터 운영에 이르기까지 의료 현장의 현실과 도전을 생생하게 담아냈으며, 다양한 디지털 솔루션의 도입 과정과 그 성과는 물론, 실패와 교훈까지도 솔직하게 기술하여 의료 혁신의 진정한 의미를 전하고 있습니다.

특히 이 책은 디지털 병원의 가치가 국내를 넘어 해외로 확산되는 과정을 보여주며, 미래 의료기술의 전망과 지속 가능한 혁신의 방향성까지 함께 제시하고 있습니다. 이는 단지 한 병원의 경험담을 넘어, 의료계 전체가 함께 고민하고 나아가야 할 길을 제시하는 나침반과도 같습니다.

_ 연세의료원장 금기창

용인세브란스병원은 개원과 함께 '디지털 혁신병원'이라는 도전적인 비전을 내세우며, 의료의 새로운 지평을 열어왔습니다. 환자의 생명을 지키고, 의료진의 역량을 강화하는 본질적 가치를 지키면서도, 시대적 변화에 발맞춰 과감하게 디지털 전환을 선택했습니다. 그 과정은 결코 쉽지 않았지만, 더 나은 의료 환경을 만들겠다는 확고한 신념이 우리를 앞으로 나아가게 했습니다.

이 책은 그러한 여정을 집대성한 기록입니다. 디지털 혁신을 준비하던 초기 단계부터 실제 운영, 그리고 오늘날 디지털 병원의 선도기관으로 자리매김하기까지

    사람을 위한 디지털, 의료의 미래를 열다

의 발자취가 담겨 있습니다. 특히 성공적인 성과분만 아니라 시행착오와 배움의 과정까지 솔직하게 담아냄으로써, 혁신이란 완결된 결과가 아니라 끊임없이 진화하는 과정임을 보여줍니다.

또한 이 책은 단순히 한 병원의 경험을 넘어, 의료계 전체가 함께 고민해야 할 미래의 방향을 제시합니다. 디지털 혁신은 환자 안전과 진료의 질을 높이는 동시에, 의료진의 전문성을 확장하고 병원의 지속 가능성을 보장하는 핵심 과제입니다. 용인세브란스병원은 그 길을 가장 앞서 걸으며 국내외 의료기관과 경험을 공유하고, 한국 의료의 미래를 준비하는 선도적 역할을 수행하고 있습니다.

우리의 기록이 과거 성과에 머무르지 않고, 대한민국 의료 혁신의 마중물이 되기를 기대합니다. 오늘에 이르기까지 헌신해온 모든 교직원 여러분께 깊은 감사를 전합니다. 앞으로도 우리는 끊임없는 도전을 통해 '사람을 위한 디지털'이라는 미래 의료의 가치를 실현해 나갈 것입니다.

_용인세브란스병원장 김은경

의료와 디지털 기술의 융합은 더 이상 선택이 아닌 생존의 문제입니다. 인공지능, 빅데이터, 클라우드, IoT, 그리고 최근 급속도로 발전 중인 생성형 AI 기반 에이전트 기술까지, 이러한 혁신 기술들은 의료의 본질을 지키면서도 새로운 패러다임을 만들어내고 있습니다. '환자 중심의 의료', '의료진의 역량 강화', '병원의 지속 가능성 확보'는 모두 디지털 혁신을 통해 실현 가능합니다.

이러한 흐름 속에서 용인세브란스병원이 걸어온 디지털 혁신의 여정은 단순한 성공 사례를 넘어, 의료기관이 기술을 실제 의료 현장에 어떻게 수용하고 적용해 나갈 수 있는지를 보여주는 살아 있는 교과서입니다. 준비 단계부터 운영, 성과, 시행착오와 배움에 이르기까지 전 과정을 솔직하게 담아낸 이 책은, 의료계는 물론 헬스케어 산업 전반에 귀중한 참고 자료가 될 것입니다.

특히 주목할 점은, 용인세브란스병원이 단순히 기술을 도입하는 데 그치지 않고 사람 중심의 디지털 혁신을 실현했다는 사실입니다. 기술은 도구일 뿐이며, 그

궁극적 목표는 환자와 의료진 모두에게 실질적인 가치를 제공하는 것입니다. 이 책은 그 지점을 명확히 짚어내며, 의료 혁신을 준비하는 모든 기관과 기업에 깊은 통찰을 제공합니다.

_ 연세의료원 디지털헬스실장 임준석

이 책은 단순한 병원의 디지털 기술 도입 사례를 넘어, 병원이 환자 중심의 디지털 전환을 위해 무엇을 고민하고 어떻게 실천해 나가야 하는지에 대한 분명한 방향성을 제시합니다. 다양한 국책과제 수행 경험과 함께, 병원이 주도적으로 구축하고 지속적으로 발전시켜온 산·학·연·병 협력 생태계의 여정은 매우 의미 있는 성과라 할 수 있습니다. 이는 한국형 스마트 병원이 나아가야 할 현실적인 모델을 제시함과 동시에, 이러한 노력이 글로벌 디지털 헬스케어 시장으로의 도약으로 이어질 수 있음을 명확히 보여줍니다. 급변하는 의료 환경 속에서 병원의 미래 경쟁력은 선택의 문제가 아니라 철저한 준비의 문제입니다. 이 책은 의료 혁신을 고민하는 모든 병원 경영진과 의료진에게 지금 반드시 읽어야 할 이정표이자 전략서가 될 것이라 확신하며, 기쁜 마음으로 추천합니다.

_ 한국보건산업진흥원장 차순도

이 책은 용인세브란스 병원이 개원 이전부터 어떻게 시대의 흐름을 선도해 왔는지를 보여주는 소중한 기록입니다. 거대한 디지털 전환의 물결 속에서, 의료 엘리트로서의 명민함과 성실함이 어떻게 실현되어 왔는지를 독자들이 쉽게 이해할 수 있도록 담아냈습니다. 특히 기술 중심의 시대적 흐름 속에서도, 의료의 본질은 결국 '사람'에 있다는 철학은 앞으로 한국 의료가 지향해야 할 가치를 분명히 제시합니다. 대한민국의학한림원은 지난 7년간 우리나라 의료의 디지털 전환과 AI 혁명을 선도하며, 다양한 연구와 입법 활동을 통해 안내자 역할을 자임해 왔습니다. 이러한 맥락에서 개척자로서 용인세브란스병원이 보여준 성찰과 실천

사람을 위한 디지털, 의료의 미래를 열다

이 이 책에 오롯이 담겨 있다는 사실은 매우 뜻깊습니다. 디지털 전환과 AI 혁신을 추진하거나 준비 중인 모든 의료기관에 이 책이 훌륭한 길잡이가 되리라 확신하며, 동료애와 함께 깊은 존중과 경의를 담아 추천합니다.

_ 대한민국의학한림원장 한상원

의료 현장의 인력난과 운영 부담을 디지털 전략으로 정면 돌파한 이 사례는 병원 경영의 새로운 기준을 제시합니다. 새로운 의료기술들이 의료진의 업무 부담을 실질적으로 줄이고, 환자 안전을 높이는 시스템으로 자리 잡아가는 과정을 생생히 보여줍니다. 지속 가능한 병원 운영을 고민하는 모든 경영자에게 이 책은 실질적이고 유의미한 이정표가 될 것입니다.

_ 대한병원협회장 이성규

디지털 병원을 실현하기 위해서는 의료 정보의 구조화, 표준화, 통합이라는 기반이 필수적입니다. 이 책은 정보의 흐름이 의료 서비스의 질에 어떤 영향을 미치는지를 다양한 디지털 솔루션과 사용자 경험을 통해 명확히 보여주는 모범 사례입니다. 의료산업 현장에서 다양한 목적으로 활용할 수 있는 실용적인 책입니다.

_ 대한의료정보학회 이사장 김종엽

이제 병원은 기술의 수요자가 아닌, 설계의 주체로 나서야 합니다. 이 책은 의료 현장의 문제를 어떻게 정의하고, 그것을 기술로 어떻게 해결해 나갔는지를 구체적 사례와 데이터를 통해 생생히 보여줍니다. 디지털 혁신기업이 병원과 진정한 파트너십을 구축하고자 할 때 반드시 참고해야 할 귀중한 자료입니다.

_ 필립스코리아 대표 최낙훈

기술,
다시 의료의 본질을 묻다

의료의 길은 언제나 변화와 도전의 연속이었습니다. 인류가 질병과 맞서 싸우며 삶의 질을 높여온 지난 세기 동안, 병원은 단순한 치유의 공간을 넘어 희망을 설계하는 미래의 플랫폼으로 진화해 왔습니다. 그리고 지금, 우리는 의료의 새로운 전환점에 서 있습니다. 디지털 혁신은 더 이상 선택이 아닌 필연이며, 병원의 생존 전략이자 미래를 설계하는 가장 강력한 도구가 되었습니다.

용인세브란스병원은 이러한 흐름을 선도하며, 의료와 디지털의 경계를 허무는 혁신을 실현해 왔습니다. 급변하는 의료 정책, 빠르게 진화하는 기술, 인력 부족이라는 현실적 위기 속에서 우리는 위기를 기회로 바꾸고자 했습니다. 단순한 기술 도입이 아니라 '사람을 위한 디지털'이라는 철학을 세우고, 이를 실현할 조직과 문화를 직접 설계해 나갔습니다. 디지털 혁신 전담 조직의 신설, 각 부서의 디지털 담당자들이 만들어낸 변화의 연결고리, 그리고 교직원들의 잠재된 역량을 일깨우는 과정은 모두 사람을 중심에 둔 전략의 결과였습니다.

혁신은 조직의 문화 속에 뿌리내릴 때 비로소 지속 가능합니다. 우리는 공동의 비전을 공유하고 학습하는 조직으로 진화했고, 외부로부터 배우고 내부의 역량을 키워가며 디지털 혁신을 조직의 DNA로 정착시켰습니다. 그 결과, 환자와 의료진이 체감하는 변화는 현실이 되었습니다.

스마트 병원 시스템은 환자의 안전을 지키는 것을 넘어 마음까지 보살피는 따뜻한 기술로 자리매김하였으며, 디지털 병원에서 AI 병원으로 도약하는 과정은 의료의 미래를 새롭게 써 내려가는 여정이었습니다.

성과는 데이터로 증명됩니다. 각 솔루션별 지표 평가와 새로운 평가 체계는 디지털 혁신의 가치를 명확히 보여주었습니다. 현장에서 가장 도움이 되었던 솔루션은 무엇이었는지, 아쉽게 종료된 기술은 어떤 교훈을 남겼는지, 그 모든 경험은 앞으로의 선택과 집중을 위한 나침반이 되었습니다. 무엇보다 이 모든 여정의 주인공은 의료진과 환자, 그리고 함께한 파트너 기업들이었습니다.

이제 용인세브란스병원의 디지털 혁신은 병원 내부에 머물지 않습니다. 세계가 주목하는 혁신의 현장으로 자리매김하며 국내외 협력 네트워크를 구축했고, 국가 헬스케어 ICT 사업에도 기여하며 영역을 넓혀가고 있습니다. 나아가 지속 가능한 미래를 위해 디지털 혁신 기부제도를 마련하고, 더 나은 의료 생태계를 향한 여정을 이어가고 있습니다.

이 책은 단순한 기록이 아니라, 의료의 미래를 향한 선언입니다. 변화의 필연성을 직시하고, 사람을 중심에 두며, 조직과 현장이 함께 진화한 과정은 한국 의료가 나아갈 길을 보여줍니다. 이 책을 통해 독자 여러분은 의료와 디지털이 만나 만들어내는 새로운 패러다임을 목격하게 될 것입니다.

이제 용인세브란스병원은 단순한 병원이 아니라, 미래 의료 생태계를 설계하는 '혁신의 플랫폼'입니다. 그리고 이 책은 그 여정의 첫 페이지입니다.

사람을 위한 디지털, 의료의 미래를 열다

DIGITAL
FOR
PEOPLE

Chapter 1

변화의 필연성: 왜 지금 디지털 혁신인가

Chapter 6
가치의 확산: 더 나은 미래 의료 생태계를 향해

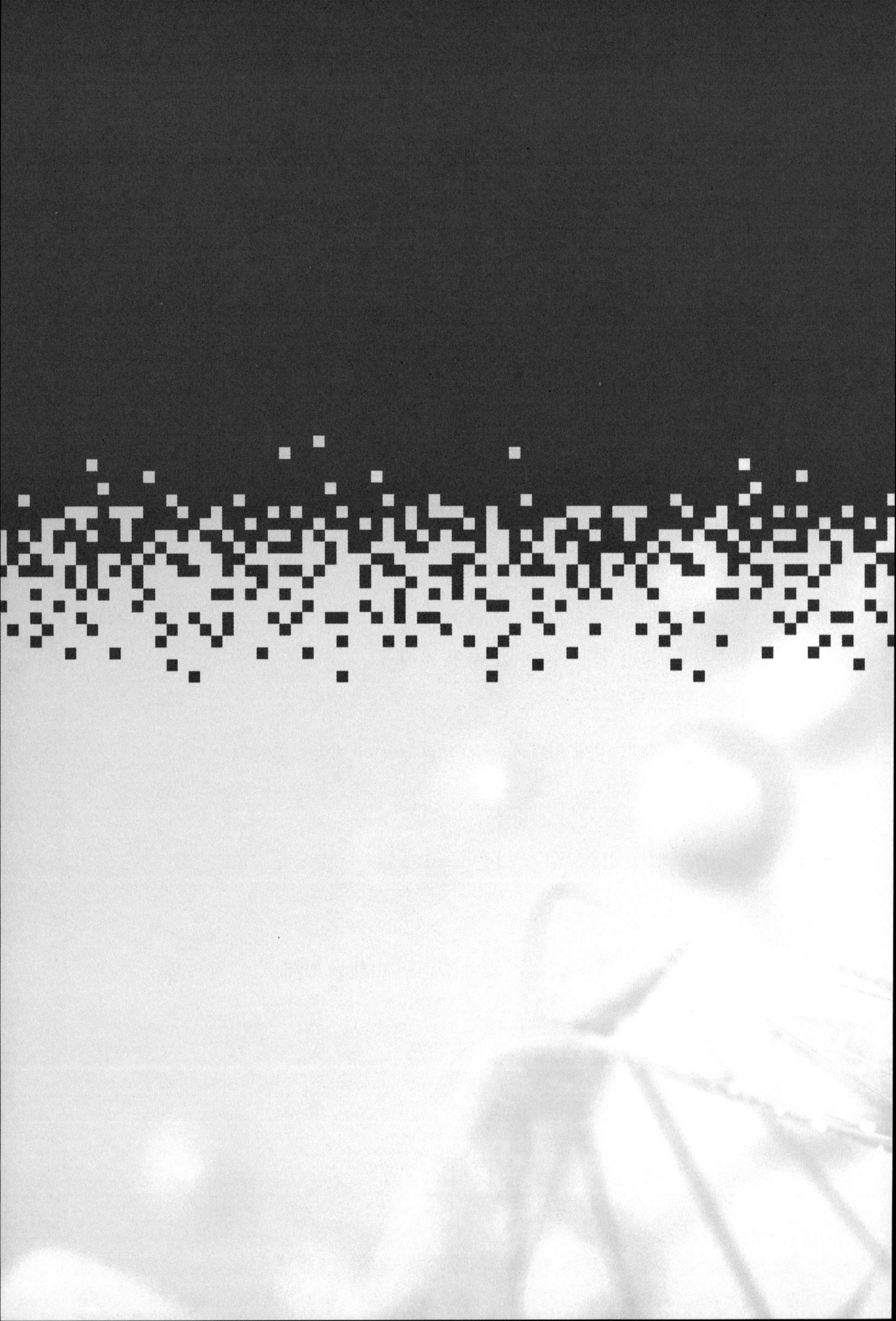

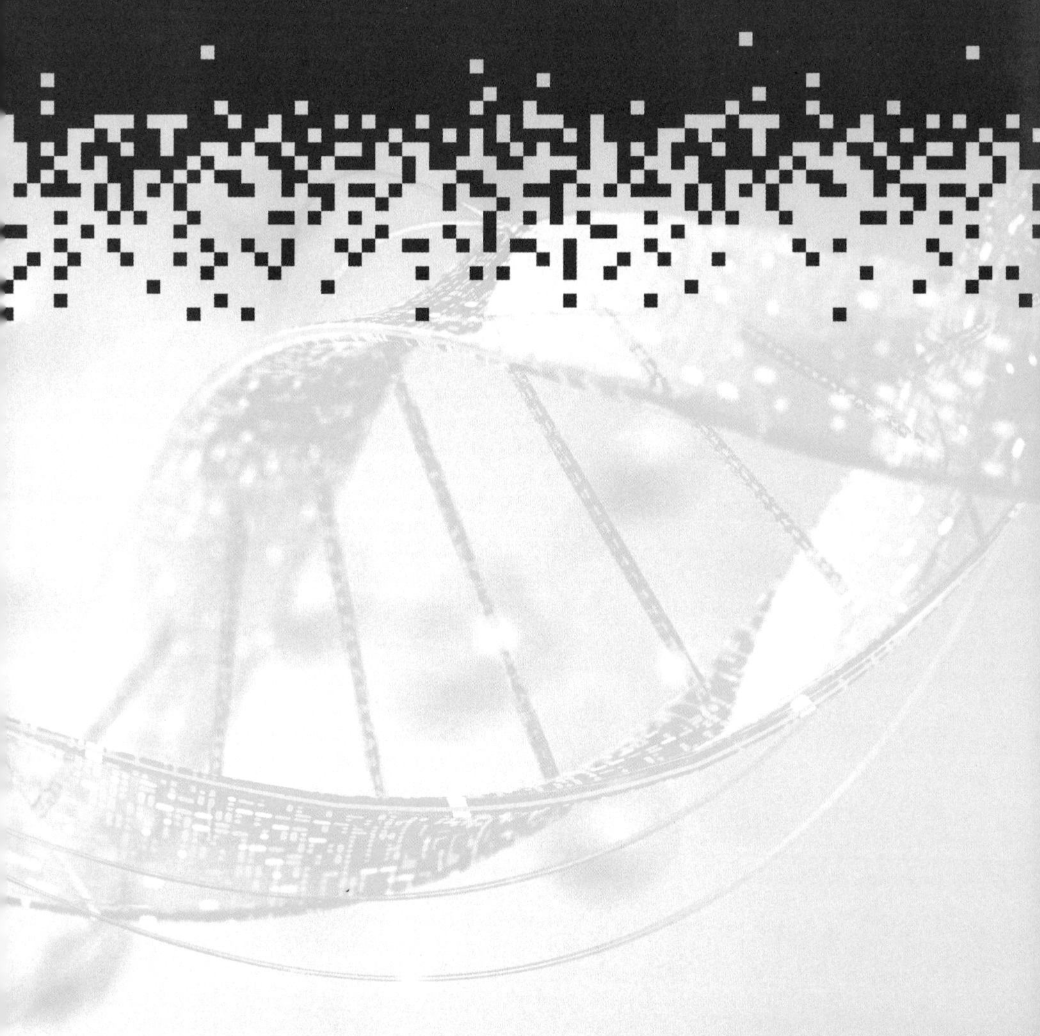

Chapter 1

변화의 필연성:
왜 지금 디지털 혁신인가

거부할 수 없는 흐름: 디지털 전환의 시작

　디지털 전환은 단순히 기존의 아날로그 시스템을 디지털 기술로 대체하거나 IT 인프라를 구축하는 것을 의미하지 않는다. 이는 기술을 중심으로 조직의 구조, 사회의 운영 방식, 그리고 인간의 삶 전반을 근본적으로 재편하는 거대한 변화의 흐름이다. 단순한 도구의 교체나 시스템의 업그레이드를 넘어, 우리의 삶과 기업 활동을 완전히 바꾸는 힘을 지니고 있다.

　디지털 전환은 기술의 진보를 넘어 사고방식의 전환과 문화의 재정립, 가치의 재구성을 요구한다. 기술 발전 그 자체라기보다 조직의 근본적인 사고방식 전환과 운영 방식, 문화, 가치 체계의 재정립을 포함하는 포괄적인 변화의 과정인 것이다. 기술은 이제 단순한 지원 수단이 아니라 기업 전략의 중심에 자리하며, 혁신을 촉진하는 핵심 동력으로 작용한다.

디지털 기술은 업무 효율성 향상을 넘어, 새로운 비즈니스 모델을 창출하고 고객 경험을 혁신하며 시장의 판도를 바꾸는 역할을 수행하고 있다. 기업은 이러한 기술을 통해 단순한 제품 생산이나 서비스 제공을 넘어, 데이터 기반 의사결정, 고객 맞춤형 서비스, 플랫폼 중심의 생태계 구축, AI기반 데이터 경영 등 새로운 방식의 비즈니스를 실현하고 있다.

예를 들어, 유통업체는 고객의 구매 데이터를 분석해 개인화된 추천 서비스를 제공하고, 제조업체는 사물인터넷(IoT) 기반 스마트 공장을 통해 생산성과 품질을 동시에 향상시키며, 금융기관은 AI 기반 리스크 분석을 통해 보다 정교한 투자 전략을 수립하고 있다. 공공기관 역시 디지털 전환을 통해 더욱 효율적이고 포용적인 서비스를 제공하고 있다.

정부 또한 AI를 행정·서비스 혁신과 국가경쟁력 강화의 핵심 축으로 삼아 인프라·역량·거버넌스를 종합적으로 추진하고 있다. 행정 절차의 자동화, 민원 처리의 디지털화, 데이터 기반의 정책 수립 등은 국민의 삶의 질을 높이고, 행정의 투명성과 신뢰성을 강화하는 데 기여한다. 특히 디지털 기술은 사회적 약자나 정보 접근성이 낮은 계층에게도 더 나은 서비스를 제공할 수 있는 수단이 되며, 포용적 디지털 사회로 나아가는 기반이 된다.

개인 역시 변화하는 환경 속에서 새로운 역량과 태도를 갖추어야 한다. 디지털 리터러시(문해력), 데이터 이해력, 협업 능력,

    사람을 위한 디지털, 의료의 미래를 열다

문제 해결력 등은 이제 모든 직무에서 요구되는 기본 역량이 되었으며, 끊임없는 학습과 적응력이 필수적인 시대가 되었다.

디지털 전환은 단순히 기술을 배우는 것을 넘어, 변화에 대한 열린 태도와 유연한 사고방식을 갖추는 것을 의미한다. 이는 개인의 성장뿐만 아니라 조직 전체의 혁신 역량을 강화하는 데 중요한 역할을 한다. 결국 디지털 전환은 기술 중심의 변화만이 아니라 사람과 조직, 문화와 가치의 총체적인 변화이며, 이를 통해 기업과 사회는 더 나은 미래를 향해 나아갈 수 있다.

디지털 전환이 가져오는 장점은 다양하며, 그 영향력은 매우 크다. 가장 먼저 나타나는 변화는 업무 효율성과 생산성의 비약적인 향상이다. 디지털 기술은 반복적인 작업을 자동화함으로써, 사람이 보다 창의적이고 전략적인 업무에 집중할 수 있는 환경을 만든다. 이는 단순한 시간 절약을 넘어, 조직의 역량을 고도화하고 경쟁력을 강화하는 데 핵심적인 역할을 한다.

또한 디지털 전환은 데이터를 기반으로 판단을 내릴 수 있게 한다. 과거에는 경험과 직관에 의존하던 의사결정이, 이제는 축적된 데이터를 기반으로 한 의사결정을 가능하게 한다. 과거에는 경험과 직관에 의존하던 판단이 이제는 축적된 데이터를 바탕으로 보다 정밀하고 예측 가능한 방식으로 이루어진다. 이는 불확실성이 높은 시대에 매우 중요한 경쟁 요소이며, 빠르게 변화하는 시장과 미래 환경에 신속하게 대응할 수 있는 능력을 제공한다. 데이터는 단순한 기록을 넘어, 미래를 설계하고 전략을 수립하는 핵심 자산으로 자리 잡고 있다.

디지털 전환은 고객 경험의 혁신도 이끈다. 디지털 기술을 활용함으로써 기업은 고객의 상황, 행동, 선호도, 구매 이력 등 다양한 데이터를 실시간으로 분석하고, 이를 기반으로 보다 정교하고 개인화된 서비스를 제공할 수 있다. 이러한 맞춤형 접근은 고객 만족도를 높이는 데 그치지 않고, 충성도를 강화하며 장기적 관계 형성으로 이어진다. 고객은 단순히 소비자가 아니라, 함께 새로운 가치를 창출하는 파트너로 자리매김하게 된다. 디지털 기술은 고객의 참여를 유도하고, 피드백을 즉각 반영하며, 고객 중심의 제품과 서비스를 설계하는 데 핵심적인 역할을 한다.

더 나아가 디지털 전환은 시간과 공간의 제약을 허물며, 새로운 형태의 일과 삶을 가능하게 한다. 원격 근무, 온라인 회의, 비대면 진료 등은 단순한 편의성을 넘어 사회 구조 자체를 변화시키고 있다. 특히 COVID-19와 같은 비대면 상황에서는 그 진가를 발휘했으며, 앞으로의 사회가 더욱 유연하고 회복력 있는 구조로 진화할 수 있는 기반을 마련할 수 있다. 디지털 기술은 물리적 한계를 넘어 인간의 가능성을 확장하는 도구로 작용하고 있다.

건물에너지관리시스템(Building Energy Management System)은 각종 센서와 자동 제어 시스템을 통해 조명, 냉난방, 전력 사용을 최적화하여 에너지 효율을 증대 시킬 수 있는 종합 운영 관리 시스템이다.

또한 스마트시티 기술은 도시 전반의 자원 사용을 효율화하고, 교통 흐름을 개선하며, 대기질을 모니터링해 환경 오염을 줄이는 데 기여한다. 예컨대 교통량 데이터를 분석해 신호 체계를 자동으로 조정함으로써 차량 정체를 줄이고 불필요한 연료 소비를 방지할 수 있다. 원격 근무와 화상 회의 시스템의 확산 또한 출퇴근과 출장에 따른 교통량을 줄여 탄소 배출 저감에 직접적인 영향을 미친다.

이러한 디지털 기술은 단순히 경제적 성과에만 초점을 맞추는 것이 아니라 사회적 책임, 가치 공유, 환경적 지속 가능성을 함께 고려하는 방향으로 발전해야 한다.

디지털 전환의 시작은 20세기 중반, 인류가 정보기술의 새로운 지평을 열었던 컴퓨터 혁명에서 찾을 수 있다. 1940~50년대, 진공관 컴퓨터에서 트랜지스터 기반 컴퓨터로의 전환은 정보 처리 속도와 효율성을 획기적으로 향상시켰으며, 이는 정보기술의 근본적인 진보를 의미하는 역사적 전환점이었다.

당시 컴퓨터는 군사 전략 수립과 과학 계산 등 일부 특정 분야에 국한되어 사용되었지만, 기술의 안정성과 범용성이 높아지면서 점차 산업, 행정, 교육, 금융 등 다양한 영역으로 확산되었다. 컴퓨터는 단순한 계산 도구를 넘어 조직 운영과 의사결정의 핵심 수단으로 자리 잡기 시작했으며, 정보 중심 사회로의 이행을 촉진하는 기반이 되었다.

최근에는 인공지능(AI), 빅데이터, 사물인터넷(IoT), 블록체인, 디지털 트윈, 실내 위치 추적 기술 등 첨단 기술의 상용화가 일반화되면서 디지털 전환의 깊이와 범위가 크게 확장되고 있다. 이러한 기술들은 단순한 자동화를 넘어 예측, 판단, 자율 운영이 가능한 에이전트들이 등장하고 있으며, 이러한 분야별 전문 에이전트들을 관리하는 오케스트레이터(Orchestrator) 에이전트 기술은 혁신기업들이 빠르게 현장에 도입하고 있다. 특히 인공지능은 인간의 사고방식을 모방하고 일부 업무를 대체할 수 있는 가능성을 제시함으로써 디지털 전환의 패러다임 자체를 변화시키고 있다.

AI시대에 데이터는 새로운 자산으로 부상하고 있으며, 연결성과 실시간성은 비즈니스와 사회 운영의 기본 전제가 되었다. 디지털 전환은 이제 기술의 진보를 넘어선 사고방식의 전환, 조직 문화의 재정립, 가치 체계의 재구성을 요구하는 총체적 혁신 과정으로 자리 잡고 있다.

이제 디지털 전환은 특정 산업이나 전문가들만의 과제가 아니라 모든 조직과 개인의 현실이며, 앞으로의 생존과 발전을 결정짓는 핵심 요인이 되었다. 디지털 전환을 선제적으로 추진하는 조직만이 급변하는 환경 속에서 지속 가능한 경쟁력을 확보할 수 있으며, 이는 미래 사회의 주도권을 결정짓는 전략적 선택이기도 하다.

생존 전략:
디지털 혁신으로
병원의 미래를 설계하다

오늘날의 기업 환경은 기술의 눈부신 발전과 함께 그 어느 때보다 복잡하고 예측하기 어려운 양상을 보이고 있다. 기술은 시시각각 진화하고 있으며, 소비자는 점점 더 높은 기대치를 갖고 있고, 시장은 국경을 초월해 실시간으로 연결되어 있다. 이러한 변화의 흐름 속에서 기업이 지속적으로 생존하고 성장할 수 있는 기회는 점점 줄어들고 있으며, 경쟁은 더욱 치열해지고 있다. 이 가운데 기업이 선택할 수 있는 가장 강력하고 필수적인 전략이 바로 '디지털 혁신(Digital Transformation)'이다.

디지털 혁신은 단순히 기술을 도입하는 것을 넘어, 기업의 운영 방식과 조직 구조, 전략적 방향성까지 근본적으로 재정의하는 과정이다. 이는 과거의 익숙한 방식을 과감히 버리고, 새로운 질서와 방식으로 나아가겠다는 결단이며, 기업의 정체성과 비전까지 새롭게 설정하는 전략적 전환이다. 이제 기업들은 기존의 방식으로는 더 이상 미래를 준비할 수 없다는 사실을 절감하고 있으며, 디지털 혁신을 통해 생존을 넘어 지속 가능한 성장을 도모하고 있다.

이러한 인식은 단순한 이론에 그치지 않는다. 실제로 많은 기업이 디지털 혁신을 위한 대규모 투자를 단행하고 있으며, 조직의 구조와 운영 방식을 근본적으로 변화시키고 있다. 이는 단순한 기술 교체가 아니라 기업 전반에 걸친 전략적 재편이며, 기업의 핵심 가치와 비즈니스 모델을 새롭게 정의하는 과정이다. 특히 글로벌 기업들은 디지털 전환을 통해 새로운 시장을 개척하고, 기존의 한계를 뛰어넘는 혁신적인 서비스를 선보이며 경쟁력을 강화하고 있다.

디지털 혁신의 핵심은 디지털 기술을 활용해 기업의 문제를 해결하고, 새로운 기회를 창출하며, 고객에게 더 높은 가치를 제공하는 데 있다. 인공지능, 클라우드 컴퓨팅, 빅데이터, 사물인터넷, 블록체인 등 다양한 기술은 기업의 운영 효율성을 높이는 것을 넘어 비즈니스의 본질 자체를 변화시키고 있다.

예를 들어 고객 데이터를 분석해 맞춤형 서비스를 필요한 시점에 제공하거나, 제조 공정에 스마트 센서를 도입해 생산성을 극대화하며, 금융권에서는 알고리즘 기반의 리스크 평가를 통해 정교한 투자 전략을 수립하고 있다. 이러한 기술은 단순한 도구

　사람을 위한 디지털, 의료의 미래를 열다

가 아니라, 기업의 전략적 사고와 실행을 뒷받침하는 핵심 자산으로 자리 잡고 있다.

이러한 기술의 도입은 단순한 자동화나 효율화 수준을 넘어, 기업의 운영 철학과 고객과의 관계 방식까지 변화시키고 있다. 과거에는 제품을 생산하고 판매하는 것이 기업의 주요 목표였다면, 이제는 고객과의 지속적인 관계를 기반으로 서비스를 제공하며, 데이터를 활용해 새로운 수익 모델을 창출하고 신뢰관계를 구축하는 것이 핵심이 되었다.

과거에는 경험과 직관에 의존하던 경영 판단이 이제는 데이터 기반의 분석과 예측을 통해 이루어지고 있으며, 이는 불확실성이 높은 시대에 더욱 민첩하고 정밀한 대응을 가능하게 한다. 데이터는 더 이상 보조 자원이 아닌, 기업 전략의 설계와 실행에 있어 핵심 자산으로 자리 잡고 있다. 예측 분석, 실시간 모니터링, 자동화된 의사결정 시스템 등은 경영진이 빠르고 정확한 판단을 내릴 수 있도록 지원하며, 이는 기업의 경쟁력을 좌우하는 중요한 요소가 되고 있다.

또한 디지털 혁신은 조직 역량 강화와도 밀접하게 연결되어 있다. 디지털 기술을 통해 업무 프로세스를 자동화하고, 협업 도구로 부서 간 소통을 강화한다. 특히 COVID-19 팬데믹 이후 원격 근무가 보편화되면서 디지털 기반의 업무 환경은 선택이 아닌 필수가 되었고, 이는 기업의 경쟁력 확보에 있어 핵심 요소로 작용하고 있다. 디지털 역량은 이제 모든 구성원이 갖추어야 할 기본 소양이 되었으며, 이를 기반으로 한 조직 문화의 변화가 기업의 지속 가능성을 결정짓는다.

디지털 혁신은 제품과 서비스의 품질 향상에도 결정적인 영향을 미친다. 고객 피드백을 실시간으로 수집하고 분석해 제품의 문제를 빠르게 파악하고 개선할 수 있으며, 서비스 만족도를 높여 고객 충성도를 강화할 수 있다. 또한 제품 개발 및 생산 주기를 단축하고, 시장 변화에 신속히 대응함으로써 생산성과 매출을 동시에 향상시킬 수 있다. 이는 고객 중심의 사고방식과 민첩한 실행력을 기반으로 한 혁신이며, 기업이 시장에서 지속적으로 경쟁력을 유지하기 위한 필수 전략이다.

하지만 이러한 변화는 단순히 디지털 솔루션을 도입한다고 해서 이루어지는 것이 아니다. 디지털 혁신은 기술뿐만 아니라 조직 문화의 변화, 리더십의 전환, 직원 역량 강화 등 복합적인 요소가 함께 작용해야 가능하다.

기업은 디지털 기술을 활용할 수 있는 인재를 육성하거나 영입해야 하며, 기존의 관습과 사고방식을 과감히 바꾸는 용기도 필요하다. 이는 몇몇 인재에게 디지털 교육으로 제공하는 수준이 아니라, 조직 전체의 가치관과 사고방식을 변화시키는 중요한 과제로, 디지털 혁신은 기술 중심이 아니라 사람 중심의 변화이며, 이를 위한 전략적 접근이 필수적이다.

이를 위해 많은 기업이 디지털 전담 조직을 신설하고, 외부 전문가와 협력하거나 스타트업과의 오픈 이노베이션을 통해 새로

 사람을 위한 디지털, 의료의 미래를 열다

운 아이디어를 수용하고 있다. 또한 사내 교육 프로그램을 강화하고, 디지털 리터러시 향상을 위한 실습과 교육을 병행하며, 실패를 두려워하지 않는 도전 문화를 조성해 혁신의 속도를 높이고 있다.

이러한 노력은 단순한 기술 습득을 넘어서, 조직 전체가 디지털 사고방식을 내재화하고 변화에 능동적으로 대응할 수 있는 체질로 전환하는 과정이다. 일부 기업들은 사내 해커톤이나 생성형 AI 활용 경진대회를 통해 직원들의 창의성과 문제 해결 능력을 끌어내고, 이를 실제 프로젝트와 연계해 혁신을 가속화하고 있다. 이러한 활동은 디지털 중심의 사고방식과 실행력을 조직 전반에 정착시키는 데 중요한 역할을 한다.

이러한 움직임은 단순히 경쟁 우위를 확보하기 위한 선택이 아니라, 디지털 혁신 시대에 생존하기 위한 필수적인 대응이다. 급변하는 시대에 아무것도 하지 않는 것만으로도 경쟁에서 뒤처질 수밖에 없는 현실이다. 디지털 혁신은 더 이상 미래의 과제가 아니라 현재 진행형의 현실이며, 혁신에 뒤처지는 기업은 시장에서 도태될 위험이 크다. 따라서 디지털 혁신은 선택이 아닌 필수이며, 이를 위한 전략적 실행과 지속적인 학습이 요구된다.

결국 디지털 혁신은 기술만을 의미하지 않는다. 사람과 조직이 변화해야 하며, 디지털 혁신 프로그램은 기술 도입을 넘어 이를 효과적으로 활용할 수 있는 인재와 조직을 어떻게 만들어 갈 것인가에 대한 깊은 고민을 포함해야 한다. 디지털 혁신은 끊임없는 연구와 실천, 그리고 더 나은 미래를 향한 지속적인 질문의 연속이다. 지금 이 순간에도 수많은 기업들이 이러한 질문에 답하며 혁신을 이어가고 있다. 이는 단순히 업무 방식을 바꾸는 차원을 넘어, 디지털 혁신이라는 거대한 흐름 속에서 살아남기 위한 치열한 투쟁이자, 동시에 더 나은 미래를 향한 담대한 도전이다.

시대적 과제:
빠르게 변하는 의료 정책 및 기술

21세기에 들어서며 의료산업은 그 어느 분야보다도 급속히 변화하고 있다. 이 변화는 단순한 기술 발전을 넘어, 의료 정책의 방향, 의료 서비스 구조, 환자와 의료진의 관계, 병원 운영 방식, 나아가 건강에 대한 사회적 인식까지 근본적으로 재편하고 있다. 이러한 변화는 점진적이라기보다 급진적이며, 그 속도는 해마다 가속화되고 있다.

과거 의료 정책이 인프라 확충, 의료 인력 양성, 보험제도 개선에 중점을 두었다면, 오늘날에는 지역 필수의료 강화, 근무 환경 개선, 디지털 헬스케어 활성화, 의료비 부담 완화, 정신건강 증진, 예방 중심의 정책, 원격의료 및 정밀의학으로 그 방향이 전환되고 있다. 정부는 보건의료 연구개발 부문에서 제약·바이오

산업과 AI기반 디지털 헬스케어 지원을 지속적으로 강화시키고 있으며, 첨단 재생의료기술 등 미래 의료 선점을 위한 제도적 기반 마련과 부처 간 협력을 강화하고 있다.

이제 의료 정책은 공공성과 기술 혁신의 균형 속에서 재편되고 있다. 특히 공공의료의 디지털 전환은 단순한 시스템 개선을 넘어, 형평성과 지속 가능성을 확보하기 위한 핵심 전략으로 주목받고 있다. 보건복지부와 보건의료정보원, 한국보건산업진흥원에서는 진료정보교류사업, 의료데이터중심병원사업, 건강정보고속도로사업, 전자의무기록(EMR)인증제, 보건의료정보표준화사업, 스마트병원사업 추진과 바이오헬스정책 연구, 의료기기 해외 진출사업 등을 통해 국내 디지털 헬스케어 산업을 견인하고 있다.

기술 발전은 의료 서비스의 공간적·시간적 제약도 허물고 있다. 병원 중심의 진료 모델은 환자 중심의 분산형 모델로 전환되고 있으며, 그 대표적인 예가 원격의료다. 원격의료는 단순한 비대면 진료를 넘어, 환자의 건강 데이터를 실시간 모니터링하고 AI 분석을 통해 질병의 조기 발견과 예방을 가능하게 한다. 특히 만성질환 관리, 고령자 돌봄, 의료 취약지의 의료 접근성 개선 등에서 효과를 보이고 있다.

웨어러블 기기의 발전 또한 의료의 패러다임을 변화시키고 있다. 스마트 워치, 밴드, 링 등 다양한 디바이스는 심박수, 혈압, 산소포화도, 수면, 스트레스 등 생체 데이터를 실시간으로 수집·분

  사람을 위한 디지털, 의료의 미래를 열다

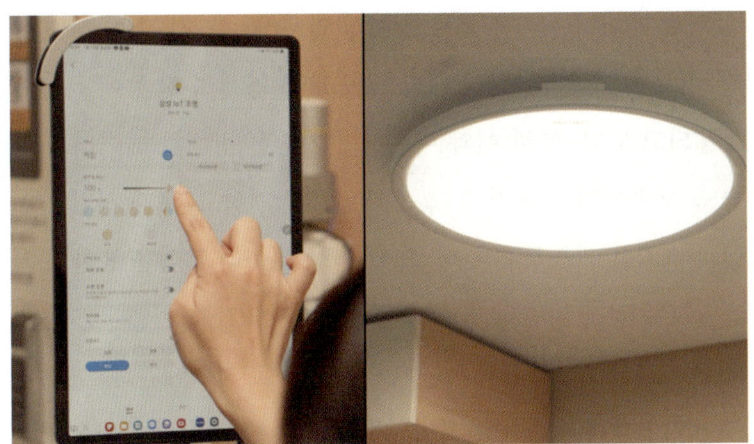

그림 1-1. 스마트 안심케어 병실

석해 진단과 치료에 활용되며, 환자가 일상 속에서 스스로 건강
을 관리할 수 있게 돕는다. 이는 의료의 연속성과 실시간성을 확
보하며, 맞춤형 정밀의료 실현을 촉진하고 있다.

용인세브란스병원은 입원환자 안전과 병실 만족도 향상을 위
해 스마트 안심케어 병실과 웨어러블 연계 시스템 등 다양한 디
지털 인프라를 구축 중이다. 스마트 안심케어 병실은 고령 환자
의 섬망 및 낙상 예방을 위해 조명, 소음, 온도, 습도 등 환경 요소
를 자동 조절하는 병실이다. 각 침상에는 스마트 대시보드가 설
치되어 있어 환자가 가족 영상 시청, 음악 감상 등을 통해 심리적
안정을 얻을 수 있도록 설계되어 있다. 또한 병실 내 IoT 센서와
웨어러블 기기를 통해 생체신호를 실시간 모니터링하며, '디지털
섬망 선별 도구'를 활용해 고위험군을 조기에 파악할 수 있다.

의료 데이터는 이제 의료의 핵심 인프라로 자리 잡아, 질병 예측, 치료 효과 분석, 신약 개발, 공중보건 정책 수립 등에 폭넓게 활용되고 있다. 특히 AI와 머신러닝 기술은 방대한 데이터를 학습·분석해 인간이 놓칠 수 있는 패턴을 발견하고, 보다 정밀한 진단과 예측을 가능하게 한다. 또한 영상 데이터 분석을 통한 조기 진단과 유전자 기반 발병 예측 등도 이러한 기술의 성과로서, 의료진의 의사결정을 보조하는 강력한 도구로 자리매김하고 있다.

제약업계에서도 의료 데이터는 핵심 자산이다. 국내 제약사들은 AI와 빅데이터를 활용해 신약 후보물질을 예측하고 개발 속도를 높이고 있으며, 유럽과 미국에서는 전자건강기록(EHR) 기반으로 임상 비용과 기간을 단축하고 있다. 정부는 공공 데이터를 연계해 연구자들에게 이를 개방함으로써 혁신 기반을 마련하고 있다.

정밀의학(Precision Medicine)의 발전도 가속화되고 있다. 정밀의학은 환자의 유전적 특성, 생활 습관, 환경 요인 등을 종합적으로 고려해 개인 맞춤형 치료와 예방 전략을 제공하는 접근 방식이다. 예를 들어 유전체 분석을 통해 특정 항암제의 반응 여부를 예측하거나, 당뇨병 환자에게 유전적 위험도를 바탕으로 맞춤형 식단과 운동법을 처방할 수 있다. 이는 일률적인 치료 방식을 넘어 환자 개개인에 최적화된 치료를 가능하게 하며, 치료 효과를 극대화하고 부작용은 최소화할 수 있다. 정밀의학은 특히 암 치료, 희귀질환, 유전질환 분야에서 큰 가능성을 보이며, 미래 의료가 나아갈 방향을 제시한다.

유전체학(Genomics) 역시 의료 지형을 근본적으로 바꾸고 있다. 유전체 해독 및 분석 기술의 발달로, 개인의 유전 정보를 기반으로 질병 위험을 예측하고 사전에 예방하는 것이 가능해졌다. 예를 들어 특정 유전적 요인을 가진 사람은 암, 심혈관질환, 당뇨병 등 발병 위험이 높다는 사실을 조기에 파악하고, 정기 검진이나 생활 습관 개선 등의 전략을 세울 수 있다. 유전체 정보는 약물 반응, 질병 민감도, 치료 효과 예측 등 다양한 측면에서 활용되어, 의료의 초점을 '치료'에서 '예방'으로 전환시키는 데 핵심적인 역할을 한다.

의료 현장에서는 확장현실(eXtended Reality) 개념의 가상현실(VR)과 증강현실(AR) 기술의 활용도 점차 확대되고 있다. VR은 의료 교육, 수술 시뮬레이션, 재활 치료 등에 활용되고 있으며, AR은 수술 중 환자의 해부학 구조를 실시간 3D로 투영해 절개 위치와 깊이를 정확히 판단하도록 도와 수술의 정밀도를 높인다. 정신건강 분야에서도 AR은 PTSD나 공포증 환자에게 통제된 가상 시나리오를 제공함으로써, 점진적 노출 치료를 가능하게 하며 치료 효과를 높이는 데 기여하고 있다. 이러한 기술은 의료진의 역량을 강화하고, 환자의 치료 경험을 보다 효과적으로 개선하며, 특히 디지털 치료제(Digital Therapeutics)나 통증 완화 프로그램에서도 효과를 보이고 있다.

이처럼 기술이 의료 전반에 깊숙이 스며들면서, 의료 데이터 보호와 프라이버시 문제는 의료의 신뢰성과 윤리의 핵심 이슈로 부상하고 있다. 의료 데이터는 개인의 건강 상태, 유전 정보, 치료 이력 등 민감한 정보가 포함되어 있으며, 이러한 정보가 유출되거나 오남용될 경우 사생활 침해를 넘어 사회적 지위나 평판에도 심각한 영향을 미칠 수 있다.

특히 디지털 헬스케어의 확산으로, 환자 정보는 병원 내부 시스템뿐만 아니라 클라우드, 모바일 앱, 원격 진료 플랫폼 등 다양한 경로를 통해 저장되고 전송된다. 이에 따라 의료기관과 기술 기업은 데이터의 안전한 저장, 전송 암호화, 접근 권한 통제, 이상 탐지 시스템 구축 등 다층적인 보안 체계를 마련하고 있으며, 정부도 개인정보보호법, 의료정보보호 가이드라인, 디지털 헬스 관련 규제를 통해 법적·제도적 기반을 강화하고 있다.

그러나 기술적 보안만으로는 충분하지 않다. 의료 데이터는 단순한 정보가 아니라 개인의 삶과 존엄성에 직결되는 민감한 자산이기 때문에, 데이터를 다루는 모든 과정에서 윤리적 기준과 사회적 합의가 함께 마련되어야 한다. 환자의 동의 절차, 데이터 활용의 투명성, 알고리즘의 공정성 확보는 필수이며, 기술은 궁극적으로 인간 중심의 가치를 지향하도록 설계되어야 한다. 디지털 의료의 신뢰성을 확보하기 위해서는 기술, 제도, 윤리가 균형 있게 작동해야 하며, 이는 의료가 단순한 치료를 넘어 '사람을 위한 과학'으로 진화하는 데 있어 핵심적인 기반이 된다.

우리는 지금, 의료가 병원이라는 물리적 공간을 넘어 일상 속

 사람을 위한 디지털, 의료의 미래를 열다

으로 스며들고, 환자 중심의 맞춤형 서비스로 진화하며, 데이터
와 기술을 기반으로 한 과학적이고 정밀한 시스템으로 재편되는
시대를 살아가고 있다. 이러한 변화는 단순한 기술 발전이 아니
라 의료의 철학과 본질을 다시 묻는 전환점이며, 앞으로도 그 속
도는 더욱 가속화될 것이다. 의료 정책도 공공성과 형평성 기반
의 AX거버넌스 구축과 더불어 시대의 흐름과 함께 더욱 유연하
고 혁신적인 방향으로 나아가야 하며, 기술 또한 사람 중심의 가
치를 지향하는 방식으로 발전해야 한다.

위기를 기회로:
인력 부족의 한계를 넘어
디지털 혁신을 운영 목표로 세우다

인력 부족을 돌파한 전략적 선택

용인세브란스병원은 개원 초기부터 '디지털 병원 구현'이라는 분명한 비전을 세우고, 기존 의료 운영 방식과 차별화된 진료 체계를 구축해왔다. 특히 인력 부족이라는 현실적 제약 속에서도 국내 병원 최초로 입원전담전문의(Hospitalist)와 임상전담간호사 체계를 체계적으로 도입하여, 안정적이고 연속성 있는 입원 진료 환경을 마련했다. 이는 단순히 전공의의 공백을 메우기 위한 임시 방편이 아니라, 환자 중심의 책임 진료를 실현하기 위한 전략적 선택이었다.

입원전담전문의는 병동 내 환자 상태를 실시간으로 모니터링하며, 진료과 간 협진을 조율하고 환자 및 보호자와의 소통을 강화한다. 이들은 다수의 입원환자를 직접 진료하며, 진료과 교수들이 외래 진료, 수술, 연구에 집중할 수 있도록 지원한다. 이러한 구조는 의료진 간 협업을 강화하고, 진료의 연속성과 책임성을 높이며, 궁극적으로 환자의 안전과 치료 결과 향상에 기여하고 있다.

임상전담간호사도 병원 진료 체계의 핵심 역할을 맡고 있다. 단순한 간호를 넘어 환자 관리, 처치, 회진, 검사 보조 등 다양한 업무를 수행하며, 전문의와 긴밀히 협력하여 신속한 대응이 가능하도록 한다. 병원은 간호사를 위한 전문 교육 프로그램을 운영하고, 진료과별 세분화된 업무 지침을 통해 간호사의 전문성과 자율성을 동시에 강화하고 있다. 이러한 체계는 명확한 역할 분담과 팀 기반 진료 문화를 정착시키며, 환자에게 일관되고 체계적인 치료 경험을 제공한다.

이러한 인력 중심의 진료 체계는 디지털 기술과 유기적으로 결합되며 시너지를 극대화하고 있다. 용인세브란스병원은 '디지털 병원'이라는 정체성을 바탕으로 의료정보 시스템, 실시간 모니터링, 응급 대응 체계, 간호 업무 등 다양한 영역에 디지털 솔루션을 적극 도입했다. 특히 신속대응팀(Rapid Response Team, RRT)은 병원 내 중증 환자 발생 시 즉각적으로 대응할 수 있는 시스템으로, 병원의 디지털 인프라와 긴밀히 연결되어 작동한다. RRS(Rapid Response System)는 고위험 환자의 활력징후 news score 점수가 4점 이상일 경우 담당 간호사와 주치의에게 즉시 알림을 전송하고, 의료진이 골든타임 내에 신속한 조치를 취할 수 있도록 지원하여 환자의 생명과 직결되는 상황에서 환자 예후(prognosis)에 중요한 역할을 수행한다.

이와 함께 병원은 데이터 기반의 의사결정 체계를 강화하고 있다. 생체신호, 검사 결과, 치료 반응 등의 데이터를 실시간 수집·분석함으로써, 의료진은 보다 정밀하고 예측 가능한 진료를 수행할 수 있다. EMR 외에도 의료진 간 협의 진료를 위한 커뮤니케이션 플랫폼, 자동화된 약물 관리 시스템 등 다양한 디지털 솔루션이 통합적으로 운영되며, 진료의 정확성, 속도, 환자 안전성이 모두 향상되고 있다.

이러한 디지털 기반의 병원 운영 전략은 COVID-19 팬데믹, 의정 갈등 등 다양한 의료·사회적 위기 상황 속에서 실효성을 입증했다. 많은 병원이 병동 운영에 어려움을 겪는 가운데, 용인세브란스병원은 입원전담전문의와 임상전담간호사의 협업 구조, 그리고 디지털 기술 기반의 진료 시스템을 통해 안정적인 진료 환경을 유지할 수 있었다. 이는 단순한 위기 대응을 넘어, 병원의 지속 가능성을 확보하는 운영 전략으로 자리 잡았으며, 환자 만족도 향상, 의료진의 업무 부담 경감, 병원 전체의 운영 효율성 극대화로 이어졌다.

용인세브란스병원의 사례는 단일 병원의 위험 적정 관리 사례를 넘어, 국내 의료계 전반에 구조적 전환의 가능성을 제시하

     사람을 위한 디지털, 의료의 미래를 열다

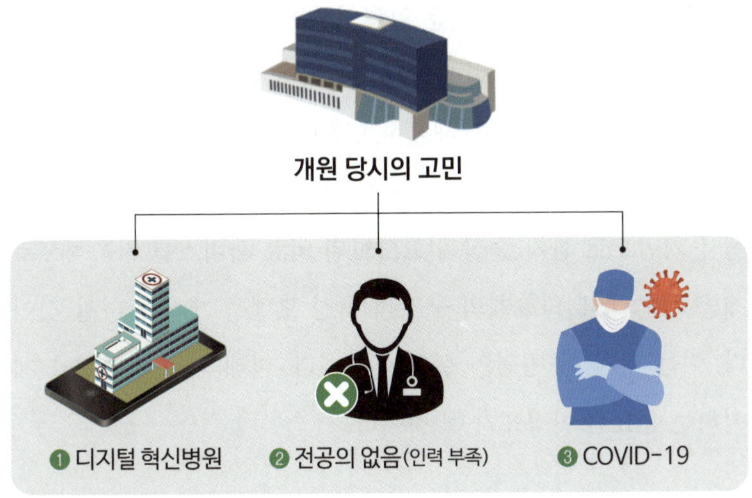

그림 1-2. 용인세브란스병원 개원 당시의 고민

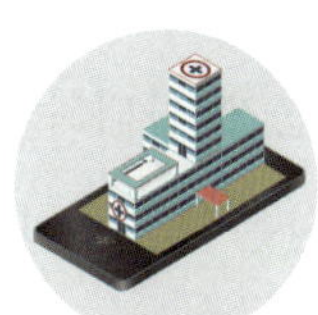

❶ 디지털 혁신병원

- 현업이 디자인하는 디지털 병원, 국가 과제의 적극 참여, 데이터 기반의 제품 선택
- 주기적인 Innovation workshop 기획
- Digital literacy의 유지 및 향상을 위한 내부 행사 기획

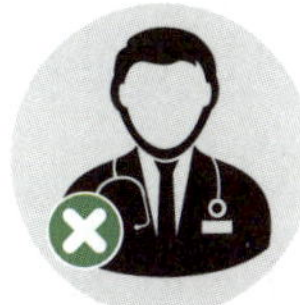

❷ 전공의 없음(인력 부족)

- 전문의 중심 진료(입원의학과 설립 및 새로운 방식의 운영)
- 적극적인 신속대응팀 운영
- AI 진료 보조 솔루션의 적극적인 활용

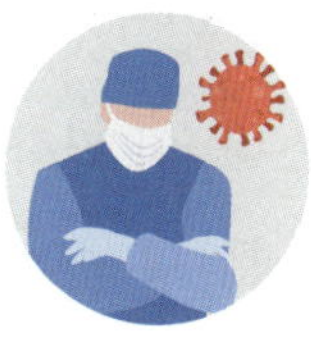

❸ COVID-19

- RTLS (Real Time Location System) 적극 이용 및 감염 관리 사업의 적극적인 운영 및 유지
- 병원 환경 및 업무 흐름 파악을 통한 감염 관리 시스템 고안

그림 1-3. 고민 해결 방안

고 있다. 디지털 기술과 전문 인력의 유기적 결합은 기존 인력 구조의 한계를 뛰어넘는 현실적인 대안이며, 의료의 효율성과 질을 동시에 향상시킬 수 있는 새로운 도전이었다.

앞으로도 용인세브란스병원은 '디지털 혁신병원'이라는 정체성을 기반으로 환자 중심의 고도화된 의료 서비스를 지속적으로 제공하며, 국내 의료계의 구조적 혁신 모델을 제시해 나갈 것이다. 이는 단지 한 병원의 실험이 아니라, 미래 의료의 방향을 제시하는 중요한 이정표가 될 것이다.

디지털 혁신을 운영 목표로 제시하다

"하나님의 사랑으로 인류를 질병으로부터 자유롭게 한다"는 연세의료원 사명(Mission) 아래, 용인세브란스병원은 '첨단 진료', '전문화', '의료기관 간 유기적 협력'을 기반으로 환자 중심 의료를 실현하고자 노력해왔다. 나아가 아시아를 대표하는 중심 병원으로 성장하겠다는 명확한 비전(Vision)을 가지고 있다.

이러한 비전은 단순한 선언이 아닌, 세 가지 핵심 실행 전략(Strategy)을 중심으로 구체적인 운영 방향으로 이어진다. 그것은 바로 '디지털 혁신', '안전과 공감', '하나의 세브란스'다. 이 전략들은 진료, 조직 문화, 기술 도입, 환자 경험 설계 등 병원 운영 전반에 반영되어 있으며, 병원이 지향하는 미래형 의료 모델의 기

사람을 위한 디지털, 의료의 미래를 열다

반이 된다.

첫째, '디지털 혁신'은 용인세브란스병원이 가장 선도적으로 추진하는 핵심 가치다. 병원은 개원 전부터 기술이 아닌 '사람을 위한 디지털'이라는 철학을 바탕으로 환자 경험 및 환자 안전, 의료진 업무 경감을 통한 최상의 의료 질 향상, 프로세스 혁신을 통한 경영 효율화를 구현하고자 했다. 이를 위해 교원, 간호사, 사무원 등 다양한 직종으로 구성된 TF팀을 조직하고, 목표 달성을 위해 오랜 시간에 걸쳐 논의와 실행을 이어왔다.

또한 디지털 기술을 단순한 보조 수단이 아닌, 진료와 운영의 중심축으로 설정해 왔다. 인공지능 기반 진단 보조 시스템, 자동화된 환자 모니터링, 데이터 기반 맞춤형 치료 계획 수립 등 다양한 기술이 도입되어 환자 안전성과 치료 효율성을 크게 향상시키고 있다. 예를 들어 환자의 바이탈사인과 검사 결과는 실시간으로 수집되어 중앙 시스템으로 통합되며, 의료진은 이를 바탕으로 보다 정밀하고 예측 가능한 진료를 수행할 수 있다.

둘째, '안전과 공감'은 병원이 모든 진료와 운영에서 최우선으로 여기는 핵심 가치다. 용인세브란스병원은 감염 관리, 응급 대응, 약물 안전 시스템 등 다양한 안전장치를 구축했으며, 디지털 기술을 통해 실시간 모니터링과 즉각적 대응 체계를 더욱 정교하게 구성하고 있다.

또한 '공감'은 병원이 환자와의 관계에서 가장 중요하게 여기는 정서적 가치다. 병원은 환자의 목소리에 귀 기울이며, 치료 과정에서의 불안과 고통을 줄이기 위해 다양한 커뮤니케이션 채널을 운영하며, 디지털 기술 또한 공감의 도구로 활용되고 있다. 치료 과정을 쉽게 이해할 수 있도록 돕는 환자 맞춤형 질환별 설명 동영상 서비스, 의료진과의 소통을 원활하게 해주는 베드사이드 모니터, 환자용 모바일앱, 홈페이지, 환자 만족도 조사 같은 플랫폼과 활동은 환자 만족도와 신뢰 형성에 기여하고 있다.

셋째, '하나의 세브란스'는 연세의료원이 지향하는 통합적 가치와 비전을 상징하는 실행 전략이다. 용인세브란스병원은 세브란스의 명성과 전문성을 계승하여 최상의 의료 서비스를 제공하고 있으며, 이를 실현하기 위해 연세의료원 산하 병원들과 유기적인 협력 체계를 구축하고 있다. 진료, 연구, 교육 등 다양한 분야에서 지식과 데이터를 공유하며, 하나의 통합된 의료 네트워크로서 시너지를 창출하고 있다. 이는 산하병원 간 전용선(10G)으로 환자 등록번호 통합 운영, 각종 검사 결과 등 진료 정보 공유 시스템을 통해 환자에게 보다 일관되고 고도화된 의료 서비스를 제공할 수 있는 기반이 된다.

이처럼 용인세브란스병원은 세 가지 실행 전략을 통해 병원의 정체성과 운영 전략을 구체화하고 있으며, 국내 의료계에 새로운 패러다임을 제시하고 있다. 병원은 단순히 의료 서비스를 제공하는 공간을 넘어, 환자 중심의 진료 철학과 첨단 기술이 융합된 미래형 의료 모델을 실현하기 위해 끊임없이 변화하고 있다. 이러한 변화는 일회성 프로젝트가 아니라, 병원 전체가 하나의 유

　　　　　사람을 위한 디지털, 의료의 미래를 열다

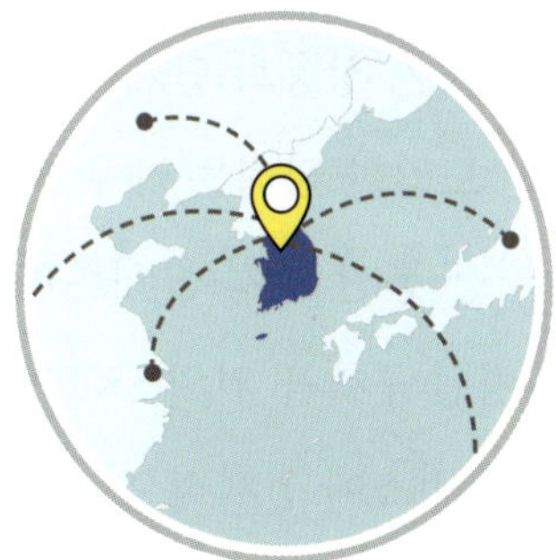

그림 1-4. 용인세브란스병원 사명 및 비전

기적인 시스템으로 작동하며 지속 가능한 혁신을 추구하는 과정이다.

디지털 기술은 이 모든 변화의 촉매제이자 기반이다. 용인세브란스병원은 기술을 통해 의료의 질을 높이고, 환자의 삶의 질을 향상시키며, 의료진의 업무 환경을 개선하고 있다. 이는 단순한 기술 도입을 넘어 의료의 본질적 가치를 재정의하는 시도이며, 앞으로의 병원이 어떤 모습이어야 하는지에 대한 또 하나의 선도 모델이다.

이러한 비전을 실현하기 위해 병원은 디지털 헬스케어 전략의 일환으로 전 병원에 5G 기반의 고밀도 네트워크 인프라를 구축하였다. 이는 단순한 통신망 설치를 넘어, 병원 전체 공간과 시스템을 하나의 유기적 디지털 생태계로 통합하는 대규모 프로젝트였다.

특히 주목할 점은, 이 인프라 구축이 2020년에 이루어졌다는 사실이다. 당시만 해도 5G는 국내외에서 초기 상용화 단계에 머물러 있었으며, 의료기관에서 이를 전면 도입한 사례는 매우 드물었다. 대부분의 병원이 여전히 4G 기반 통신 환경에 의존하던 시점에, 국내 최초 5GX 디지털 혁신병원 구축을 위해 SKT와 MOU를 체결하고 5G의 잠재력을 의료 서비스에 선제적으로 접목한 용인세브란스병원의 시도는 매우 선구적이었다. 더욱이, 병원 전 구역에 걸친 5G 인프라 구축은 기술적·전략적 측면 모두에서 큰 의미를 갖는다.

용인세브란스병원은 이러한 기술적 제약과 불확실성 속에서도 5G의 핵심 특성인 초고속 데이터 전송, 초저지연 통신, 초연결성을 극대화할 수 있도록 시스템을 설계하였다. 그 첫 번째 사례로, 세계 최초 5G 인빌딩 통신 기반 지능형 5G 복합 방역로봇 비누(BINU)는 AI 기술로 사람 얼굴을 식별한 체온 측정 및 마스크 착용 검사 안내 서비스 외에도, 손 소독 서비스, 실시간 위치 추적 시스템과 연계한 밀집도가 높은 장소에 가서 안전거리두기 안내 서비스, 야간에는 자외선(UV) 방역 기능으로 키오스크, 엘리베이터 버튼 등을 소독하고 야간 순찰 서비스를 하였다.

　　　　　사람을 위한 디지털, 의료의 미래를 열다

고밀도 네트워크는 기존 유선 중심 시스템의 한계를 극복하고, 무선 환경에서도 안정적이고 빠른 데이터 송수신을 가능하게 한다. 이를 통해 병원 내 모든 디지털 장비, 예를 들어 인공지능 기반 진단 장비, 로봇 시스템, 블루투스 기반 웨어러블 기기, 무선 생체신호 모니터링 장비(Patient Monitor, NIBP), 모바일 진료 시스템 등이 실시간으로 연결되어 유기적으로 작동할 수 있는 환경이 구축되었다. 의료진은 환자의 상태를 실시간으로 모니터링하고, 필요한 데이터를 즉시 확인함으로써 신속하고 정확한 진단과 치료 결정을 내릴 수 있게 되었다.

특히 네트워크 인프라는 병원 내 '음영지역 제로(zero shadow zone)' 실현에 중점을 두었다. 진료실, 병동, 수술실, 중환자실은 물론 지하 주차장, 복도, 휴게 공간, 엘리베이터 내부에 이르기까지 병원 내 모든 공간에서 끊김 없는 무선 네트워크 접속이 가능하도록 설계하였다. 이는 의료진의 업무 연속성을 보장할 뿐만 아니라, 환자와 보호자에게도 안정적인 디지털 서비스를 제공하는 기반이 된다. 예를 들어, 환자는 용인세브란스병원 환자용 모바일 앱을 통해 실시간 진료 안내를 받고, 진료 후 대기 없이 모바일로 진료비를 결제할 수 있다. 보호자는 병실 밖에서도 환자의 상태를 확인할 수 있으며, 의료진은 장소에 구애받지 않고 환자 데이터를 조회하거나 협의진료를 진행할 수 있다.

이러한 네트워크 환경은 단순한 기술적 편의성을 넘어, 병원의 진료 프로세스를 전반적으로 혁신하는 데 실질적으로 기여하

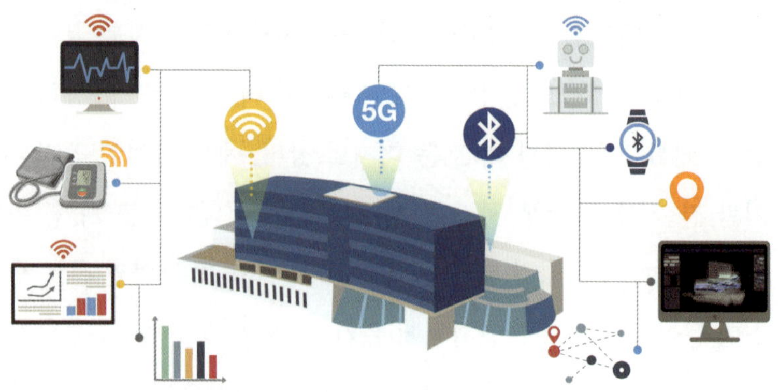

그림 1-5. 용인세브란스병원 고밀도 네트워크망 구축

고 있다. 특히 음영지역이 거의 없는 고밀도 통신 인프라는 의료진의 업무 효율을 높이고, 환자 안전을 강화하며, 병원 운영 전반의 효율성을 극대화하는 핵심 요소로 작용한다. 예를 들어 응급 상황 발생 시, 의료진은 모바일 기기를 통해 즉시 환자 상태를 확인하고, 의료장비를 원격으로 제어하거나 호출할 수 있다.

또한 자율 주행으로 약품, 혈액, 검체 등을 정확한 위치로 운반한다. 이 로봇들은 감염 위험이 높은 격리 구역에서도 수술도구 세척실 이동, 소독 작업, 물품 전달 등의 업무를 수행함으로써 병원 내 감염 관리 수준을 획기적으로 향상시키고 있다.

용인세브란스병원의 고밀도 인프라는 단순한 기술 도입을 넘어, 병원의 비전과 철학을 실현하는 핵심 기반으로 작용하고 있다. 병원은 '디지털 혁신을 통한 환자 중심 의료 실현'을 목표로, 기술과 사람, 공간이 유기적으로 연결된 스마트 병원 생태계를 구축하고 있다.

더 나아가 이러한 디지털 인프라는 디지털 트윈 솔루션, 환자 및 이동형 자산 실시간 위치 추적 시스템, 외래 최적화를 위한 다양한 혁신 기술과의 연계를 위한 토대가 되고 있다. 용인세브란스병원이 지향하는 '지속 가능한 의료 혁신'은 이 같은 환자와 교직원의 다양한 현장의 문제들을 하나씩 해결하기 위한 적극적인 활동 위에서 더욱 강력하게 추진되고 있다.

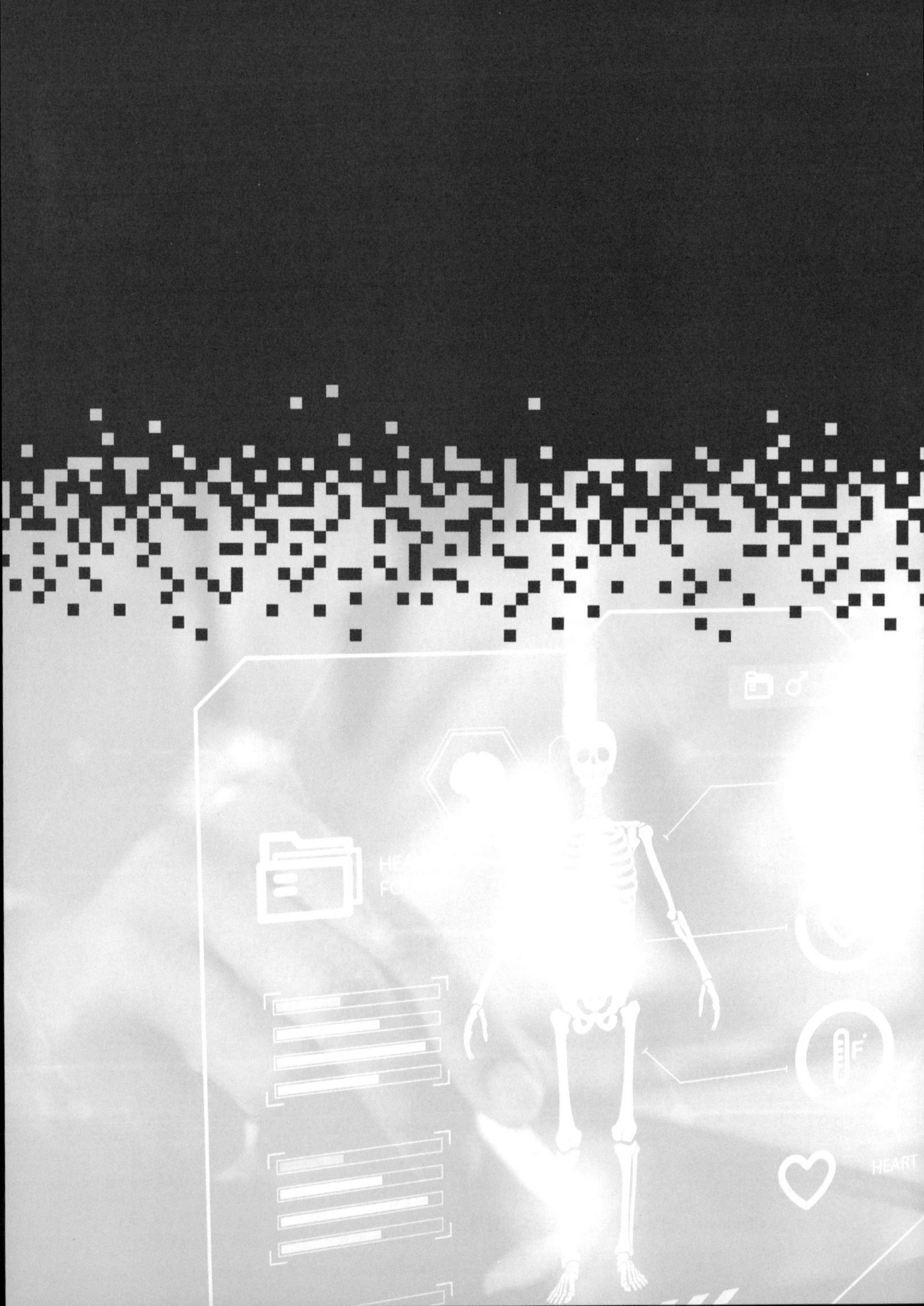

Chapter 2

설계의 원칙:
기술보다 사람을 먼저 세우다

철학이 우선이다:
'사람을 위한 디지털' 모토 선정

디지털 기술이 의료 현장을 빠르게 변화시키는 오늘날, 기술 중심의 혁신이 과연 누구를 위한 것인가에 대한 질문은 점점 더 중요해지고 있다. 이에 용인세브란스병원은 병원의 디지털 혁신 전략 전반을 아우르는 핵심 모토로 '사람을 위한 디지털(Digital for People)'을 선정하였다. 이 모토는 단순한 슬로건을 넘어, 병원이 추구하는 디지털 전환의 철학과 방향성을 담고 있으며, 모든 기술 도입과 운영의 중심에는 '사람', 즉 환자와 의료진이 있다는 점을 분명히 하고 있다.

용인세브란스병원이 지향하는 디지털 혁신은 기술의 발전이나 효율성만을 목표로 하지 않는다. 병원의 디지털화는 환자의 안전과 편의, 그리고 의료진의 업무 효율성 향상이라는 명확한 목표 아래 추진된다. 이는 기술이 사람을 대체하는 것이 아니라, 사람을 도와 그 가치를 더욱 빛나게 하는 도구여야 한다는 철학에 기반한다.

이 같은 철학은 병원의 디지털 시스템 설계와 운영 전반에 반영되어 있다. 예를 들어 AI 기반 진단 보조 시스템은 의료진의 판단을 보조하고, 실시간 위치 추적 시스템(RTLS)은 응급 상황에서 환자와 장비의 위치를 신속하게 파악해 골든타임을 확보하는 데 기여한다. 또한 통합반응상황실(IRS)은 병원 내 다양한 데이터를 실시간으로 통합·분석함으로써 위기 상황에 신속하고 정밀하게 대응할 수 있도록 한다.

'사람을 위한 디지털'이라는 모토는 특히 환자 중심 디지털 혁신이라는 병원의 핵심 가치와 맞닿아 있다. 용인세브란스병원은 디지털 기술을 통해 환자의 진료 여정을 보다 안전하고 편리하게 만들고자 한다. 예를 들어, 환자 이동 동선을 최소화한 스마트 병동 설계, 대기 시간을 줄이는 예약 시스템, 환자 맞춤형 건강 정보 제공 서비스 등은 모두 환자 경험 개선을 위한 디지털 활용의 대표적 사례다.

이러한 시스템은 환자의 불안과 불편을 줄이고, 의료진과의 원활한 소통을 가능하게 하며, 신뢰를 바탕으로 한 의료 서비스의 질 향상으로 이어진다. 병원은 기술이 환자에게 더 가까이 다가갈 수 있도록 설계되어야 하며, 환자는 의료진의 최고의 의술과 함께 최신 디지털 기술이 보조해 최상의 치료를 한다는 신뢰

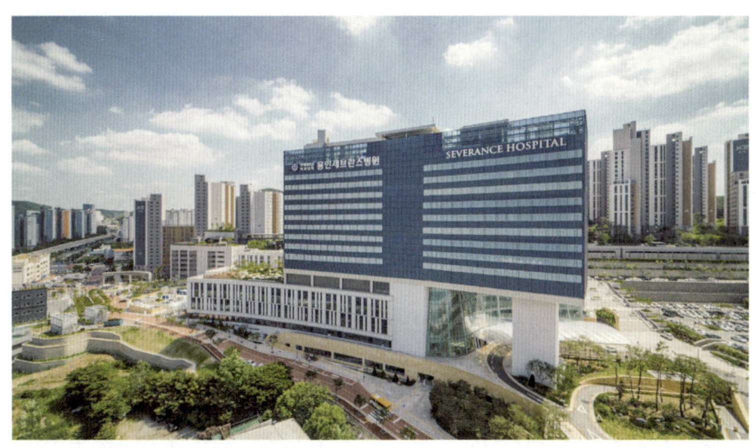

그림 2-1. 용인세브란스병원 전경

를 느낄 수 있어야 한다는 철학을 견지한다.

디지털 기술은 또한 의료진의 업무 환경을 개선하고, 정밀하고 신속한 진료를 가능하게 한다. 용인세브란스병원은 의료진이 반복적이고 비효율적인 업무에서 벗어나 환자 진료에 집중할 수 있도록 다양한 디지털 솔루션을 도입하고 있다.

예를 들어 병상 스마트 ID 카드(전자 명찰), 애니메이션 설명 처방 동영상, AI 판독 시스템 등은 의료진의 업무 부담을 줄이고, 진료의 정확성과 속도를 높이는 데 기여한다. 이러한 기술은 의료진의 역량을 보완하며, 환자에게 더 나은 의료 서비스를 제공하는 디지털 파트너로서의 역할을 수행한다.

용인세브란스병원이 강조하는 '사람을 위한 디지털'은 기술이 목적이 아니라 수단임을 분명히 한다. 기술은 사람을 위한 것이며, 사람의 삶을 더 나아지게 하기 위해 존재해야 한다는 철학은 병원의 모든 디지털 전략에 일관되게 반영되어 있다. 이는 병원이 단순히 최신 기술을 도입하는 데 그치지 않고, 그 기술이 실제로 환자와 의료진에게 어떤 가치를 제공하는지를 끊임없이 고민하고 검증하는 이유이기도 하다.

용인세브란스병원은 앞으로도 '사람을 위한 디지털'이라는 모토 아래, 기술과 사람의 조화를 이루는 지속 가능한 디지털 혁신을 이어갈 것이다. 이는 단기적인 성과에 그치지 않고, 병원의 운영 효율성과 의료 서비스의 질 향상을 실현하며, 환자 중심 디지털 혁신병원으로서의 정체성을 더욱 공고히 하는 데 기여할 것이다.

사람을 위한 디지털, 의료의 미래를 열다

혁신의 심장:
디지털 혁신을 위한
전담 조직 신설과 핵심 인력 선발

디지털 혁신을 위한 전담 조직 신설

용인세브란스병원은 개원과 동시에 디지털의료산업센터 (2020년 3월 1일 설립)를 신설하며, 병원의 디지털 혁신을 선도하고 환자 중심의 스마트 의료 서비스를 실현하기 위한 핵심 조직을 마련했다.

디지털의료산업센터는 의료산업화 연구 및 사업을 총괄하는 컨트롤타워로, 산·학·연·병 디지털 의료 생태계 구축을 추진하고 있다. 특히 진료 안정성과 경영 효율화를 도모하며, 차세대 디지털 혁신병원의 기반을 마련하는 데 핵심 역할을 수행 중이다.

조직은 디지털의료산업센터 소장을 중심으로 세 명의 부소장

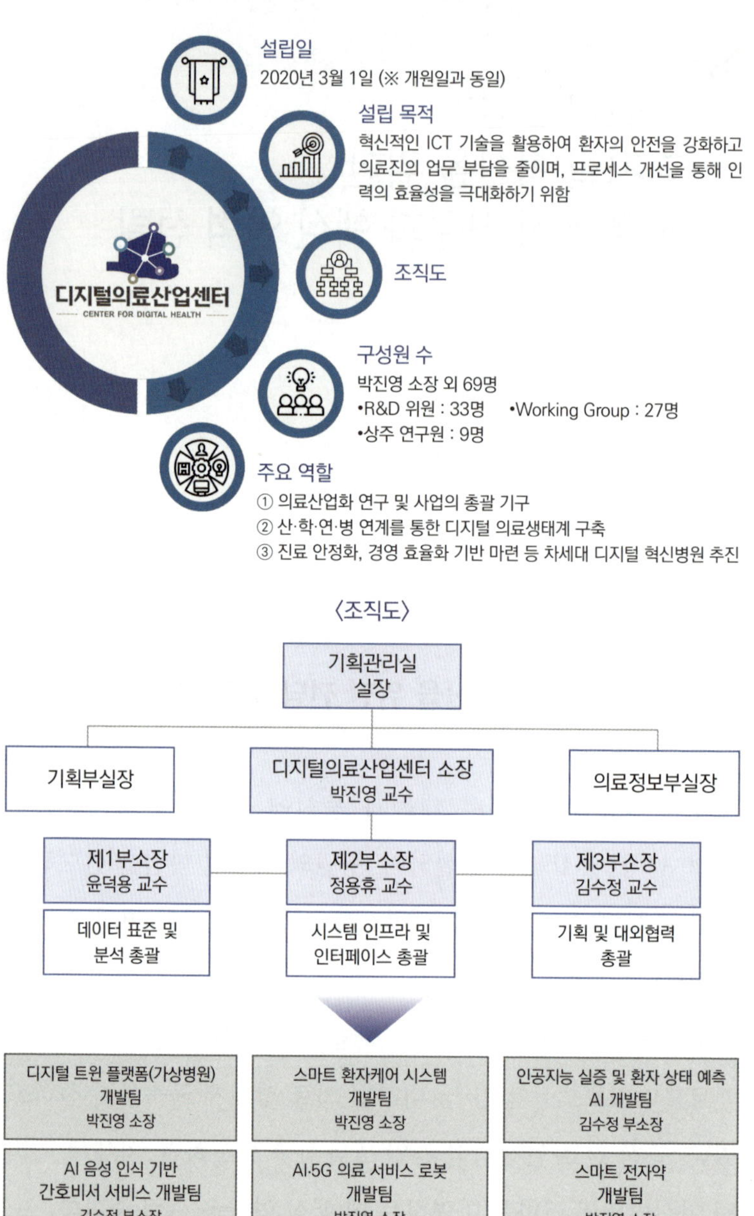

그림 2-2. 디지털의료산업센터 주요 역할 및 조직도

사람을 위한 디지털, 의료의 미래를 열다

체계로 구성되어 있다. 제1부소장은 데이터 표준화 및 분석을, 제2부소장은 시스템 인프라와 인터페이스를, 제3부소장은 기획과 대외 협력을 총괄한다.

이 외에도 총 69명의 다학제적 구성원이 활동 중이며, 이 중 33명은 R&D 위원, 27명은 워킹그룹, 9명은 상주 연구원으로 구성되어 다양한 프로젝트를 협력하여 운영하고 있다.

센터의 역할은 단순한 기술 도입을 넘어서, 병원 운영 전반에 디지털 기술을 접목하고 이를 임상 현장에 적합하게 정착시키는 데 있다. 이를 위해 ICT, AI, XR, 디지털 트윈, 프로세스마이닝, 서비스로봇, RPA, DTx, 혁신의료기술 PoC, 스마트 병원 컨설팅 및 연수 프로그램 운영, 디지털 솔루션 데이터 분양 및 연구 지원, 모바일 플랫폼 첨단 기술을 활용한 의료 콘텐츠 개발과 실증사업을 추진하고, 병원 환경에 최적화된 맞춤형 솔루션으로 확산시키고 있다.

디지털의료산업센터는 원내에 도입된 디지털 솔루션 연구 및 사업 성과를 공유하고, 국내외 연구자 및 산업계와의 협력 네트워크 확대를 위해 다양한 온라인 채널을 운영하고 있다. 공식 홈페이지와 YouTube, LinkedIn, Facebook, Instagram 등 주요 SNS 플랫폼을 통해 연구 성과, 국제 교류 활동, 교육 프로그램 등을 게시하고 있다.

이러한 디지털 가치 공유 철학은 디지털의료산업 생태계를 조성하는 동시에, 글로벌 연구 협력과 파트너십 확장을 촉진하는

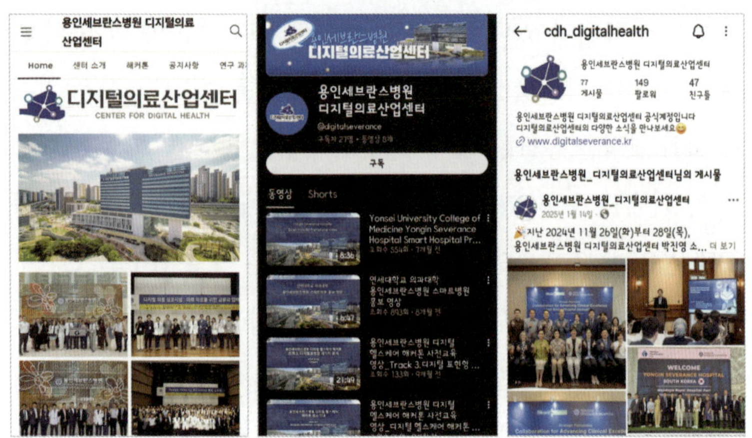

그림 2-3. 디지털의료산업센터 주요 SNS 활동

핵심 기반이 되고 있다.

혁신에 필요한 인력 선발하기

디지털의료산업센터는 단순한 기술 부서가 아니다. 병원의 미래를 설계하고 실행하는 전략 조직으로서, 다양한 분야의 전문 인력을 선발해왔다. 임상 교수, 의공학 교수, 통계학 박사 등 각 분야에서 높은 전문성을 지닌 인재들이 핵심 인력으로 참여하고 있으며, 이들은 병원 내 디지털 기술의 연구, 개발, 현장 적용 전반을 총괄하고 있다.

특히, 특정 진료과에 국한되지 않고, 범임상과적 융합 연구가 가능한 인재 중심으로 구성함으로써 병원 전체의 디지털 역량을 통합적으로 강화할 수 있는 기반을 마련했다.

디지털의료산업센터는 인력 선발에 있어 단순한 학문적 성과나 기술 역량만을 기준으로 삼지 않는다. 디지털 의료기술과 시스템 운영에 대한 실무 경험을 갖춘 인재를 우선적으로 선발하며, 이는 병원의 디지털 전략을 현장에 효과적으로 적용하고 운영 효율성을 극대화하는 데 핵심적인 요소로 작용한다.

또한 병원이라는 복합적이고 다학제적인 조직 환경에서 원활한 협업이 가능하도록, 부서 간 소통 능력과 프로젝트 중심의 협업 역량을 갖춘 인재를 선호한다. 디지털 기술이 병원 전반에 통합적으로 적용되기 위해서는 부서 간 긴밀한 연결과 유기적인 협력이 필수이기 때문이다. 디지털의료산업센터는 이러한 인재를 통해 병원 전체가 하나의 유기적인 디지털 생태계로 작동할 수 있도록 지원하고 있다.

더 나아가 디지털의료산업센터는 단순히 인재를 선발하는 데 그치지 않고, 지속 가능한 디지털 혁신을 위한 교육 및 연구 기반도 함께 구축해 나가고 있다. 정기적인 기술 교육 프로그램을 운영하여, 구성원이 최신 디지털 트렌드와 의료 현장 적용 역량을 지속적으로 학습할 수 있도록 돕는다. 또한 연구 중심의 조직 문화를 조성해 의료 현장에서 필요한 새로운 디지털 솔루션을 자체 개발하고, 이를 병원 안팎으로 확산할 수 있는 역량도 강화하고 있다.

　이러한 교육과 연구 활동은 병원의 디지털 역량을 단기 프로젝트에 머무르게 하지 않고, 장기적이고 지속 가능한 혁신 전략으로 확장시키는 데 중요한 역할을 한다. 특히 자체 개발한 솔루션은 병원 내 실증을 통해 검증된 후, 외부 의료기관 및 산업계와의 협력을 통해 상용화를 위한 특허 출원 및 공동 연구 지원사업도 하고 있다.

　이처럼 전문성과 체계성을 갖춘 인력 운영 전략을 바탕으로, 단순한 기술 도입을 넘어, 병원의 운영 방식과 진료 시스템, 환자 경험 전반을 디지털 중심으로 재설계하는 진정한 혁신을 의미한다.

현장의 목소리: 부서별 디지털 담당자가 만든 변화의 연결고리

디지털 전환이 병원 운영의 핵심 전략으로 자리 잡으면서, 기술 중심의 변화는 더 이상 특정 부서에 국한된 과제가 아니다. 병원 전체가 하나의 유기적인 디지털 생태계로 작동하기 위해서는 각 부서의 능동적인 참여와 이를 뒷받침할 체계적인 인력 운영이 필수적이다.

이에 따라 용인세브란스병원은 개원 전부터 디지털의료산업화 추진위원회와 HIS 구축 추진위원회를 구성했고, 개원 이후에는 디지털의료산업센터와 의료정보팀 내 디지털병원파트를 중심으로 디지털 담당자 체계를 구축하여 병원 전반의 디지털 전환을 현장의 사용자 중심으로 정교하게 설계하고 실행해왔다.

특히 디지털 솔루션 도입이나 국가과제 수행 시, 일반적인 경

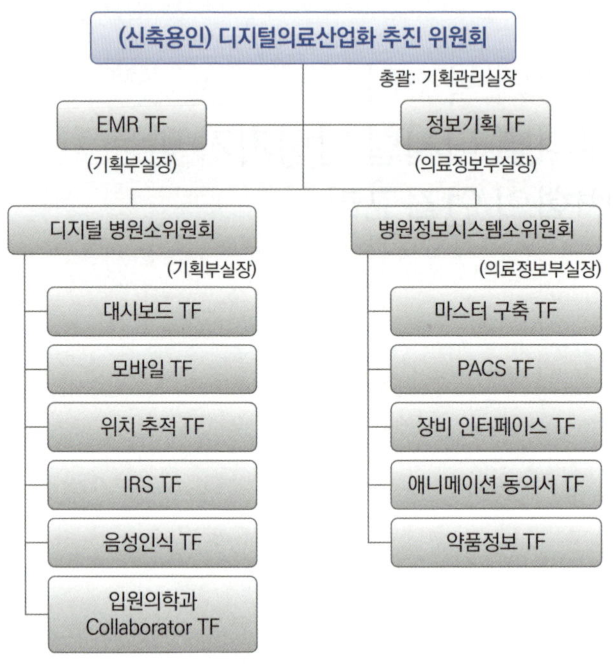

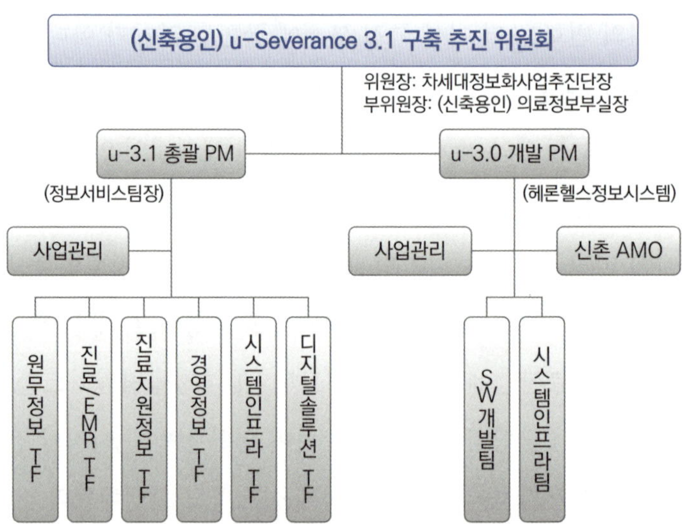

그림 2-4. 디지털의료산업화 추진위원회 및 HIS 구축 추진위원회 조직도

사람을 위한 디지털, 의료의 미래를 열다

영진 지시(Top Down)와 특정 부서만 주도하는 방식에서 벗어나 부서별 담당자(Key User) 및 태스크포스(TF)를 지정해 프로젝트의 시작부터 완료까지 함께 참여하도록 하고 있다. 이는 디지털 혁신이 특정 부서의 과제가 아닌 병원 전체의 공동 과제로 인식하기 때문에 각 부서에 맞는 맞춤형 전략 수립을 가능하게 한다.

디지털 담당자의 역할은 단기 프로젝트 수행에 국한되지 않는다. 이들은 병원의 디지털 전략을 일상 업무에 자연스럽게 녹여내며, 각 부서의 업무 흐름 속에 디지털 기술을 실질적으로 융합하는 역할을 수행한다. 특히 국가과제와 같은 대규모 프로젝트에서는 기획부터 실행, 평가, 확산에 이르기까지 전 과정에 걸쳐 핵심적인 역할을 담당한다.

디지털 솔루션 담당자는 병원의 디지털 전환 전략을 수립하고 실행하는 중심축이다. 이들은 각 부서의 업무 특성과 환자 흐름을 깊이 이해하고 있으며, 이를 바탕으로 현장 맞춤형 기술 설계를 주도한다. 단순히 기술을 도입하는 데 그치지 않고, 업무 프로세스 재설계와 문제 해결을 통해 병원의 운영 효율을 높이며, 환자 경험을 개선하는 것을 핵심 목표로 한다.

현대의 병원은 방대한 양의 데이터를 기반으로 운영되며, 디지털 담당자는 이러한 데이터를 수집·관리·분석해 정량적 의사결정을 지원하는 핵심 역할을 수행한다. 예를 들어 환자 대기 시간, 진료 흐름, 자원 배분, 감염 관리, 환자 동선의 병목 현상을 분석하고 개선 방안을 제시함으로써 병원의 운영 효율을 높이고 흐름을 최적화한다. 이러한 데이터 기반 접근은 의료 서비스의 질 향상뿐만 아니라 환자 안전 확보와 자원의 효율적 활용에도 크게 기여한다.

디지털 담당자는 단순한 데이터 관리자가 아니라, 데이터를 기반으로 병원의 미래를 설계하는 전략가이자 실행자다. 인공지능, 클라우드 컴퓨팅, 빅데이터, 사물인터넷 등 기술의 실무 적용을 주도하며, 병원 환경에 맞게 기술을 안정적으로 설계·운영하고, 시스템 전반에 실질적인 가치를 더하는 방향으로 조율한다. 특히, 의료진이 진료에 집중할 수 있도록 EMR 입력 시간 감소를 위한 EMR 서식 AI 자동 생성 솔루션(Y-KNOT, 파이디지털 헬스케어) 도입 등 디지털 기술과 의료 현장 사이의 간극을 메우는 가교 역할을 수행한다.

디지털 혁신은 단일 부서의 노력만으로 완성될 수 없다. 병원 전체의 협력이 필수적이며, 디지털 담당자는 다양한 부서와 긴밀히 협력해 통합된 디지털 환경을 구축하고, 각 부서의 요구를 전략에 반영함으로써 조직 전체가 공통된 방향 아래 디지털 전환을 추진할 수 있도록 이끈다. 이러한 협업 기반 구조는 병원 내 디지털 기술의 확산을 가속화하고, 부서 간 정보 단절을 해소하며, 보다 유기적이고 효율적인 병원 운영으로 이어진다.

이들은 구성원에게 디지털 기술을 교육하고, 실무 현장에서의 적용을 지원하며, 기술이 자연스럽게 업무에 정착될 수 있도록 돕는다. 이는 단순한 기술 전파를 넘어, 디지털 친화적 조직 문화

사람을 위한 디지털, 의료의 미래를 열다

를 확산시키고, 구성원들이 기술에 대한 이해도와 수용성을 높이도록 지원함으로써 병원의 디지털 혁신을 지속 가능하게 만드는 핵심 전략이다.

정기 워크숍, 실습 중심 교육, 기술 매뉴얼 제공 등 다양한 방법을 통해 병원 구성원들의 역량을 체계적으로 강화하고, 일상 업무에 디지털 기술이 자연스럽게 녹아들 수 있도록 지원하는 것도 디지털 담당자의 중요한 역할이다.

용인세브란스병원의 디지털 담당자는 기술 관리자나 프로젝트 실행자가 아니다. 이들은 병원의 디지털 전략을 실현하고, 환자 중심의 스마트 의료 환경을 조성하며, 병원의 지속 가능한 성장을 견인하는 디지털 혁신의 설계자다. 각 부서의 특성과 요구를 반영해 맞춤형 전략을 수립하고, 기술과 데이터를 기반으로 병원 운영을 지속적으로 개선하며, 전 직원이 변화에 주체적으로 참여할 수 있는 기반을 조성한다.

결국, 디지털 담당자 체계는 용인세브란스병원이 디지털 혁신 병원으로 도약하는 데 있어 핵심 인프라이며, 이들이 만들어가는 변화는 병원의 경쟁력 강화는 물론, 환자에게 더 나은 의료 경험을 제공하는 데 큰 기여를 하고 있다.

Chapter 3

조직의 진화:
기술을 수용하는 문화가 힘이다

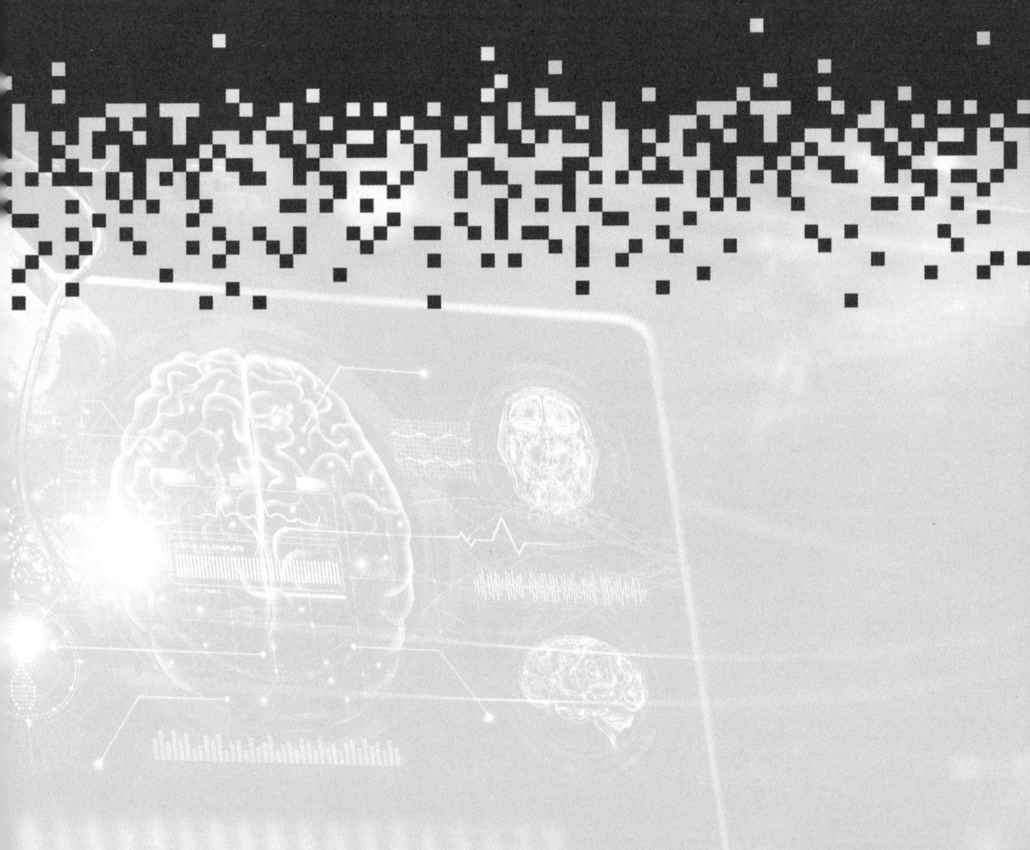

디지털 역량의 발견: 잠재되어 있는 교직원들의 감수성을 일깨우다

디지털 전환 시대에 접어들면서, 디지털 감수성의 향상은 선택이 아닌 필수가 되었다. 병원 내 모든 직원이 디지털 환경에서의 변화를 민감하게 인지하고, 이를 능동적으로 수용하고 활용할 수 있는 역량을 갖추는 것이 핵심이다. 다양한 디지털 콘텐츠와 빠르게 변화하는 트렌드를 파악함으로써 환자 중심의 스마트 의료 환경을 조성하고, 진료의 안정성과 환자의 편의성을 높여 환자와 의료진 모두에게 신뢰할 수 있는 의료 서비스를 제공하는 것을 목표로 한다.

디지털 감수성은 다양한 요소로 구성되며, 개인과 조직은 디지털 환경에 효과적으로 적응하고 지속적으로 발전할 수 있다.

디지털 감수성의 첫 번째 요소는 디지털 문화에 대한 이해다.

빠르게 변화하는 디지털 문화 속에서 유행과 트렌드를 민감하게 포착하고, 이를 업무에 창의적으로 접목할 수 있는 역량이 중요하다. 예를 들어, 소셜 미디어의 챌린지나 밈(meme)을 활용한 콘텐츠 제작은 디지털 환경에서의 경쟁력을 높이는 데 기여할 수 있다.

두 번째 요소는 창의성과 독창성이다. 디지털 감수성은 단순한 수용이 아니라, 독창적인 아이디어를 디지털 플랫폼을 통해 구현할 수 있는 능력을 의미한다. 디지털 세대는 신선하고 참신한 콘텐츠에 민감하게 반응하며, 이를 통해 자신만의 가치를 높인다. 창의성과 독창성은 디지털 환경에서 차별화된 경쟁력을 확보하기 위한 핵심 역량이다.

세 번째 요소는 비판적 사고력이다. 디지털 감수성은 디지털 콘텐츠를 비판적으로 분석하고, 그 의미와 사회적 영향을 이해하는 능력을 포함한다. 디지털 환경에서 제공되는 정보의 진위를 판단하고, 신뢰할 수 있는 데이터를 선별하는 역량은 올바른 의사결정을 지원하며, 불필요한 위험을 줄이는 데에도 중요하다.

네 번째 요소는 디지털 리터러시(문해력)다. 이는 디지털 기술과 도구를 효과적으로 활용하는 능력으로, 디지털 기기 사용, 소프트웨어 운용, 데이터 분석 등 다양한 기술적 역량을 포함한다. 디지털 리터러시는 디지털 시대에 더욱 효율적으로 업무를 수행하고 경쟁력을 강화할 수 있다.

디지털 감수성을 높이기 위한 첫 번째 방안은 다양한 맞춤형

　　사람을 위한 디지털, 의료의 미래를 열다

교육과 훈련을 통해 디지털 기술과 최신 트렌드에 대한 이해도를 높이고, 새로운 기술을 습득할 수 있도록 하는 것이다. 이러한 지속적인 학습은 개인과 조직이 디지털 환경에 원활하게 적응하고, 변화를 주도할 수 있는 기반이 된다.

둘째는, 실습과 현장 경험을 통해 다양한 디지털 도구와 플랫폼을 직접 다뤄보는 과정이 필요하다. 실습 중심의 학습은 디지털 감수성을 실질적으로 향상시키는 효과적인 방법으로, 실무 적응력과 현장 중심의 문제 해결 능력을 강화하는 데 크게 기여한다.

셋째는, 협업과 소통의 역량 또한 중요하다. 디지털 감수성은 부서 간 원활한 협력과 커뮤니케이션을 통해 더욱 풍부해진다. 서로의 업무 흐름을 이해하고 긴밀히 협력함으로써, 디지털 환경에서 발생하는 문제를 효과적으로 인식하고 해결할 수 있다.

이처럼 디지털 감수성은 디지털 시대를 살아가는 데 필수적인 역량이며, 이를 높이기 위한 노력은 개인의 성장뿐만 아니라 조직의 발전에도 중요한 역할을 한다. 따라서 교육과 훈련, 실습과 경험, 협력과 소통이 유기적으로 이루어질 때, 개인과 조직은 디지털 환경에서의 경쟁력을 실질적으로 강화할 수 있다.

그러나 이러한 비전은 단기간에 실현된 것이 아니다. 병원의 개원 과정은 순탄치 않았으며, 새로운 시스템과 조직 문화, 기술 환경에 적응해야 했던 직원들에게는 상당한 수준의 준비와 변화 수용이 요구되었다. 특히 '디지털 혁신병원'이라는 정체성을 구

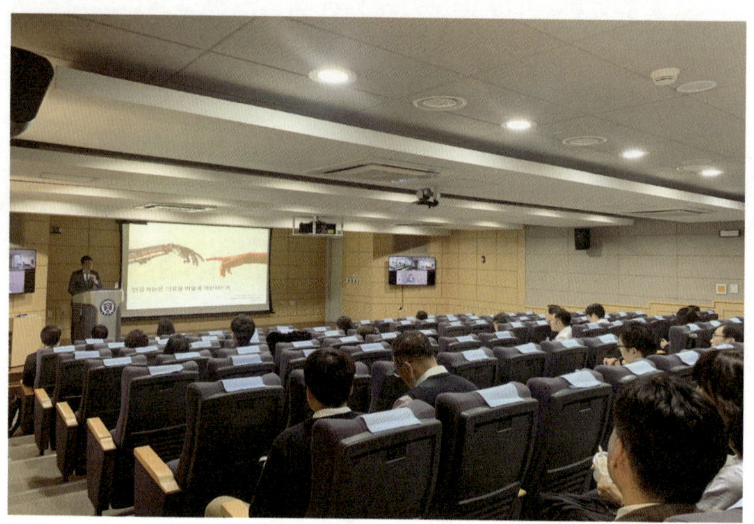

그림 3-1. 디지털의료산업 감수성 증진 워크숍

현하기 위해서는 전 직원이 디지털 기술에 대한 이해와 감수성을 갖추는 것이 필수적이었다.

이를 위해 병원은 개원 전부터 체계적인 준비 과정에 착수했다. 가장 먼저 시행한 것이 바로 '디지털의료산업 감수성 증진 워크숍'이다. 이 워크숍은 단순한 기술 교육 프로그램이 아니었으며, 교직원들의 내면에 잠재된 '디지털 세포'를 깨우고자 했다. 디지털 기술이 단순히 진료를 지원하는 보조 도구가 아니라, 의료 시스템의 문제점들을 변화시킬 수 있다는 인식을 공감하고 공유하는 것을 핵심 목표로 했다.

워크숍은 의료진, 간호사, 행정 직원을 포함한 전체 교직원을 대상으로 진행되었으며, 현장의 문제점과 개선 사항들을 도출하

사람을 위한 디지털, 의료의 미래를 열다

고 디지털 기술이 의료 현장에서 어떻게 활용될 수 있는지, 그것이 환자 경험과 진료의 질에 어떤 영향을 미치는지를 다양한 사례와 시뮬레이션을 통해 직접 체험하고 토론할 수 있도록 구성되었다.

이후 병원은 디지털 병원으로서의 정체성을 구체화하기 위해 총 네 단계의 준비 과정을 체계적으로 진행했다.

1단계에서는 병원 내 모든 시스템과 프로세스를 디지털 기반으로 설계하고, 이를 실제 운영에 적용할 수 있는 인프라 구축에 집중했다. 2단계에서는 각 부서를 대상으로 디지털 기술의 실무적 활용을 위한 교육과 워크숍을 실시했다. 3 · 4단계에서는 실제 환자 진료와 병원 운영에 디지털 기술을 통합한 시뮬레이션을 진행하고, 피드백 과정을 통해 시스템의 완성도를 높여갔다.

이러한 준비 과정은 단순한 기술 습득을 넘어, 병원 구성원 모두가 디지털 혁신의 주체로서 자각을 갖고 새로운 의료 환경에 대한 자신감을 형성하는 데 중요한 역할을 했다.

용인세브란스병원은 일관되게 다음의 철학을 견지해왔다.

"기술을 중심에 두되, 그 기술은 반드시 사람을 위한 것이어야 한다."

디지털은 목적이 아니라 사람을 돕는 수단이며, 이를 통해 환자에게 더 나은 경험을 제공하고, 의료진은 환자 치료를 위한 시간을 더 확보하고, 병원 운영의 효율성과 안전성을 향상시키는 것이 궁극적 목표다.

이처럼 용인세브란스병원의 개원은 단순한 병원의 시작이 아니었다. 하나의 의료 혁신 프로젝트였다. COVID-19라는 전례 없는 위기 속에서도 병원은 흔들림 없이 준비를 이어갔다.

그 변화의 출발점은, 교직원들의 마음속에 잠들어 있던 디지털 감수성을 깨운 워크숍이었다. 그리고 그 작은 움직임이 모여 오늘의 용인세브란스병원을 만들었으며, 앞으로의 의료가 나아가야 할 방향을 보여주는 중요한 이정표가 되었다.

사람을 위한 디지털, 의료의 미래를 열다

공동의 비전:
각자가 그리는
디지털 혁신병원의 미래 지도

2020년 3월 개원을 앞둔 당시 용인세브란스병원은 단순히 새로운 의료기관을 설립하는 데 그치지 않고, 국내 의료계에 새로운 기준을 제시할 디지털 혁신병원 표준 모델을 구현하고자 했다. 병원의 철학과 운영 전략은 이미 '디지털 혁신', '안전과 공감', '하나의 세브란스'라는 세 가지 핵심 실행 전략을 중심으로 정립되었으며, 이를 현실화하기 위한 준비는 개원 1년 전부터 본격적으로 시작되었다.

그중에서도 개원을 약 9개월 앞둔 시점에 열린 '워크플로우 혁신 코크리에이션(Co-Creatiuon) 워크숍'은 용인세브란스병원이 디지털 병원으로서의 정체성을 구체화하는 데 있어 매우 중요한 전환점이 되었다. 이 워크숍은 단순한 교육이나 보고 회의가 아니었다. 병원의 미래를 함께 설계하고, 디지털 전환의 방향성을 전 구성원이 공유하며, 실질적인 실행 전략을 도출하기 위한 집단적 사고와 협업의 장이었다.

워크숍에는 병원의 선채용 교수진과 주요 실무 직원들이 참여했다. 이들은 단순히 진료나 행정을 담당하는 인력이 아니라, 병원의 철학과 시스템을 함께 구축하는 주체이자 디지털 혁신의 중심으로서 병원의 초기 운영을 책임질 핵심 인력이었다. 워크숍은 이들이 각자의 전문성과 경험을 바탕으로, 디지털 병원에 필요한 요소와 효과적인 솔루션에 대해 자유롭게 의견을 나누고 토론하는 방식으로 진행되었다.

참여자들은 먼저 용인세브란스병원이 지향하는 의료 서비스의 철학과 기준을 되짚으며, 이에 부합하는 워크플로우는 어떤 모습이어야 하는지 깊이 있게 논의했다. 각 부서의 업무 흐름을 면밀히 분석하고, 병목 현상이나 비효율적인 절차를 식별한 후, 이를 기반으로 보다 유기적이고 환자 중심적인 운영 체계를 설계하기 위한 전략을 도출했다. 이 과정은 단순한 프로세스 개선을 넘어, 병원의 운영 철학을 실제 시스템에 반영하는 작업이었다.

워크숍의 또 다른 핵심은 디지털 병원의 방향성 설정이었다. 참여자들은 최신 의료기술과 디지털 솔루션이 병원 운영에 어떻게 통합될 수 있을지를 함께 고민했다. 인공지능 기반 진단 보조 시스템, 빅데이터를 활용한 환자 맞춤형 치료 계획, 스마트 병상 관리 시스템, 원격 진료 플랫폼 등 다양한 기술적 가능성이 논의

   사람을 위한 디지털, 의료의 미래를 열다

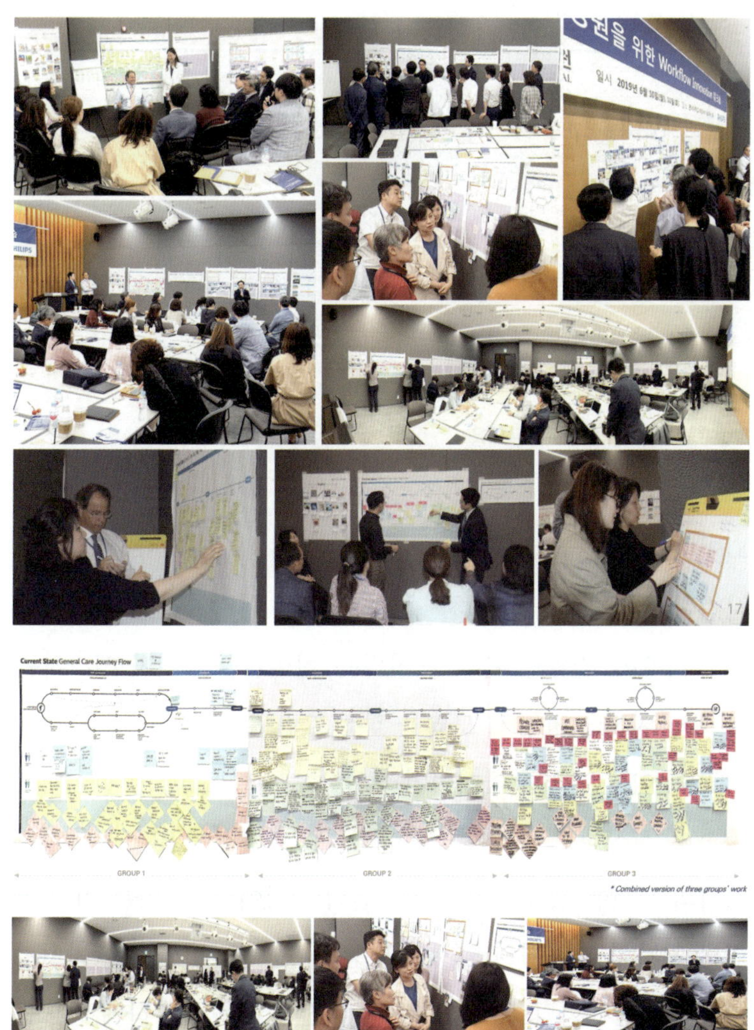

그림 3-2. 디지털 혁신병원을 위한 Workflow Innovation 워크숍

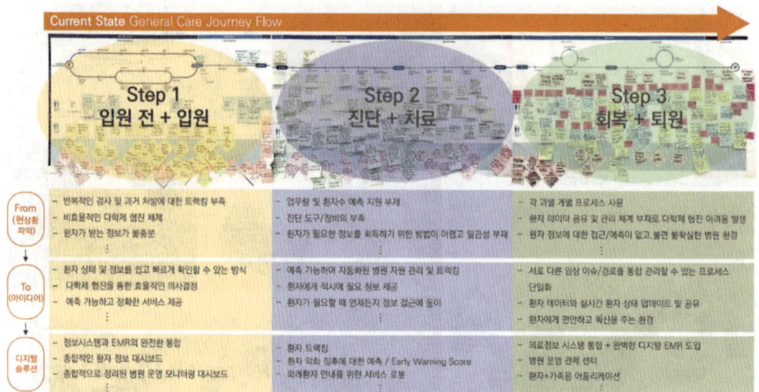

그림 3-3. 워크숍에서 도출된 내용

되었고, 이를 통해 병원이 추구해야 할 디지털화의 구체적인 청사진이 그려지기 시작했다.

특히 인상 깊었던 활동 중 하나는, 참여자들이 각자 생각하는 '미래의 디지털 병원'의 모습을 직접 그림으로 표현해 보는 시간이었다. 이는 단순한 아이디어 제안에 그치지 않고, 병원의 미래를 함께 상상하고 구체화하는 상징적인 출발점이었다. 누군가는 환자의 시선에서, 누군가는 의료진의 입장에서, 또 다른 이는 병원 운영자의 관점에서 디지털 병원의 모습을 그려냈고, 이처럼 다양한 시각에서의 상상은 병원의 비전을 더욱 풍부하게 만드는 데 기여했다.

워크숍은 이후 디지털 솔루션 탐색, 우선순위 선정, 구체적인 로드맵 구축으로 이어졌다. 병원 운영, 임상 진료, 환자 경험 등 각 영역에서 필요한 디지털 솔루션을 정리하고, 그중 가장 시급

사람을 위한 디지털, 의료의 미래를 열다

	2020 (hospital opening)	2021	2022	Beyond
병원 운영	• 병원 정보시스템의 통합 • 다양한 영상 정보 데이터 통합 플랫폼 • 안면 인식 시스템 • 회진을 위한 디지털 상황 분석 대시보드 • 음성 인식 솔루션	• 통합적 병원 운영을 위한 대시보드 • 모바일 기기 기반의 병원 내 위치 추적기 • 환자 활동에 대한 예측 모델링 • 병원 냉장 설비 온도 자동 관리 시스템 • 스마트 약품 조제실	• 신규 간호사 및 의료기기 사용법 교육을 위한 VR 트레이닝 솔루션 • 위험 요소 관리를 위한 개인맞춤형 약물치료	• 통합적인 환자 관리를 위한 임상 데이터 대시보드 • 로봇 자동화 약국
임상	• 병원 정보 관제센터 • AI 기반의 영상의학 솔루션 • 응급 상황 또는 중상 악화 예측 솔루션 • 디지털 병리학 솔루션 • Point of Care (POC)용 진단기기 • 환자군 기반의 임상 프로토콜 • EMR과 연동된 의료진용 Communicator • 소음이 없는 환자 감시 장치 알람 • 정맥주사 측정/작동 자동화	• 진화된 EMR 완벽 • 중앙집중화된 MDT 의사결정 솔루션 • 환자 모니터링을 위한 임상 데이터 대시보드 • 웨어러블 바이오센서 • EMR과 통합된 키, 몸무게, BP 측정기 • EMR과 연동되는 모바일 환자 감시장치	• 원격의료 • (예: eICU, 원격상담 등)	• 회진 로봇 서비스 • 환자 홈 모니터링
환자 경험	• 개인 건강 측정 서비스 • 키오스크 서비스 (셀프 환자 등록/안내) • 환자 대기실의 스마트 안내 서비스 • 원내 안내 및 디지털 길 찾기 서비스 • 말기환자/임종환자를 위한 상담 서비스 • 외래환자 스마트 손목팔찌 • 환자 상태에 따라 변하는 힐링 환경 제공	• 환자와 가족을 위한 어플리케이션 (외래환자용: 온라인 예약, 환자 교육, 디지털 길 찾기)	• 서비스 로봇 • AI 스피커 • 환자 생체정보/홍체 인식 카메라	• 외래환자 가이드를 위한 서비스로봇 • AR 수술 시뮬레이션 • 음성 인식 솔루션 • 환자와 환자 가족을 위한 어플리케이션 (입원환자용)

그림 3-4. 워크숍에서 도출된 병원 운영 방향

하고 효과적인 항목들을 선별해 단계별 도입 계획을 수립했다. 이 과정에서는 각 솔루션의 도입 시기, 기대 효과, 필요한 인프라와 인력, 교육 방안 등이 함께 논의되었으며, 병원의 디지털 전환이 일회성이 아닌 지속 가능한 혁신으로 이어지도록 체계적인 전략이 마련되었다.

이 워크숍은 단순히 계획을 세우는 자리가 아니었다. 병원 구성원들이 디지털 전환의 주체로서의 책임과 역할을 자각하고, 변화에 대한 공감대를 형성하는 자리였다. 참여자들은 디지털 기술이 단지 새로운 시스템의 도입을 의미하는 것이 아니라, 병원의 문화와 철학, 환자와의 관계를 새롭게 정의하는 도구임을 인식했다. 그 결과, 용인세브란스병원은 '디지털 병원'이라는 이름에 걸맞은 실질적인 준비와 실행력을 갖출 수 있었다.

결국, 이 워크숍은 용인세브란스병원이 디지털 병원으로 성

공적으로 개원하기 위한 정신적 기반과 전략적 방향을 마련한 시간이었다. 이후 병원은 이 워크숍에서 도출된 방향성과 로드맵을 바탕으로 지속적인 개선과 혁신을 이어갔으며, 환자 중심의 고도화된 의료 서비스 실현을 위한 노력을 멈추지 않았다.

그리고 이 모든 변화의 출발점에는, 병원의 미래를 함께 고민하고 설계했던 그 워크숍의 시간이 있었다. 연세대학교 백양로 회의실에서 이틀에 걸쳐 진행된 워크숍에서 단기, 중장기 5년 후의 디지털 병원을 그렸었고, 현재 돌이켜 보면 다행히도 대부분 구현되어 있었다.

학습하는 조직:
혁신 기술을 배우고
외부 사례를 통해 성장의 동력을 얻다

혁신의 기술을 배우고 습득하다

용인세브란스병원은 단순한 병원 개원이 아닌, 국내 의료계에 새로운 선도 모델을 제시할 디지털 혁신병원으로 자리매김하기 위해 개원 전부터 철저하고 체계적인 준비 과정을 거쳤다. 초기 설계 단계부터 기존 병원 운영 방식을 뛰어넘는 미래형 스마트병원의 청사진을 그리고, 이를 실현하기 위한 전략을 다각도로 수립했다. 특히 디지털 중심의 의료 환경 전환을 목표로, 조직, 인력, 시스템, 인프라 전반에 걸쳐 디지털 기반 구조를 설계했다.

이러한 비전을 실현하기 위해 연세의료원 산하의 우수 인재들과 핵심 직무별 외부 전문가(경력직)들을 엄선해 전략적으로 배치했다. 이들은 기존 병원정보시스템(HIS)을 운영하는 데 그치지 않고, 디지털 전환이라는 거대한 변화의 중심에서 핵심적 역할을 수행할 수 있도록 체계적인 교육과 훈련을 받았다.

선발된 인재들은 용인세브란스병원에서 다양한 디지털 기술을 폭넓게 학습하고, 의료 현장에 적합한 기술 감각과 실무 역량을 갖추기 위해 여러 프로그램에 참여했다. 예를 들어, 환자 모니터링을 위한 IoT 기술, 의료영상 분석을 위한 머신러닝 알고리즘 등 최신 기술을 보유한 기업들을 직접 방문해 교육을 받기도 했다.

또한 병원은 내부 교육에 머무르지 않고, 국내 혁신 기술을 선도적으로 적용 중인 병원에 방문하여 운영 중인 솔루션에 대한 구축 과정과 운영에 대한 설명을 듣고 배웠다. 이러한 활동들은 단순한 견학이 아닌, 운영 시스템을 분석하고 성과와 한계를 직접 체감함으로써 용인세브란스병원에 적용 가능한 모델을 도출하는 데 목적이 있었다.

또한 의료기술 발전을 선도하는 다양한 기술 기업과의 교류도 활발히 추진했다. 의료 AI, 클라우드 기반 의료정보시스템, 다양한 디지털 헬스케어 솔루션 등 선도 분야의 기업을 직접 방문하여 기술 트렌드를 파악하고 협업 가능성을 모색했다. 이러한 탐방은 단순한 정보 수집을 넘어, 의료 현장에 실질적으로 적용 가능한 기술을 선별하고 병원 시스템에 통합하는 데 중요한 과정이었다.

또한 병원은 앞서 언급했듯이 디지털 혁신을 주도적으로 추진하고자 직제상 조직으로 '디지털의료산업센터'를 신설했다. 이 센터는 임상 교수, 의공학자, 통계학자 등 다양한 분야의 전문가들로 구성되어 있으며, 병원의 디지털 전략을 총괄하고 새로운 의료 솔루션의 개발과 실증을 주도하고 있다. 센터는 인공지능, ICT, AR/VR, 빅데이터, 모바일 기술 등 다양한 디지털 기술을 의료 지식과 융합해 새로운 콘텐츠를 개발하고, 이를 병원 현장에 적용하는 실증사업도 활발히 추진 중이다.

이처럼 용인세브란스병원은 개원 전부터 디지털 기술을 적극적으로 배우고 습득하며, 병원 실정에 맞게 효과적으로 적용하는 데 성공했다. 기술을 단순히 수용하는 데 그치지 않고 병원의 철학과 운영 전략 전반을 디지털 중심으로 재구성한 결과, 용인세브란스병원은 '스마트 병원'을 넘어 의료의 질, 환자 경험, 업무 효과성 등 모든 분야에서 실질적인 혁신을 실현할 수 있었다.

다른 곳을 보고 배운다

용인세브란스병원은 디지털 혁신병원으로서의 정체성을 확립하기 위해, 개원 전부터 국내외 병원과 첨단 기술 기업을 직접 탐방하며 다양한 혁신 사례를 학습하고 전략적으로 벤치마킹하는 데 주력했다. 이는 단순한 정보 수집을 넘어, 실제 운영 중인 스마트 병원의 시스템과 기술을 현장에서 체험하고, 이를 병원 환경에 어떻게 적용할 수 있을지를 구체화하는 실천적 학습 과정이었다.

의료진, 행정 인력, IT 담당자 등으로 구성된 병원 개원 준비팀은 국내외 대표적인 스마트 병원을 방문하여 병원정보시스템(HIS), 전자의무기록(EMR), 환자 모니터링 시스템, 자동화 물류시스템, 로봇 기반 진료 보조 시스템 등 다양한 디지털 솔루션의 실제 운영 사례를 면밀히 분석했다. 기술 도입의 배경, 운영 방식, 환자 반응, 의료진의 업무 변화 등을 세부적으로 관찰하며, 이를 바탕으로 용인세브란스병원만의 디지털 전략을 수립해 나갔다.

또한 국내 주요 ICT 기업, 의료기기 제조사, 헬스케어 스타트업 등을 방문해 최신 기술 동향을 직접 체험하고, 병원 환경에 적합한 솔루션을 선별하고 검토하는 작업도 병행했다. 이 과정에서 병원은 단순한 기술 수용자에 머무르지 않고, 기술 개발 초기 단계부터 병원의 요구사항을 반영하며 공동 개발에 참여하는 '공동 창출자(co-creator)'의 역할을 수행했다. 이는 병원의 실제 요구에 최적화된 솔루션을 구축하는 데 결정적인 기반이 되었다.

이러한 탐방과 학습의 결과, 병원은 단순히 외부 기술을 그대로 도입하는 데 그치지 않고, 병원의 철학과 운영 방식에 맞게 기술을 재설계하고 최적화하는 데 성공했다. 예를 들어, 존스홉킨스병원이 GE 헬스케어와 협력해 병원 거버넌스와 수용

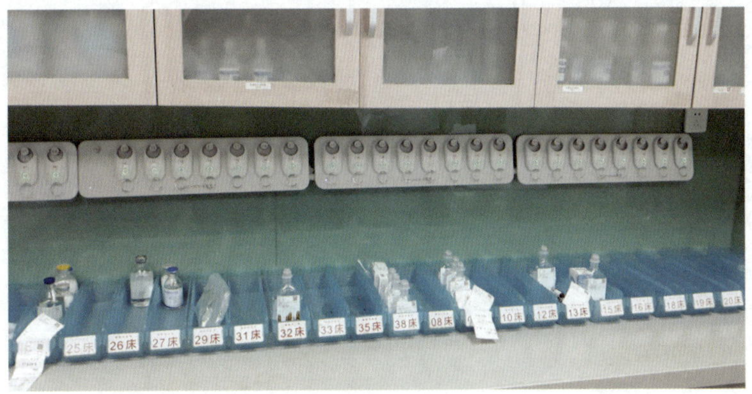

그림 3-5. 수액 관리 솔루션 중국 견학(2019.11.28)

력(Capacity) 제고를 위한 컨트롤타워로 커맨드센터(Command Center)를 구축한 도입 배경과 운영 현황을 면밀히 파악하고, 필요한 솔루션부터 하나씩 작은 규모로 조직 구조에 맞게 조정해 도입되었으며, 환자 중심의 모바일 앱 서비스는 국내 환자의 사용 패턴과 언어 환경에 맞게 새롭게 개발되었다.

이처럼 용인세브란스병원의 병원 및 기업 탐방은 단순한 벤치마킹을 넘어, 디지털 전략을 구체화하고 이를 실현 가능한 형태로 전환하는 데 핵심적인 역할을 했다. 그 결과, 병원은 개원과 동시에 국내 최고 수준의 디지털 인프라와 스마트 시스템을 갖춘 의료기관으로 자리매김할 수 있었다.

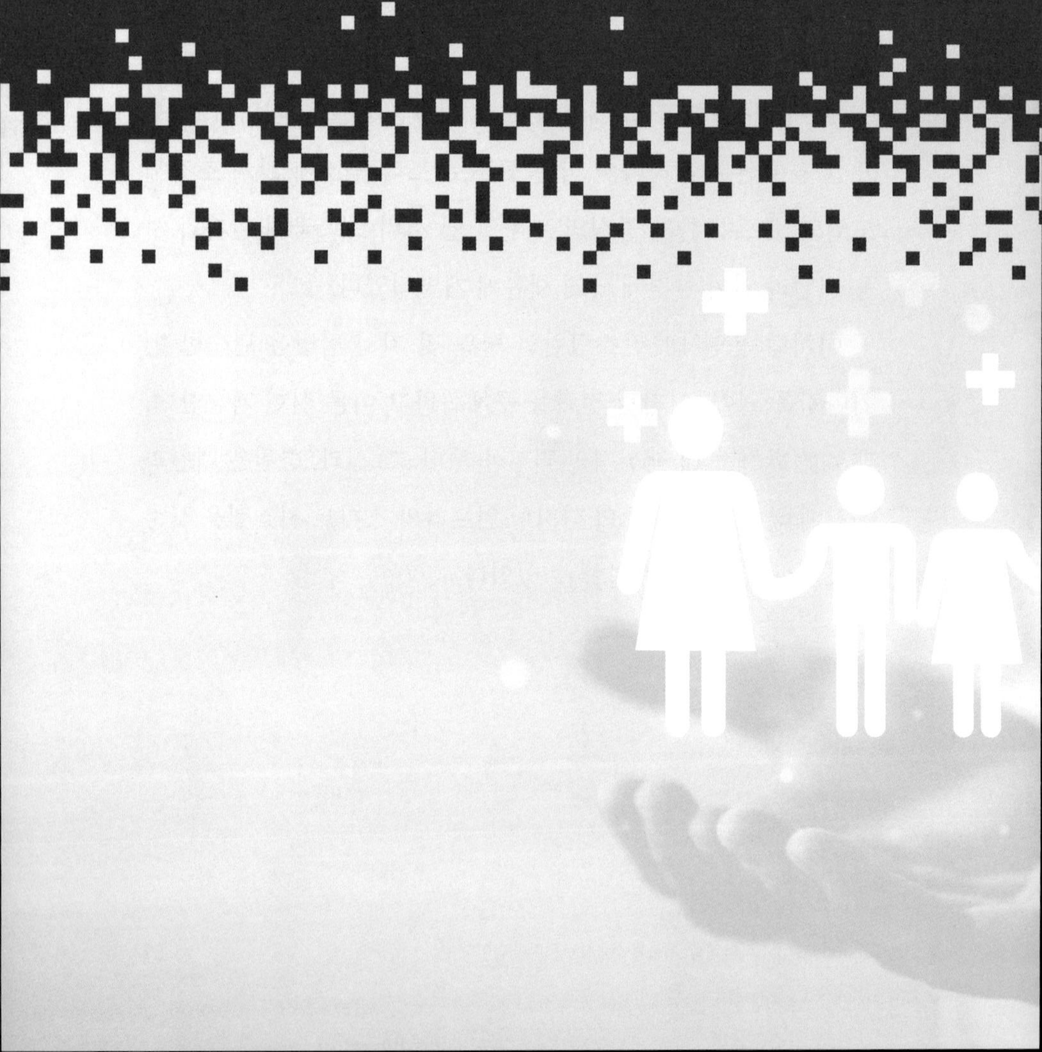

Chapter 4

혁신의 현장:
환자와 의료진을 잇는 따뜻한 기술

변화의 체감:
디지털 솔루션과의 첫 만남,
그리고 현장의 변화

환자용 모바일 앱

도입 배경 및 목표

용인세브란스병원은 '디지털 혁신병원'이라는 비전을 실현하기 위해, 환자 중심의 스마트 진료 환경 구축을 핵심 전략으로 삼아왔다. 그 일환으로 병원은 환자용 모바일 헬스케어 플랫폼을 중심에 두고 진료 전반의 디지털 전환을 추진해왔다. 특히 병원 내 대기, 결제, 이동 등 환자가 경험하는 불편을 해소하고, 필요한 행동을 빠르고 손쉽게 수행할 수 있도록 환자용 모바일 앱을 도입했다.

이 앱은 병원정보시스템(HIS)과 실시간으로 연동되며, 병원

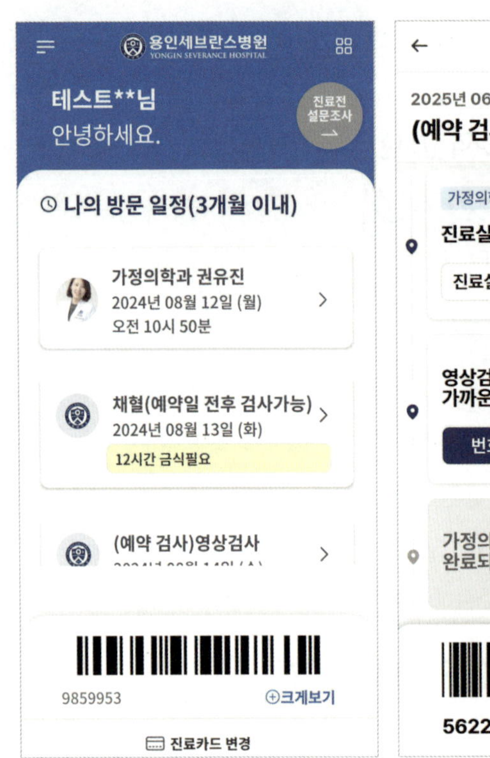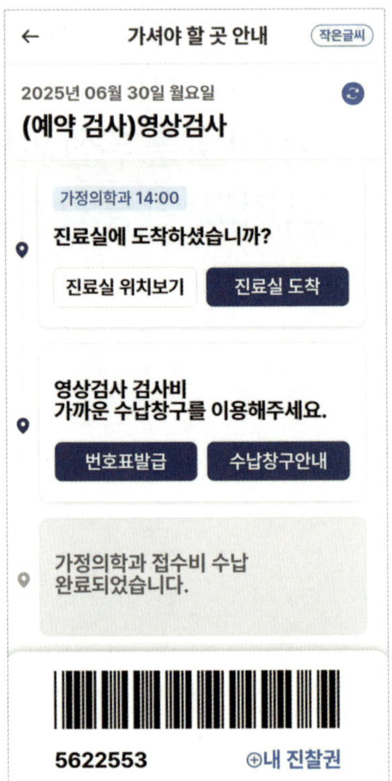

그림 4-1. 환자용 모바일 앱 화면

내 의료진과 실무진이 함께 설계한 '타임카드 방식'의 사용자 경험 중심 인터페이스(UI/UX)를 통해 환자의 진료 흐름에 따라 다음 절차를 직관적으로 안내한다. 복잡한 메뉴 탐색 없이 앱이 자동으로 다음 단계를 제시함으로써, 불필요한 이동과 대기 시간을 줄이고, 이용 편의성을 극대화하는 데 중점을 두었다.

또한 BLE(Bluetooth Low Energy) 기술을 활용하여 병원 내에서 환자의 현재 위치와 진료 절차를 기반으로 맞춤형 동선 안내를

사람을 위한 디지털, 의료의 미래를 열다

제공함으로써, 혼란을 줄이고 이동 효율성을 높였다. 이를 통해 병원 내 체류 시간을 단축하는 데도 기여하고 있다.

결과적으로, 용인세브란스병원의 환자용 모바일 헬스케어 플랫폼은 디지털 기술을 기반으로 한 환자 중심의 진료 경험을 구현하고 있으며, 스마트 병원으로서 운영 효율성과 환자 만족도 향상에 핵심적인 역할을 하고 있다. 이 사업은 미래형 의료 서비스 모델을 선도하기 위한 전략적 목표 아래 지속적으로 고도화될 예정이다.

특징

용인세브란스병원의 '타임카드 방식 사용자 경험(UX)'은 병원 내 진료 흐름을 환자 중심으로 재설계한 혁신 사례로 평가된다. 기존 병원 앱이 환자가 직접 메뉴를 탐색해야 했다면, 타임카드 UX는 환자에게 먼저 말을 걸어 다음 절차를 안내하는 능동적 구조를 갖추고 있다. 앱은 병원정보시스템(HIS)과 실시간 연동되어 환자의 진료 진행 상황을 자동으로 파악하고, 다음 절차를 바로 안내함으로써 혼란 없는 진료 흐름을 지원한다.

또한 BLE 기반의 실내 위치 인식 기술을 활용하여, GPS 신호로 구별할 수 없는 병원 건물 내부에서도 환자의 현재 위치를 실시간으로 파악하고 진료 상황에 맞는 최적의 동선을 안내한다. 이는 특히 고령자나 초진 환자처럼 병원 이용이 익숙하지 않은 이들에게 큰 도움이 되며, 병원 내 이동과 대기를 최소화함으로

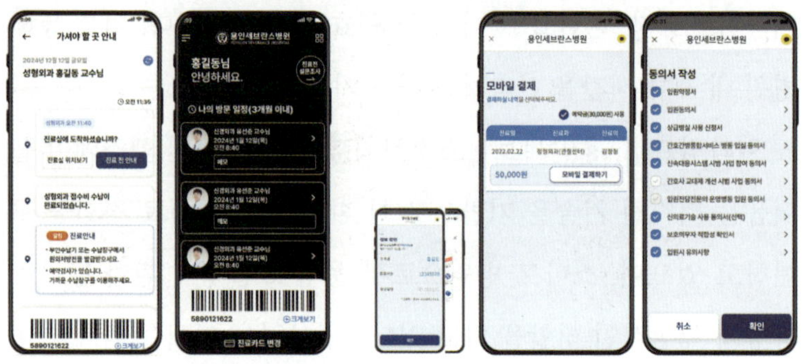

그림 4-2. 장애인 차별금지법 적용한 모바일 앱 화면

써 진료 효율을 높인다.

　결제 시스템도 환자의 편의를 고려해 신용카드 외에 카카오페이 등 모바일 간편결제 수단을 지원하여, 진료 후 대기 없이 결제를 완료할 수 있게 했다. 이는 병원 내 혼잡도를 줄이고 체류 시간 단축에 기여하고 있다.

　접근성 측면에서도 환자용 모바일 앱은 '웹 접근성 지침'을 기반으로 시각, 청각, 지체, 인지 등 다양한 유형의 장애를 가진 환자도 환자용 앱을 쉽게 사용할 수 있도록 설계되었다. 이는 「장애인차별금지 및 권리구제 등에 관한 법률(이하 장애인차별금지법)」에 근거하여 이루어졌으며, 해당 법률은 장애인의 정보 접근권과 평등한 서비스 이용권을 보장하기 위해 공공 및 민간 영역에서 제공되는 정보통신 서비스가 장애인의 특성과 필요를 반영하도록 규정하고 있다.

　이에 따라 앱 내 모든 버튼과 텍스트는 '화면 읽기 기능

사람을 위한 디지털, 의료의 미래를 열다

(VoiceOver, TalkBack 등)'을 통해 인식 가능하도록 구성되었고, 색상 대비 조정, 텍스트 크기 조절 등의 기능을 통해 저시력 사용자도 명확히 정보를 인지할 수 있도록 했다. 또한 다양한 보조기기와의 호환성을 확보하여, 장애를 가진 사용자도 앱을 원활히 조작할 수 있도록 설계되었다.

이처럼 용인세브란스병원의 타임카드 UX는 단순한 앱 기능을 넘어, 병원 이용 전반의 경험을 환자 중심으로 재구성한 대표 사례다. 기술, 디자인, 의료 서비스가 유기적으로 결합되어, 환자에게 더 나은 경험과 편의를 제공하는 방향으로 진화하고 있다.

관련 통계

환자용 모바일 애플리케이션의 사용률은 초기 도입 단계에서는 외래환자 대비 약 9% 수준에 머물렀으나, 이후 병원의 디지털 헬스케어 전략과 더불어 지속적인 기능 고도화가 이루어지면서 매년 꾸준한 증가세를 보였다. 현재는 중복 클릭 수를 포함해 전체 외래환자의 상당수가 해당 앱을 활용하고 있는 것으로 나타났다. 이는 단순한 다운로드 수 증가를 넘어, 환자들의 실제 사용 행태가 점차 정착되고 있음을 보여주는 지표다.

이러한 변화는 병원 내 비대면 서비스 확대, 환자 중심의 스마트 진료 환경 구축 등 다양한 요인과 맞물려 긍정적인 흐름을 형성하고 있다.

특히 최근에는 RTLS(Real-Time Location System, 실시간 위치 추적

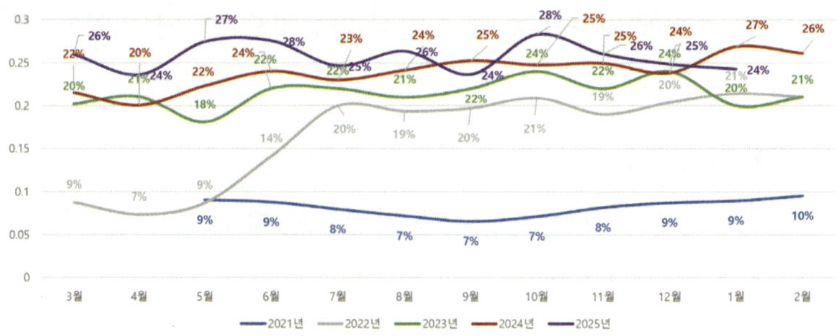

그림 4-3. 환자용 모바일 앱 사용 비율(외래환자 대비)

시스템) 기능이 새롭게 탑재되면서 환자 관리의 효율성이 크게 향상되었다. RTLS는 병원 내 환자의 이동 경로를 실시간으로 파악할 수 있도록 지원하여, 대기 시간 단축과 진료 프로세스 최적화에 기여하고 있다. 이와 함께 예약 확인, 진료 순서 알림, 검사 진행 상황 안내 등 다양한 부가 기능이 지속적으로 개발·추가되면서 사용자 편의성이 크게 개선되었다. 이러한 기술적 진보는 단순한 기능 확장을 넘어 환자 경험 전반을 향상시키는 핵심 요인으로 작용하고 있으며, 결과적으로 앱 사용률 증가에도 긍정적인 영향을 미친 것으로 분석된다.

병원은 앞으로도 이 환자용 모바일 앱을 단순한 정보 제공 도구가 아닌, 환자와 의료진 간의 원활한 소통을 지원하는 핵심 플랫폼으로 발전시킬 계획이다. 이를 위해 '데이터 기반의 서비스 고도화', 'AI 기반 맞춤형 안내 기능 도입', '사용자 피드백을 반영한 UI/UX 개선' 등 다양한 전략을 추진하고 있다. 궁극적으로는 환자 중심의 스마트 병원 구현을 목표로, 모바일 앱을 통해 보다 안전하고 편리한 의료 환경을 제공하고자 한다.

스피드게이트

도입 배경 및 목표

용인세브란스병원은 병원을 이용하는 교직원, 환자, 보호자, 방문객 등 모든 사람의 안전을 최우선 가치로 두고, 병원 내 동선을 체계적으로 분리하며 감염 위험을 최소화하기 위한 전략의 일환으로 스마트 출입 통제 시스템인 '스피드게이트'를 도입하였다. 이 시스템은 병원 출입자의 보안을 강화하고, 감염병의 확산을 사전에 차단할 수 있는 정교한 출입 관리 체계 구축을 목표로 추진되었다.

각 출입구는 휠체어나 침대도 무리 없이 통과할 수 있도록 설계되었으며, 단순한 통제 장치를 넘어 병원정보시스템과 연동되어 있다. 이를 통해 감염 증상이 의심되는 방문객이나 환자를 사전에 식별하고 출입을 제한함으로써 병원 내 감염 전파 가능성을 효과적으로 줄이고, 보다 안전하고 신뢰할 수 있는 진료 환경을 조성할 수 있게 되었다.

또한 ICT 기반 기술과 비접촉(언택트) 기술을 접목하여 출입 시 불필요한 접촉을 최소화하고, 위생적인 환경 유지를 통해 감염 예

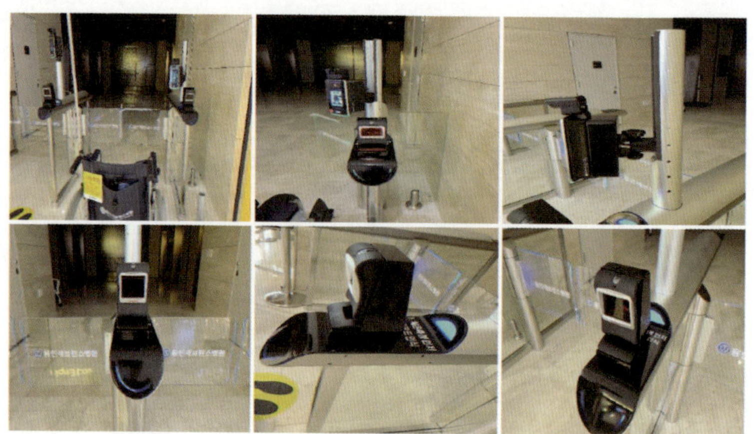

그림 4-4. 스피드게이트 설치 사진

방 효과를 높이는 동시에 출입 절차의 효율성도 향상되었다.

이처럼 스피드게이트는 병원 운영의 효율성을 높이는 것은 물론, 환자와 교직원 모두에게 심리적 안정감과 신뢰를 제공하는 핵심 인프라로 자리 잡고 있다. 본 시스템의 도입은 감염병 대응 역량을 강화하고, 스마트 병원으로서의 지속 가능한 운영 기반 마련에 있어 중요한 전환점이 되었다.

특징

스피드게이트 시스템은 병원 출입의 안전성과 효율성을 동시에 확보하기 위해 정교하게 설계된 스마트 출입 관리 솔루션이다. 이 시스템은 단순한 출입 통제를 넘어, 감염병 예방과 병원 내 보안 강화를 위한 다양한 기능이 유기적으로 통합되어 있다.

측정된 출입 시간 정보는 RESTful API를 통해 실시간 전송·기록
된다.

스피드게이트는 바코드 데이터와 연동되어야만 출입이 허용
되도록 설계되어 있으며, 비인가자의 출입 시도가 감지되면 자동
으로 차단된다. 이때 경보음과 LED 경고등이 함께 작동해 시각
적·청각적 알람을 제공함으로써 병원 내 보안 사고를 예방하고
즉각적인 대응이 가능하다. 출입 기록은 게이트 자체에 저장되
며, 모든 입·출입 정보는 시스템과 연동되어 실시간으로 데이터
가 전송된다.

또한 출입구별 통행량은 일별·월별·기간별로 통계화되어 대
시보드 화면으로 확인할 수 있으며, 엑셀 파일로도 다운로드 가
능해 병원 운영과 감염 관리에 유용하게 활용된다.

게이트 이용자의 안전을 고려해 게이트 닫힘 시 발생할 수 있
는 안전사고를 방지하기 위한 센서 기능이 탑재되어 있으며, 장
애인, 휠체어 사용자, 침대 이동 등 다양한 상황을 고려해 충분한
통행 폭도 확보되어 있다. 누구나 제약 없이 안전하게 이용할 수
있도록 설계된 것이다.

이처럼 스피드게이트 시스템은 병동 출입 전 과정을 디지털화
하고, 감염 예방, 보안 강화, 사용자 편의성까지 아우르는 스마트
병원 인프라의 핵심 요소로 자리 잡고 있다.

방문자 앱

도입 배경 및 목표

COVID-19 팬데믹을 계기로 병원 내 감염 관리의 중요성이 더욱 부각되면서, 단순한 일상 방역을 넘어 병원 내부에서 감염자 발생 시 체계적인 대응 체계의 필요성이 대두되었다. 이에 따라 병원은 기존에 운영하던 RTLS 시스템의 활용 범위를 보호자와 외부 방문객까지 확대할 필요가 있다고 판단하였다.

이러한 배경으로, 병원은 입원환자의 보호자 및 방문객을 대상으로 한 감염 관리 애플리케이션을 개발하였다. 이 앱은 병원 내 동선과 체류 정보를 실시간으로 파악하고, 감염병 발생 시 신속한 대응이 가능하도록 설계되었다. 이를 통해 감염병 전파 가능성을 사전에 차단하고, 병원 내 감염률을 효과적으로 낮추는 데 기여하고자 했다.

해당 시스템은 병원 감염 관리의 새로운 표준을 제시하는 스마트 감염 대응 모델로 자리 잡고 있다. 나아가 이 성공 사례는 타 의료기관으로의 확산 가능성은 물론, 향후 관련 기술을 활용한 신사업 창출에도 긍정적인 영향을 미칠 것으로 기대된다.

특징

방문자 앱은 병원 내 감염 예방과 출입자 관리의 효율성을 높이기 위해 개발된 디지털 솔루션으로, 기존의 RTLS 태그 방식에

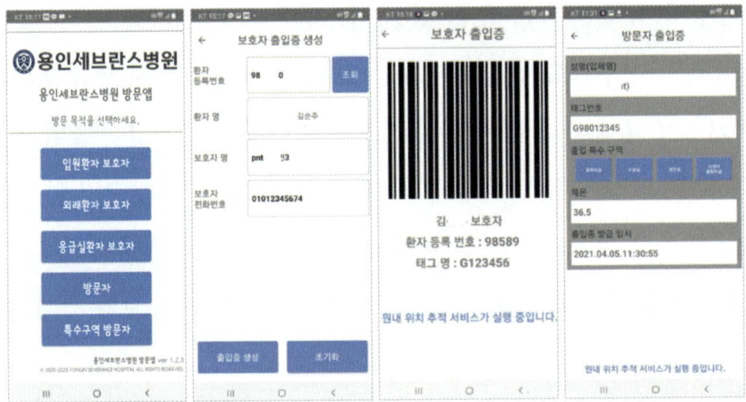

그림 4-5. 방문자 앱 화면

서 한 단계 진화된 형태다. 기존에는 입원환자의 보호자나 외부 방문객이 병원 내에서 위치 추적이 필요할 경우 별도의 RTLS 태그를 소지해야 했으나, 이 방식은 태그 분실, 관리의 번거로움, 사용자 불편 등 여러 한계가 있었다.

이를 해결하고자 병원은 스마트폰 기반의 방문자 앱을 도입하였다. 보호자 및 방문객은 병원 도착 전이나 도착 시 스마트폰에 앱을 설치하도록 안내받으며, 설치와 동시에 기본 정보와 출입 관련 데이터가 자동 수집된다. 앱이 설치된 스마트폰은 RTLS 태그처럼 BLE 신호를 발신하고, 병원 내 설치된 수신 장비와 연동되어 실시간 위치 추적이 가능해진다.

이 방식은 별도의 물리적 태그 없이 스마트폰만으로 위치 기반 서비스를 제공함으로써, 사용자 편의성과 병원 운영의 효율성을 동시에 높인다. 예를 들어 보호자가 병실 외부로 이동하거나 특정 구역에 머무를 경우, 병원 시스템은 해당 위치를 실시간으로 파악하여 필요시 감염병 대응 및 동선 관리에 즉시 활용할 수 있다. 또한 앱을 통해 수집된 정보는 시스템과 연동되어 출입 기록, 체류 시간, 접촉 이력 등의 데이터를 기반으로 한 정밀한 감염 대응 체계를 구축하는 데 활용된다. 이를 통해 병원 내 감염 확산 가능성을 최소화하고, 환자와 방문자의 안전을 보다 체계적으로 관리할 수 있다.

결과적으로, 방문자 앱은 단순한 출입 통제 도구를 넘어 병원 내 방문자의 위치와 행동을 디지털화하여 스마트 병원 운영의 핵심 인프라로 기능하고 있으며, 향후 다양한 헬스케어 서비스와의 연계 가능성도 열려 있다.

관련 통계

용인세브란스병원 방문자 앱의 설치 건수는 iOS와 안드로이드 플랫폼에서 월별 다운로드 횟수를 기준으로 체계적으로 집계되고 있다. 앱 출시 초기에는 설치 건수가 다소 낮은 수준에 머물렀으나, 병원 내 다양한 정책 변화와 함께 그 양상은 크게 달라졌다. 특히 입원환자 보호자나 특수 구역 출입자 등 특정 방문자 그룹을 대상으로 앱 설치와 등록이 의무화되면서 다운로드 수는 꾸준히 증가했고, 이후 일정 수준 이상을 안정적으로 유지하고 있다. 이러한 변화는 단순한 설치 수 증가를 넘어, 방문자 관리 프로세스의 효율성을 높이는 데 중요한 역할을 하고 있다.

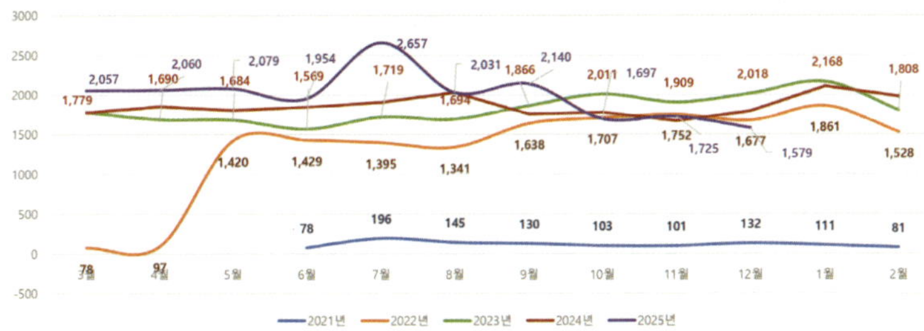

그림 4-6. 방문자 앱 설치 건수

병원은 앱 설치 수뿐만 아니라 사용자 경험을 최우선 과제로 삼고 있으며, 사용자 피드백을 지속적으로 수집·분석하여 앱 이용 과정에서의 불편을 최소화하고자 다양한 개선 작업을 병행하고 있다. 예를 들어, 기능 개선, UI/UX 최적화, 접근성 강화 등의 조치를 통해 만족도를 지속적으로 향상시키고 있으며, 앱 업데이트 주기를 단축하고 새로운 기능을 신속히 반영함으로써 변화하는 환경과 사용자 요구에 유연하게 대응하고 있다.

앞으로도 병원은 방문자 앱을 단순한 출입 관리 도구가 아닌, 환자와 보호자, 방문자 모두에게 편리하고 신뢰할 수 있는 서비스 플랫폼으로 발전시킬 계획이다. 이를 위해 데이터 기반 의사결정 체계를 강화하고, 사용자 의견을 적극 반영하는 선순환 구조를 구축함으로써 병원 이용 경험 전반을 향상시키는 데 기여하고자 한다.

도착 확인 키오스크

도입 배경 및 목표

용인세브란스병원은 환자 중심의 진료 환경을 조성하고, 병원을 방문하는 고객의 편의성을 높이기 위해 도착 확인 키오스크 시스템을 도입하였다. 이 시스템은 환자가 병원에 도착했을 때, 간단한 조작만으로 스스로 도착 여부를 등록하고 접수할 수 있도록 설계되어 있다. 이를 통해 복잡한 접수 절차 없이 빠르게 도착을 알릴 수 있어 대기 시간을 줄이고, 진료 흐름을 원활하게 만드는 데 기여하고 있다.

특히 병원이 가장 혼잡한 시간대에도 키오스크를 통해 자동으로 도착 확인이 가능해, 진료 대기 공간의 혼잡도를 줄이고 환자가 보다 신속하게 진료를 받을 수 있는 환경을 조성하고 있다. 이는 환자 만족도 향상은 물론, 병원 운영의 효율성 제고에도 긍정적인 영향을 미친다.

또한 기존에는 병원 직원이 환자의 도착 여부를 수동으로 확인하고 관리해야 했으나, 키오스크가 이를 대신하면서 직원들은 보다 핵심적인 업무에 집중할 수 있게 되었다.

결과적으로 도착 확인 키오스크는 병원 운영의 효율성을 높이고, 직원 업무 부담을 경감하는 데 실질적인 도움을 주는 시스템이다.

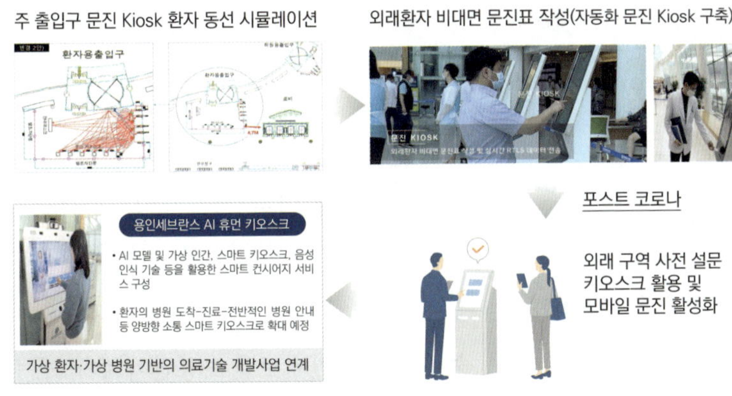

그림 4-7. 도착 확인 키오스크

특징

도착 확인 키오스크는 환자의 방문 절차를 간소화하고, 진료 흐름을 효율적으로 관리하기 위해 도입된 시스템이다. 가장 핵심적인 기능은 자동 도착 확인으로, 환자가 도착 후 키오스크에 간단히 정보를 입력하면 해당 내용이 병원정보시스템(HIS)에 자동으로 등록되어 진료 순서에 즉시 반영된다.

이를 통해 환자는 별도의 접수 창구를 거치지 않고도 빠르게 진료를 받을 수 있으며, 대기 공간의 혼잡도 역시 효과적으로 줄일 수 있다. 또한 도착 정보가 실시간으로 반영되므로 의료진은 환자의 상태와 진료 흐름을 보다 정확히 파악할 수 있고, 이를 바탕으로 보다 정밀하고 체계적인 진료 제공이 가능해진다.

결과적으로 도착 확인 키오스크는 환자의 편의성과 병원의 운영 효율성을 동시에 향상시키는 스마트 병원 인프라의 핵심 요소로 운영하고 있다.

병상 스마트 ID 카드

도입 배경 및 목표

병상 스마트 ID 카드 솔루션은 용인세브란스병원이 추구하는 디지털 혁신 전략의 핵심 요소로, 환자 중심 스마트 의료 서비스 실현을 위한 구체적 실행 방안 중 하나로 도입되었다. 이 솔루션의 주요 목표는 병원 내 정보 흐름의 자동화와 간소화를 통해 의료진의 업무 효율을 극대화하고, 환자 안전을 강화하는 데 있다.

기존에는 입원환자의 정보를 수기로 출력해 병상에 부착하고 제거하는 방식이 일반적으로 사용되었으며, 이 작업은 간호사가 반복적으로 수행해야 하는 비효율적인 작업이었다. 또한 수기 방식은 정보의 정확성이나 실시간 반영 측면에서 한계가 있었고, 환자 정보가 잘못 기재될 위험도 있어 지속적인 개선이 요구되었다. 이에 따라 병상 스마트 ID 카드 솔루션은 병원정보시스템(HIS)과 자동 연동되도록 설계되었으며, 환자 정보가 병상에 실시간으로 정확히 표시되도록 구현되었다.

이를 통해 간호사들은 반복적인 행정 업무에서 벗어나 환자 케어라는 본연의 업무에 집중할 수 있게 되었으며, 이는 병원이 지향하는 '안전과 공감'이라는 비전과도 깊이 연결되어 있다.

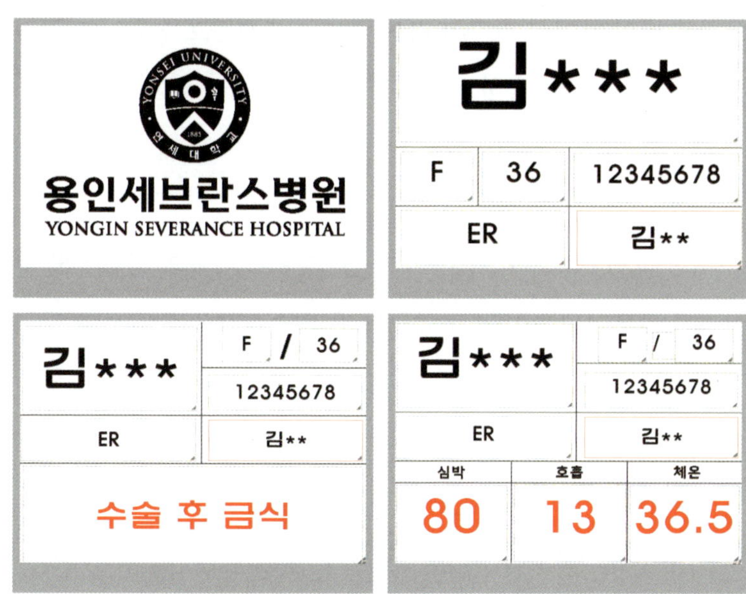

그림 4-8. 병상 스마트 ID 카드 표출 이미지

또한 병상 스마트 ID 카드 솔루션은 환자명, 성별, 나이, 환자 등록번호, 진료과, 주치의명 등 핵심 정보를 직관적으로 제공함으로써 의료진 간의 커뮤니케이션 오류를 줄이고, 환자의 안전성과 편의성을 동시에 높인다. 이는 병동 운영의 전반적인 효율성 향상으로 이어지며, 디지털 기반 스마트 병원으로 나아가는 데 있어 중요한 전환점이 되고 있다.

2025년 2월부터는 132병동에 일부 웨어러블 장비가 연동되어 해당 장비를 착용한 환자의 심박수, 호흡수, 체온 정보가 병상 스마트 ID 카드에 10분 주기로 자동 조회되도록 구성되었다. 의료진은 병상 앞에서 환자의 기본 정보와 생체신호를 한눈에 확인할 수 있어, 보다 신속하고 정밀한 진료가 가능해졌다.

특징

병상 스마트 ID 카드 솔루션은 무선 통신 기술을 기반으로 하여 병원정보시스템(HIS)과 실시간 연동되는 환자 정보 표출 솔루션이다. 환자의 입실, 전실, 퇴실 등의 정보는 병원정보시스템과 자동 연계되어, 병상에 설치된 ID 카드 화면에 즉시 반영된다. 단순히 정보를 보여주는 데 그치지 않고, 정보의 형식과 내용을 템플릿 형태로 자유롭게 수정·편집할 수 있는 관리 기능도 함께 제공된다. 병원은 부서별 필요에 따라 정보를 선택적으로 표출할 수 있으며, 운영 환경에 맞게 유연하게 커스터마이징할 수 있도록 설계되어 있다.

무엇보다 이 시스템은 환자의 입실부터 재원, 퇴실까지 전 과정을 자동 연동함으로써 간호 인력의 반복 업무를 줄이고, 전체 병동 운영의 효율성을 높이는 데 실질적인 효과를 발휘한다. 더

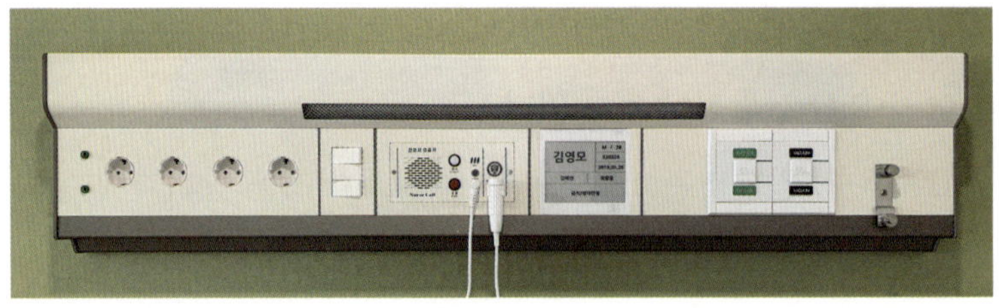

그림 4-9. 병상 설치 사진

사람을 위한 디지털, 의료의 미래를 열다

불어 수기 입력 오류나 부착 실수 등으로 인한 환자 정보 착오를
예방함으로써 환자 안전 강화에도 크게 기여하고 있다.

기초검사 자동화 키오스크

도입 배경 및 목표

기초검사 자동화 키오스크는 신장·체중계, 혈압계 등의 키오
스크 장비를 활용해 병원 내 기초검사 과정을 자동화하기 위해
도입되었다. 이 솔루션은 환자가 키오스크를 통해 직접 신체 정
보를 측정할 수 있도록 설계되어, 사용자의 편의성을 높이는 동
시에 의료진의 반복 업무 부담을 줄이는 효과를 기대할 수 있다.

기초검사 과정은 병원정보시스템(HIS)과 실시간 연동되어 측
정된 데이터가 자동 전송되므로, 수기 입력으로 인한 오류를 최
소화하고 데이터의 정확성과 신뢰도를 높일 수 있다. 또한 키오
스크는 음성과 화면 안내 기능을 통해 환자가 검사 절차를 쉽게
이해하고 따라할 수 있도록 돕는다. 이에 따라 의료진의 별도 개
입 없이도 원활한 검사가 가능하다.

이러한 자동화 환경은 업무 효율성 향상은 물론, 환자와 의료
진 모두의 만족도를 높이는 데 기여하고 있으며, 병원 내 스마트
진료 환경 구축을 위한 핵심 기반 기술로 자리매김하고 있다.

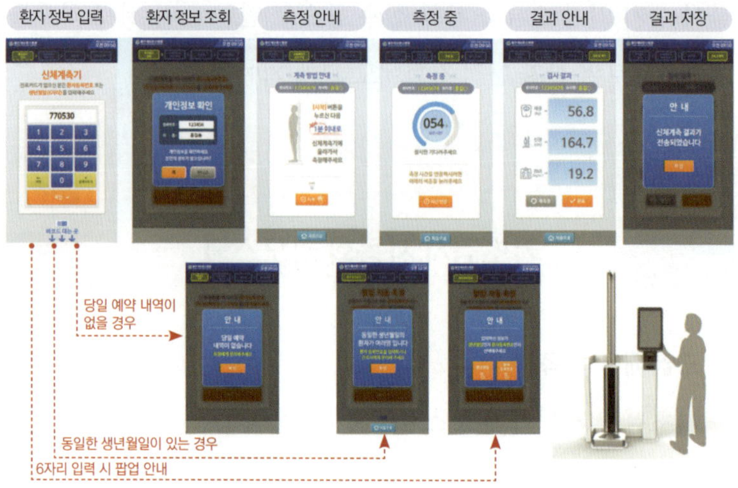

그림 4-10. 신장·체중계 키오스크 프로세스

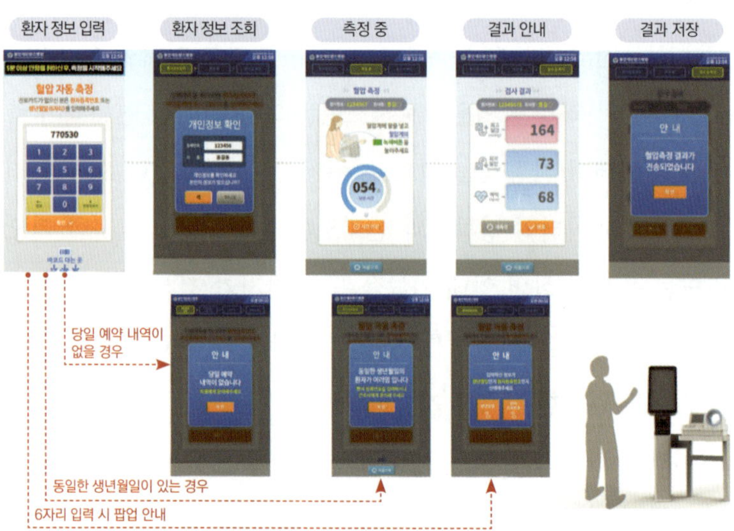

그림 4-11. 혈압계 키오스크 프로세스

사람을 위한 디지털, 의료의 미래를 열다

특징

기초검사 자동화 솔루션은 사용자 중심 설계를 바탕으로, 누구나 쉽게 사용할 수 있도록 21.5인치 대형 화면을 통해 직관적인 측정 안내를 제공한다. 여기에 음성 안내 기능을 추가하여 노약자나 디지털 기기에 익숙하지 않은 사용자도 손쉽게 검사를 진행할 수 있도록 배려하였다.

환자 인식 방식도 다양하게 지원하여 등록번호, 바코드, 생년월일 등 여러 방식으로 환자를 식별할 수 있도록 구성되었으며, 이를 통해 검사 과정의 유연성과 정확성을 높였다. 기존의 신체 계측 장비는 키오스크 시스템과 연동되어 현대적으로 재구성되었으며, 병원 환경과 어울리는 심미적 인테리어 효과까지 고려하여 설계되었다.

측정된 신체 정보는 병원정보시스템(HIS)과 실시간으로 연동되어 자동 전송되며, 이로써 결과지 분실, 측정값 기억 오류, 수기 입력 실수 등 기존 계측 과정에서 발생할 수 있는 다양한 위험 요소를 효과적으로 제거할 수 있다. 또한 결과지 출력물을 없앰으로써 소모품 비용을 절감하고, 친환경(Green Eco) 경영 실천에도 기여하고 있다.

2025년 6월부터 8월까지 3개월간 병원 내 총 53대의 키오스크(신장·체중계 키오스크 32대, 혈압계 21대)에 대한 리뉴얼 작업이 진행되었다. 이번 리뉴얼을 통해 보다 환자 친화적인 UI 가 도입되었으며, 신장·체중계 키오스크에서는 신장, 체중, BMI를, 혈압계 키오스크에서는 최고혈압, 최저혈압, 맥박을 환자가 직접 확인할 수 있도록 하여 편리하고 정확한 측정 환경이 마련되었다.

관련 통계

기초검사 자동화 키오스크의 전체 사용 건수는 병동 및 외래 구역에 설치된 장비의 일일 이용 횟수를 기준으로 체계적으로 집계되고 있다. 개원 초기에는 사용 횟수가 수천 건 수준에 머물렀으나, 병동 및 진료과 확대와 함께 점차 증가하였고, 현재는 하루 평균 3만 건 이상으로 병원의 핵심 디지털 솔루션으로 자리 잡았다.

사용 비율은 '환자 수 대비 키오스크 측정 건수'를 기준으로 산출하였다. 입원 병동의 경우 신장·체중계 키오스크만 설치되어 있으므로 해당 월의 입원환자 수 대비 입원 병동에 설치된 키오스크의 측정 건수를 기준으로 사용 비율을 계산하였다. 외래 구역은 신장·체중계와 혈압계 키오스크가 모두 설치되어 있으므로, 해당 월의 외래환자 수 대비 외래 구역에 설치된 키오스크의 측정 건수를 합산하여 사용 비율을 계산하였다.

분석 결과, 입원 병동의 키오스크 사용률은 개원 초기 약 39%에서 현재 75%까지 상승하며, 높은 활용도를 보이고 있다. 반면, 외래환자 대상 사용률은 초기 약 28%에서 현재 38%로 점진적인 증가세를 보이고 있으나, 상대적으로 활용도가 낮은 편이다.

이는 입원환자들이 기초검사 자동화 키오스크를 입원 과정에

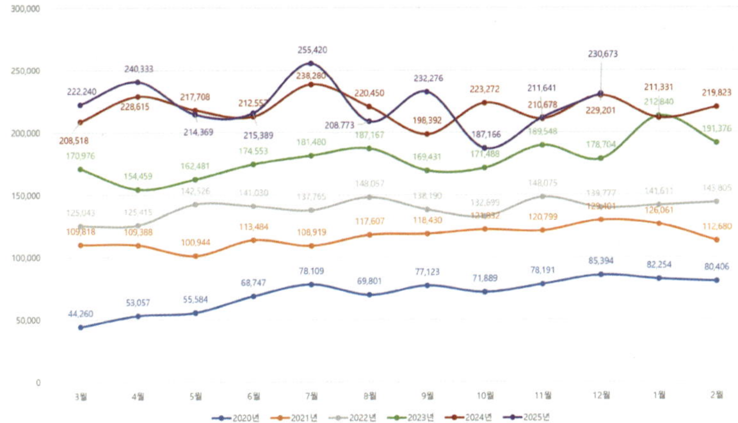

그림 4-12. 기초검사 자동화 키오스크 사용 횟수(전체)

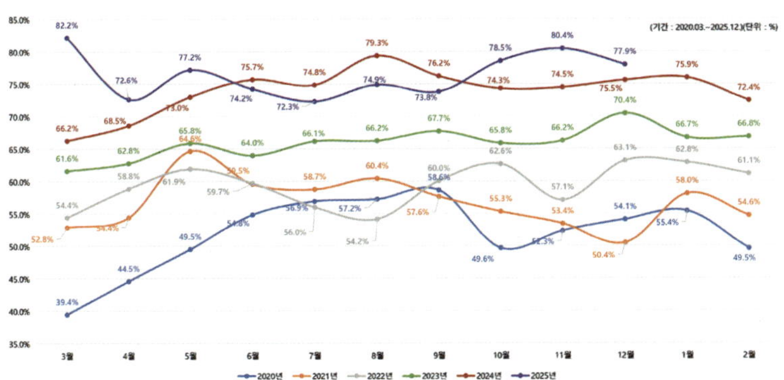

그림 4-13. 입원환자 수 대비 입원 병동 기초검사 자동화 사용 비율

서 적극적으로 활용하고 있음을 보여주는 반면, 외래환자의 경우 사용률이 다소 미흡하게 보인다.

이에 외래간호팀과 협력하여 외래환자들의 기초검사 자동화 키오스크 활용을 적극 유도하고, 이를 통해 전반적인 업무 효율

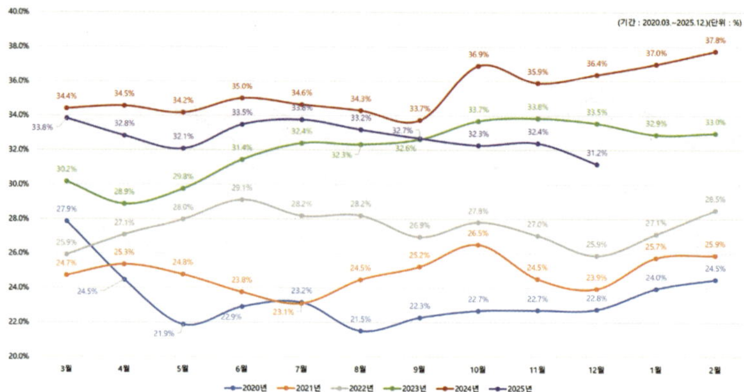

그림 4-14. 입원환자수 대비 외래 기초검사 자동화 사용 비율

성 향상을 도모할 수 있는 방안을 마련하고 있다.

애니메이션 설명 처방 서비스(하이차트)

도입 배경 및 목표

애니메이션 설명 처방 서비스는 변화하는 의료 환경과 제도적 요구에 능동적으로 대응하기 위한 전략적 솔루션으로 도입되었다. 의료법 개정으로 의료행위에 대한 설명 의무가 강화되고, 전공의 특별법 시행에 따라 설명 업무를 담당할 수 있는 인력에도 제한이 생기면서, 의료 현장에서는 의료진의 설명 부담을 줄이면서도 환자에게 정확하고 이해하기 쉬운 정보를 제공할 수 있는 실질적인 대안 마련이 요구되어 왔다.

사람을 위한 디지털, 의료의 미래를 열다

기존에는 인턴, 레지던트, 간호사 등 의료진이 환자에게 구두로 설명하는 방식이 일반적이었지만, 업무 과중과 시간 부족으로 설명의 일관성과 질을 유지하는 데 한계가 있었다. 특히 복잡한 의료정보를 환자나 보호자가 이해하기 어려워, 설명에 대한 신뢰도와 만족도가 낮은 문제가 지속적으로 제기되어 왔다.

이러한 문제를 해결하기 위한 대안으로 도입된 것이 바로 애니메이션 기반의 설명 처방 서비스다. 이 서비스는 의료진이 수행하던 설명 업무를 효율적으로 대체하거나 보완할 수 있도록 설계되었으며, 복잡한 의료정보를 시각화한 콘텐츠를 통해 환자와 보호자가 쉽게 이해할 수 있는 정보 환경을 제공한다. 애니메이션 콘텐츠에는 질환의 원인, 치료 방법, 수술 절차, 주의사항 등이 포함되며, 표준화된 설명을 통해 정보의 일관성과 정확성을 확보할 수 있다.

이를 통해 환자의 이해도를 높이고, 설명 과정에서 발생할 수 있는 오류나 누락을 방지할 수 있어 의료진의 부담을 줄일 수 있다. 나아가 환자와 의료진 간의 원활한 소통과 의료 서비스에 대한 신뢰를 강화하는 데에도 기여한다.

결과적으로, 애니메이션 설명 처방 서비스는 환자 중심의 소통을 실현하고, 의료진의 업무 효율성을 향상시키는 스마트 헬스케어 인프라로 자리 잡고 있다. 향후 다양한 진료과 및 상황에 맞춰 확장 가능성이 높은 솔루션으로 기대된다.

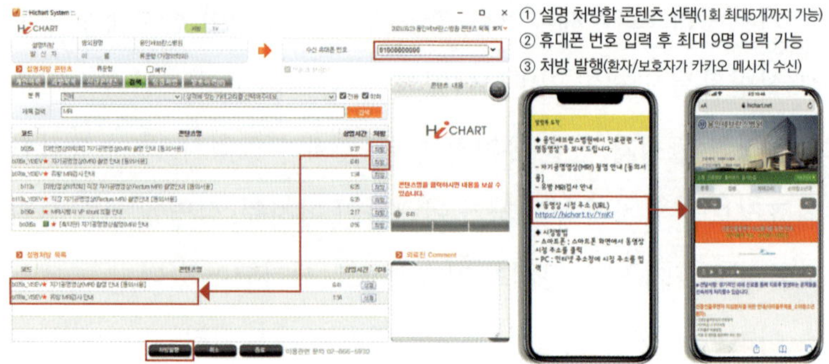

그림 4-15. 하이차트 기본 사용 방법

특징

하이차트 서비스는 용인세브란스병원의 실제 진료 환경과 프로세스에 최적화되도록 맞춤형(customizing) 솔루션으로 설계되었다. 단순히 콘텐츠를 제공하는 수준을 넘어, 병원의 진료 흐름과 의료진의 업무 방식에 자연스럽게 녹아들 수 있도록 시스템 전반을 병원 환경에 맞춰 정교하게 조정하였다.

의료진은 기존에 사용하던 병원정보시스템(HIS)에 로그인한 상태에서 별도의 인증 절차 없이 바로 애니메이션 설명 처방 서비스인 하이차트에 바로 접속할 수 있으며, 진료 중 필요한 설명 콘텐츠를 손쉽게 선택하고 처방할 수 있도록 구현되어 있다. 이를 통해 기존 업무 흐름을 방해하지 않으면서도, 환자에게 정확하고 일관된 의료정보를 제공할 수 있는 환경이 마련되었다.

설명 콘텐츠는 병원이 관리하는 'Bedside Monitor(병상 옆 모니터)'를 통해 환자에게 직접 노출되도록 구성되어 있어, 환자는

사람을 위한 디지털, 의료의 미래를 열다

병상에 누운 상태에서도 의료정보를 시청하고 이해할 수 있다. 이는 환자 중심의 진료 환경을 구현하는 데 있어 중요한 요소로 작용하며, 의료진과 환자 간의 소통을 더욱 원활하게 해준다.

또한 고화질 동영상 스트리밍의 안정성 확보를 위해 운영 서버를 병원 내부에 설치하여 외부 네트워크 환경의 영향을 받지 않고 보안성, 속도, 시스템 신뢰성을 모두 갖춘 서비스를 제공하고 있다.

결과적으로 하이차트는 의료진의 설명 업무를 효율화하고, 환자의 이해도를 높이며, 병원의 디지털 진료 환경을 한층 더 고도화하는 데 실질적인 기여를 하고 있다.

관련 통계

하이차트 통계는 환자에게 필요한 정보를 동영상 형태로 제공하고, 발송 건수 대비 실제 시청 건수를 기준으로 집계된다. 초기에는 약 6%의 시청률을 기록했으나, 시스템 개선 및 전략적 콘텐츠 제공을 통해 현재는 30%를 넘는 높은 시청률을 보이며 효과가 입증되고 있다.

시청률 향상을 위해 병원은 환자의 상태와 진료 상황에 맞춰 적절한 시점에 설명 영상을 자동 발송하는 전략을 도입하였다. 예를 들어 검사 예약 시 해당 검사에 대한 설명 영상이 자동으로 발송되고, 입·퇴원 시 관련 절차 안내 영상이 제공된다. 특정 약물 처방 시에는 복용법과 주의사항 영상 전송 등 해당 약물에 대

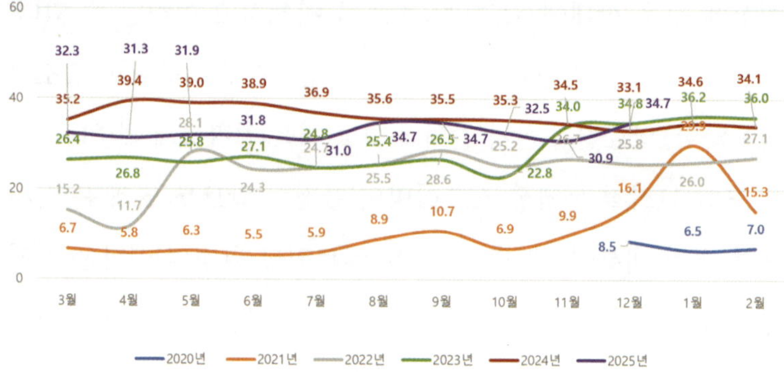

그림 4-16. 하이차트 발송 대비 시청 비율(%)

한 설명 영상이 전송되며, 특정 질병의 위험군 환자 입원 시에는 관련 질환의 정보가 포함된 영상이 자동으로 전송된다.

이러한 자동 발송 기능은 마스터 시스템을 통해 관리되며, 특정 이벤트 발생 시 적절한 콘텐츠가 환자에게 자동 전송되도록 구성되어 있다. 이 시스템은 의료진이 직접 설명하지 않아도, 환자에게 필요한 정보를 적시에 정확히 전달할 수 있어 의료진의 부담을 줄이고, 환자의 이해도와 만족도를 동시에 향상시키는 데 기여한다.

결과적으로 하이차트는 의료 서비스의 질을 높이는 동시에, 병원의 운영 효율성을 개선하는 데에도 중요한 역할을 하고 있다.

 사람을 위한 디지털, 의료의 미래를 열다

도입 배경 및 목표

정신건강 상태를 평가할 때, 환자가 면담 과정에서 직접 진술하는 증상은 중요한 진단 자료가 된다. 이러한 주관적 진술은 환자가 느끼는 고통을 가장 생생하게 반영하지만, 그 방식에는 분명한 한계가 존재한다. 환자의 기억력이나 언어 표현 능력에 따라 증상의 정확한 전달이 어려울 수 있고, 이를 객관적으로 수치화하는 데에도 제약이 따른다.

또한 일상생활에서 나타나는 행동 양상과 정신건강 관련 데이터는 환자의 실제 생활을 반영한다는 점에서 의미가 크다. 그러나 이러한 데이터를 지속적이고 객관적으로 측정·분석하는 것은 현실적으로 쉽지 않으며, 병원 내 전문 검사는 신뢰도는 높지만

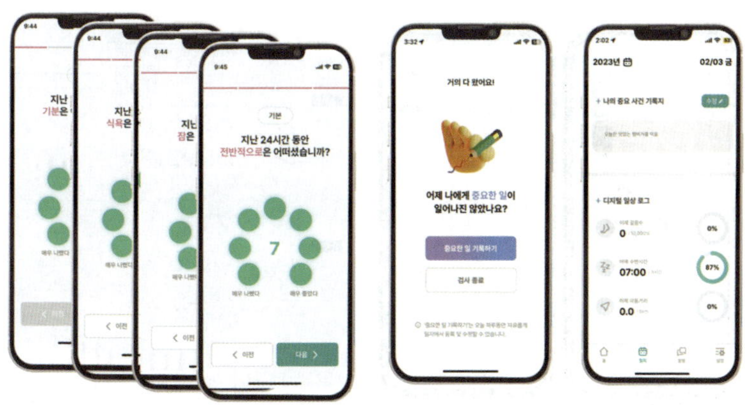

그림 4-17. 모바일을 이용한 환자 건강 데이터 수집 화면

비용과 시간이 많이 소요된다는 한계가 있다.

이에 따라, 단일 정보에 의존하기보다 환자의 주관적 진술, 일상 데이터, 병원 검사 결과를 통합적으로 수집하고 분석하는 접근이 필요하다. 이러한 다각적 판단을 통해 보다 정밀하고 신뢰성 있는 정신건강 평가가 가능해지며, 개별 환자에게 최적화된 치료 계획 수립에도 실질적인 도움이 된다. 이 같은 필요에 따라 PMS는 통합적 정신건강 모니터링을 위한 디지털 솔루션으로 도입되었다.

특징

PMS는 사용자가 매일 기분, 식욕, 수면, 전반적인 컨디션 등 4개의 핵심 문항에 응답함으로써 자신의 정신건강을 간편하게 기록할 수 있도록 설계된 모바일 앱 기반의 자가 모니터링 서비스

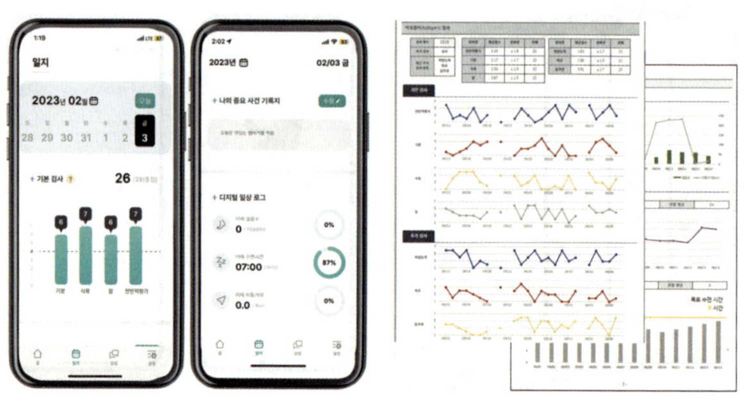

그림 4-18. 환자 건강데이터를 기반한 분석 결과 표시

사람을 위한 디지털, 의료의 미래를 열다

다. 문항 수를 최소화하고 입력 방식을 단순화하여 사용자의 편의성을 높였으며, 간단한 터치나 선택만으로도 기록이 가능해 부담 없이 지속적인 기록이 가능하다. 이러한 설계는 앱 사용의 접근성을 높이는 동시에, 장기적인 데이터 축적을 통해 보다 정확한 분석을 가능하게 한다.

또한 관심 증상 추가 및 주요 사건 기록 기능을 제공하여 사용자가 자신의 상태를 보다 세밀하게 기록할 수 있도록 지원한다. 예를 들어 특정 증상이 반복되거나 중요한 생활 사건이 발생했을 경우, 이를 기록함으로써 데이터의 임상적 유효성을 강화한다. 이러한 부가 정보는 의료 전문가가 환자의 상태를 종합적으로 이해하는 데 도움을 준다.

PMS는 스마트폰에서 생성되는 디지털 데이터를 수집·분석하여 디지털 표현형을 구축한다. 디지털 표현형에는 사용자의 행동 패턴, 앱 사용 습관, 위치 정보, 활동량 등 다양한 요소가 포함되며, 이는 정신건강 모니터링 및 평가에 적극 활용된다. 이러한 접근 방식은 기존의 단순한 설문 기반 모니터링을 넘어, 실제 생활에서 나타나는 변화를 반영한 정밀 분석을 가능하게 한다.

베드사이드 모니터(Bedside Monitor)

도입 배경 및 목표

용인세브란스병원은 환자 중심의 스마트 병원 환경을 실현하고, 의료 서비스의 질을 한층 더 향상시키기 위한 전략의 일환으로 Bedside Monitor 솔루션을 도입하였다. 이 솔루션은 첨단 기술과 의료 현장의 실질적인 요구를 결합해 입원환자에게 더 편리하고 만족도 높은 병원 생활을 제공하는 동시에, 의료진의 업무 효율성 향상을 목표로 개발되었다.

입원환자는 병실이라는 제한된 공간에서 대부분의 시간을 보내게 되며, 이 과정에서 의료정보 접근의 어려움, 의료진과의 제한된 소통, 병원 생활의 단조로움 등 다양한 불편을 겪는다. Bedside Monitor는 이러한 문제를 해소하기 위해 병상 옆에서 직접 사용할 수 있는 디지털 인터페이스를 제공한다. 환자는 이를 통해 다양한 미디어 콘텐츠, 병원 안내, 개인 맞춤형 건강 정보, 검사 및 회진 일정, 식단 정보 등을 확인할 수 있어 병원 생활에 대한 이해도를 높이고, 치료 과정에도 보다 적극적으로 참여할 수 있다.

또한 이 솔루션은 환자와 의료진 간 커뮤니케이션을 원활하게 하는 도구로도 작용한다. 예를 들어 애니메이션 기반 설명 처방 서비스인 '나의 교육 영상(HiChart)'과 연계하여, 환자가 복잡한 치료나 검사 절차를 시각적으로 쉽게 이해할 수 있도록 돕고

 사람을 위한 디지털, 의료의 미래를 열다

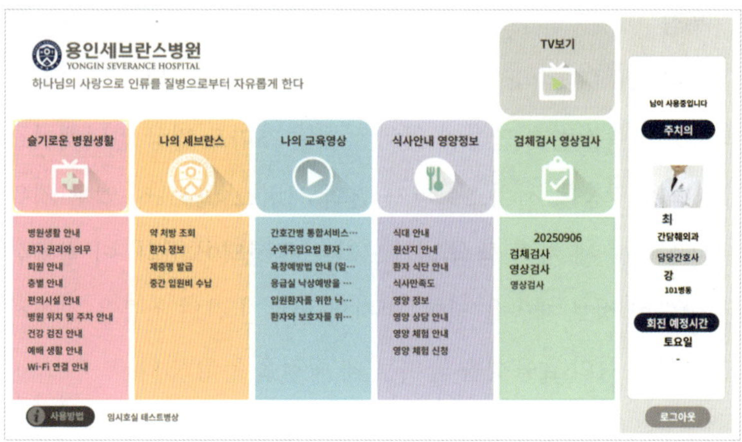

그림 4-19. Bedside Monitor 메인 화면

의료진과의 소통을 간편하게 만든다. 이는 환자의 불안감을 줄이고, 의료진의 반복적인 설명 업무를 줄여 전반적인 진료 효율성을 높이는 데 기여한다.

Bedside Monitor는 단순한 편의 제공을 넘어 '환자 맞춤형 서비스 제공을 통한 만족도 향상', '업무 운영의 효율화 및 생산성 증대', '디지털 병원으로서의 브랜드 이미지 제고'라는 세 가지 핵심 목표를 중심으로 설계되었다. 특히 병원 내 다양한 시스템과의 연동이 가능해 환자 데이터를 통합적으로 관리할 수 있으며, 향후 AI 기반의 정밀의료 서비스와도 연계할 수 있는 확장성을 갖추고 있다는 점에서, 병원의 디지털 전환을 가속화하는 핵심 솔루션으로 평가받고 있다.

특징

Bedside Monitor 솔루션은 입원환자의 병원 생활을 보다 편리하고 만족스럽게 만들기 위해 설계된 스마트 병상 인터페이스로, '환자 맞춤형 서비스', '환자 편의 서비스', '의료진 업무 지원 서비스'라는 세 가지 핵심 카테고리로 구성되어 있다. 이 솔루션은 단순한 정보 제공을 넘어, 환자와 의료진 간의 소통을 강화하고 병원 운영의 효율성을 높이는 데 중점을 두고 있다.

1) 환자 맞춤형 서비스 제공

이 영역은 병원 생활 전반에 대한 안내는 물론, 환자 개개인의 질환에 맞춘 교육 콘텐츠를 제공한다. 이를 통해 환자는 자신의 건강 상태를 보다 잘 이해하고, 치료 과정에도 능동적으로 참여할 수 있다. 또한 건강 및 의료 관련 콘텐츠, 낙상 예방 수칙, 화재 발생 시 행동 요령 등 병원 생활에 필요한 실용 정보를 함께 제공해 환자의 안전과 이해도를 높인다. 검사 일정 조회, 예정 검사에 대한 설명문, 처방약 정보 및 약 이미지 확인 기능 등도 포함되어 있어 환자의 불안감을 줄이는 동시에 의료진의 반복 설명 부담을 덜어준다.

2) 환자 편의 서비스 제공

환자 편의 서비스는 병원 생활의 질 향상에 초점을 맞추고 있다. 환자는 식단 정보를 손쉽게 확인할 수 있으며, 병원 전용 방

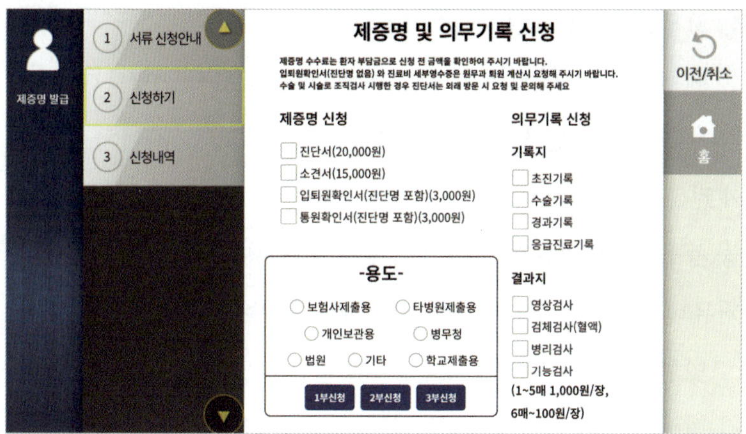

그림 4-20. Bedside Monitor 제증명 및 의무기록 신청 메뉴

송 채널을 통해 다양한 TV 콘텐츠를 시청하며 심리적 스트레스를 완화할 수 있다. 또한 기존에는 주로 대면 창구를 통해서만 가능했던 제증명 신청이 Bedside Monitor를 통해 직접 가능해지면서 접근성과 처리 속도가 크게 개선되었다. 이로 인해 간호사 및 원무 직원의 업무 부담이 줄고, 각자 본연의 업무에 집중할 수 있게 되었으며, 환자 역시 병상에서 직접 신청함으로써 대기 시간 없이 빠르게 처리할 수 있다.

아울러, 입원 중 발생하는 중간 수납비를 병상에서 직접 확인할 수 있어 환자의 비용 인지도와 투명성이 향상되었고, 불필요한 문의나 대면 절차를 줄임으로써 병원 행정의 효율성도 함께 높아졌다.

3) 의료진 업무 지원 서비스 제공

이 서비스는 병동 운영의 효율성 향상에 초점을 맞춘다. 예를 들어 환자별 입원 생활 안내문 확인 및 서명 기능, 하이차트와 연계된 교육 영상 서비스, 병동·병실·병상 단위의 공지사항 전달 기능 등을 통해 의료진의 반복적인 설명 업무를 줄이고, 환자와의 커뮤니케이션을 보다 체계적으로 관리할 수 있도록 돕는다.

또한 Bedside Monitor는 병원정보시스템(HIS)과 연동되어 각 병상의 환자 정보를 자동 인식해 로그인할 수 있으며, 해당 환자에게 제공되는 식단을 병상에서 바로 확인할 수 있다. 아울러 식사 만족도 조사 결과를 병원 식단 담당 부서에 피드백할 수 있어 환자 중심의 서비스 질 개선에도 기여하고 있다.

이처럼 Bedside Monitor 솔루션은 환자의 만족도를 높이는

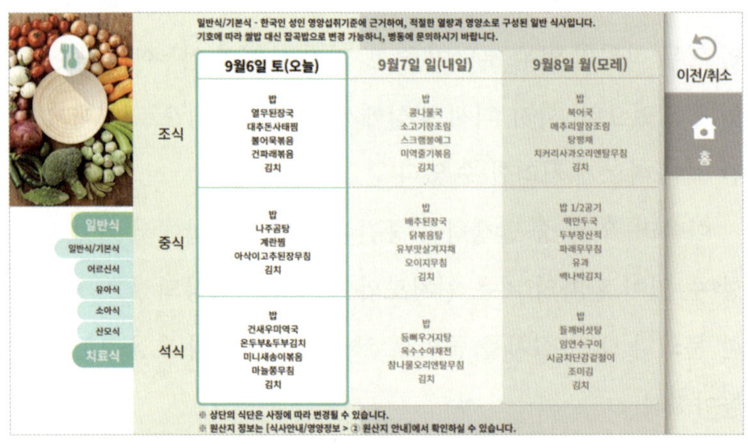

그림 4-21. Bedside Monitor 환자 식단 안내 메뉴

     사람을 위한 디지털, 의료의 미래를 열다

동시에 의료진의 업무 효율을 향상시키며, 디지털 병원 환경의 핵심 구성 요소로 자리매김하고 있다. 특히 향후 AI 기반 맞춤형 진료 서비스와의 연계를 통해 지속 가능한 스마트 헬스케어 솔루션으로서의 확장 가능성도 지니고 있다.

관련 통계

용인세브란스병원의 Bedside Monitor 한 대당 월별 평균 메뉴 사용 횟수는, 해당 월의 전체 메뉴 사용 건수를 병원 내 설치된 Bedside Monitor 총 대수로 나누어 산출하였다. 이때 메뉴 사용 횟수에는 Bedside Monitor의 대표 기능인 'TV 보기'와 '설정(Setting)' 기능 사용은 포함되지 않았다. 현재 기준으로 Bedside Monitor 한 대당 평균 메뉴 사용 횟수는 66.1회다.

또한 입원환자 1인당 월별 평균 메뉴 사용 횟수는 해당 월 전체 입원환자 수로 메뉴 사용 횟수를 나눈 값이며, 이 역시 'TV 보기'와 '설정' 기능은 제외한 수치다. 현재 환자 1인당 월평균 메뉴 사용 횟수는 14.5회로 나타났다.

환자들은 입원 시 Bedside Monitor를 통해 입원생활 안내문을 확인하고, 동의서를 직접 입력하는 방식으로 전자 동의 절차를 진행하고 있다. 기존에는 간호사가 태블릿 기기를 활용해 안내문을 설명하고 동의서를 받는 방식이 일반적이었으나, Bedside Monitor 기반의 전자 동의 시스템이 도입되었다.

현재 입원생활 안내문 동의서 구득 방식 중 약 89%가

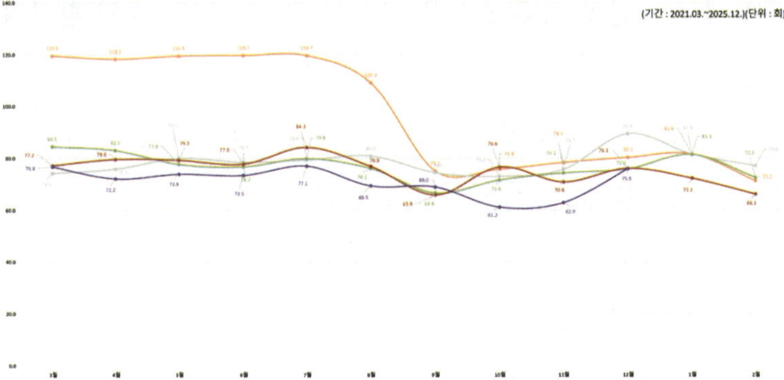

그림 4-22. Bedside Monitor 한 대당 월별 총 메뉴 사용 횟수

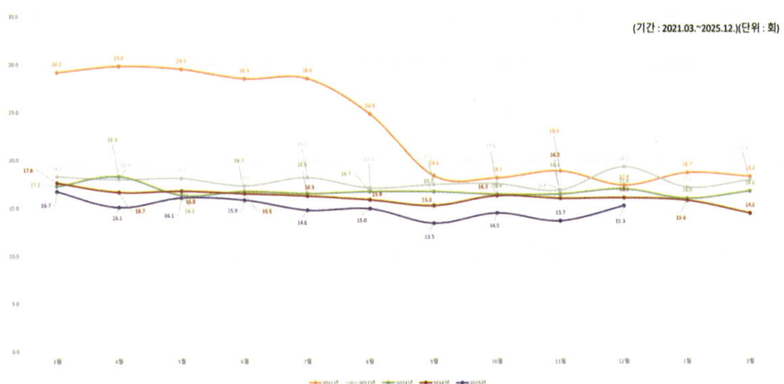

그림 4-23. Bedside Monitor 입원환자 한 명 기준 월별 총 메뉴 사용량

Bedside Monitor를 통해 이루어지고 있으며, 이는 대부분의 환
자가 시스템을 직접 활용하고 있음을 보여준다. 전년 대비 구득
율이 떨어지는 부분은 병동별 구득율을 추가 검토하여 사용성 평
가를 추가로 진행할 예정이다.

사람을 위한 디지털, 의료의 미래를 열다

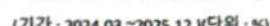

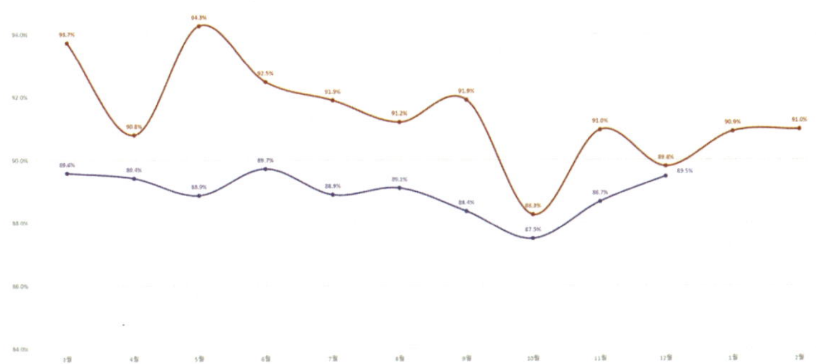

그림 4-24. 월별 전체 입원 생활 안내문 입력 수 대비 Bedside Monitor 입원 생활 안내문 입력 비율

또한 Bedside Monitor 활용 관련 통계를 살펴보면, 전체 입원 환자 수 대비 제증명서 이용 비율은 9.1%, 중간 진료비 조회 서비스 사용 비율은 15%로 나타났다.

향후 각 기능에 대한 인지도가 높아지고 접근성이 개선된다면, 더 많은 환자들이 해당 서비스를 적극 활용하게 되어 전체 활용률이 높아질 것으로 기대된다.

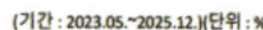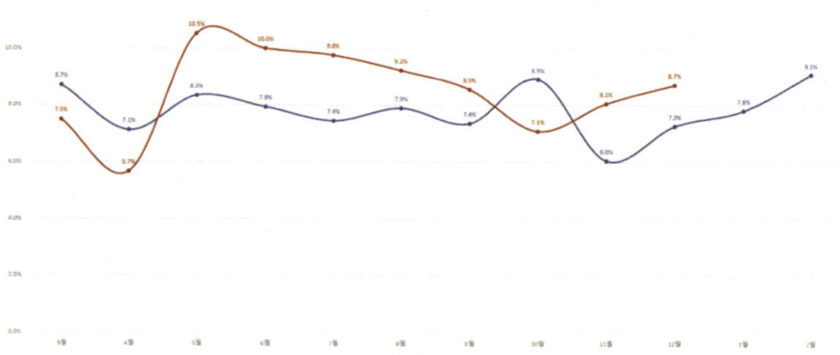

그림 4-25. 월별 입원환자 수 대비 제증명서 서비스 사용 비율

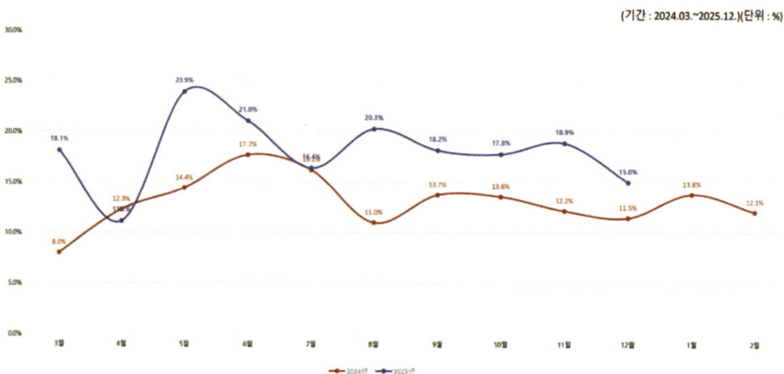

그림 4-26. 월별 입원환자 수 대비 중간 진료비 조회 서비스 사용 비율

의료진 메신저 Y톡

도입 배경 및 목표

용인세브란스병원은 개원 초기부터 전공의가 없는 운영 체계를 기반으로 입원 전담의 제도를 적극 도입하여, 입원 진료의 연

사람을 위한 디지털, 의료의 미래를 열다

속성과 전문성을 강화해왔다. 이에 따라 병원 내에 '입원의학과'가 신설되었고, 새로운 진료 체계에 적합한 의료진 간 신속하고 효율적인 커뮤니케이션 도구의 필요성이 대두되었다.

특히 입원의학과를 중심으로 변화된 업무 프로세스에 효과적으로 대응하고, 환자 상태에 대한 실시간 정보 공유를 통해 진료 정확성과 업무 효율성을 동시에 높일 수 있는 디지털 솔루션의 도입이 요구되었다. 환자의 경과나 상태 변화에 대해 즉시 의견을 나눌 수 있는 실시간 커뮤니케이션 환경은 의료진 간 원활한 협업을 위해 필수적인 요소였다.

이에 따라 병원은 '입원 전담의 제도'에 최적화된 의료진 전용 메신저 솔루션을 도입하였다. 이 솔루션은 단순한 메시지 전달을 넘어, 환자 중심의 협진과 빠른 의사결정을 지원함으로써 의료진의 업무 효율을 크게 향상시키고 있다.

또한 병원이라는 특수한 환경에서 다루는 민감한 환자 정보의 보안성 확보 역시 중요한 고려사항이었다. 이에 따라 외부 메신저 대신 병원 내부망을 기반으로 한 자체 원내 메신저 솔루션을 활용하여 정보 보안을 강화하고, 환자와 보호자에게 더욱 신뢰할 수 있는 의료 서비스를 제공할 수 있게 되었다.

특징

Y톡은 병원 내에서 사용 중인 Microsoft Teams(이하 MS Teams) 환경에 통합된 사내 메신저 기반 협업 솔루션이다. 별도

의 프로그램 설치나 복잡한 설정 없이 앱 형태로 간편하게 설치되며, MS Teams 내에서 손쉽게 접근할 수 있어 사용자 편의성이 높다.

의료진이 Y톡에 로그인하면 자신이 담당하는 환자 목록이 자동으로 연동되어 표시된다. 또한 간호사, 전공의, 진료 협력팀 등 다양한 병원 구성원을 특정 환자와 관련된 대화방에 초대해 협업 채널을 생성할 수 있다. 이 대화방에서는 환자의 상태, 치료 계획, 검사 결과 등 진료와 관련된 정보를 공유하고 논의할 수 있어, 의료진 간의 원활한 협진과 신속한 의사결정이 가능하다.

Y톡은 단순한 메신저 기능을 넘어 환자 중심 커뮤니케이션을 지원하는 스마트 협업 도구로서, 병원 내 진료 효율성과 정보 전달의 정확성 향상에 기여하고 있다. 특히 기존의 구두 전달이나 수기 메모 방식에서 발생할 수 있는 정보 누락이나 전달 오류를

- 국내 의료기관 최초 MS Teams 기반 의료진 전용 협업 솔루션
- 환자 Care의 실시간 소통을 위한 환자 중심의 의료진 메신저
- 입원환자별 대화방 생성이 가능하며 관련 의료진, 직원 선택하여 채팅방 생성 가능

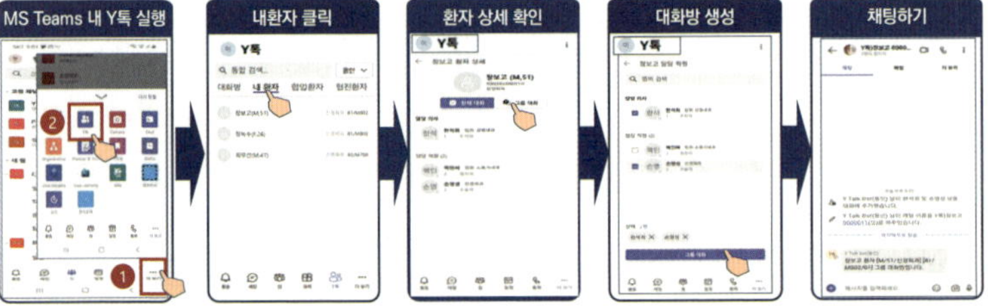

그림 4-27. Y톡 관련 기능 설명

     사람을 위한 디지털, 의료의 미래를 열다

줄이고, 의료진 간 협업 품질을 높이는 데 중요한 역할을 수행하고 있다.

관련 통계

의료진 메신저 Y톡은 병원 내 협진 활성화를 위한 핵심 커뮤니케이션 도구로 자리 잡고 있다. 의료진은 Y톡을 통해 환자별 채팅방을 생성해 실시간 협진 및 논의를 진행할 수 있으며, 병원은 Y톡의 활용 현황을 보다 체계적으로 파악하기 위해 Y톡 접속을 통한 환자 채팅방 생성 건수에 대한 통계를 지속적으로 집계하고 있다.

특히 월별 생성된 환자 대화방 수를 분석함으로써 의료진 간 협진이 어느 정도 활발히 이루어지고 있는지를 객관적으로 파악할 수 있다. 이 데이터를 통해 어느 부서나 진료과에서 Y톡 활용이 활발한지 확인할 수 있으며, Y톡이 실질적인 협업 도구로 기능하고 있는지 평가하는 지표로 활용된다.

이러한 통계는 단순한 수치 이상의 의미를 가진다. 활용률이 높은 부서는 Y톡이 협진의 중심 도구로 정착되었음을 보여주며, 반대로 사용률이 낮은 부서는 사용 독려를 위한 근거 자료로 활용된다. 병원은 Y톡의 활용도를 높이기 위해 정기적인 홍보와 교육을 실시하고 있으며, 이를 통해 의료진이 보다 자연스럽고 효율적으로 협진에 참여할 수 있도록 지원하고 있다.

결과적으로 Y톡은 단순한 메신저를 넘어, 의료진 간 원활한

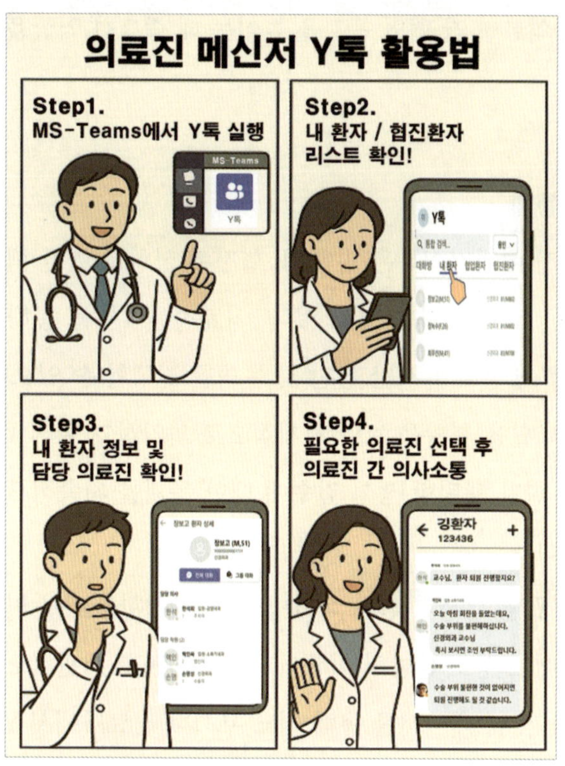

그림 4-28. Y톡 원내 공지 내용

소통과 협업을 가능하게 하는 핵심 플랫폼으로 기능하고 있다. 나아가 병원 내 협진 문화의 정착과 의료 서비스 질 향상에도 매우 중요한 역할을 수행하고 있다.

 사람을 위한 디지털, 의료의 미래를 열다

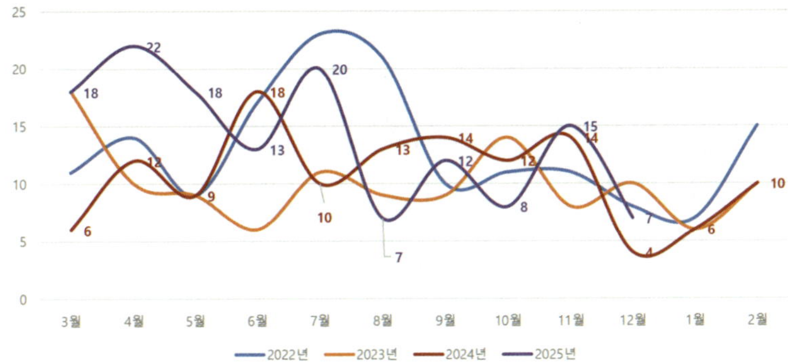

그림 4-29. Y톡 채팅방 생성 건수

안전과 안심:
환자의 안전을 지키고
마음까지 보살피는 스마트 병원

실시간 위치 추적 시스템(RTLS)

도입 배경 및 목표

최근 수십 년간 신종플루, 메르스, COVID-19 등 감염병이 반복적으로 발생하면서 병원 내 감염병 대응 체계의 중요성이 크게 부각되고 있다. 특히 감염병 발생 시 환자 및 관련자의 이동 경로를 정확하게 파악하는 일은 감염 경로 추적과 질병의 인과관계를 규명하는 데 있어 핵심적인 요소다. 그러나 기존에는 CCTV 영상이나 감염자의 기억에 의존한 진술에 기반해 동선을 추적했기 때문에 그 정확성과 신속성에 한계가 있었고, 조기 확산 차단이 어려운 상황이 반복되어 왔다.

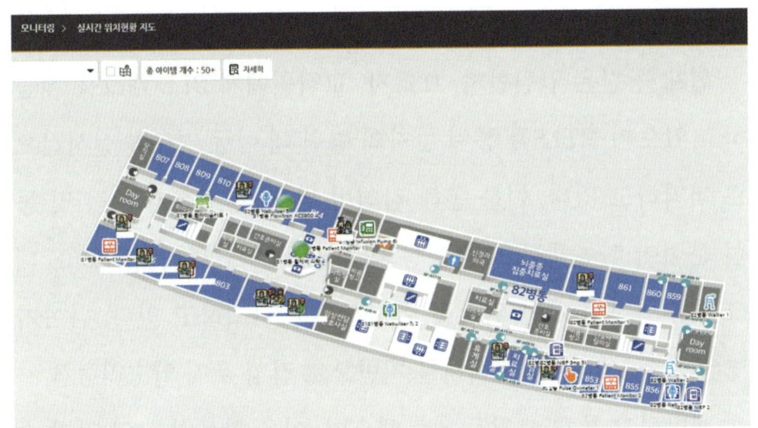

그림 4-30. RTLS 화면

또한 병원이라는 특수한 공간에서는 화재나 재난 발생 시, 환자와 의료진의 위치를 신속하게 파악해 대피시키는 일이 생명과 직결되는 중요한 과제가 된다. 특히 거동이 불편한 환자, 중환자, 고령자의 경우 위치 확인이 지연되면 적시에 대피시키기 어려워질 수 있어, 보다 정밀하고 실시간 대응이 가능한 시스템의 필요성이 꾸준히 제기되어 왔다.

이에 따라 용인세브란스병원은 병원 내 모든 구성원의 안전과 병원 운영의 효율성을 동시에 확보하기 위해, 고밀도 무선 네트워크 인프라를 기반으로 한 RTLS를 구축하였다. 병원 전역에 음영지역을 최소화한 무선망을 설치하고, 여기에 BLE(Bluetooth Low Energy) 스캐너를 결합함으로써 환자, 보호자, 교직원, 병원 자산의 위치를 실시간으로 추적할 수 있는 스마트 인프라를 완성하였다.

현재 병원은 입원환자, 보호자, 교직원에게 BLE 태그를 제공하고 있으며, RTLS를 통해 환자의 병원 내 이동 경로를 실시간으로 파악하고 있다. 이를 통해 감염병 발생 시 접촉자 추적 및 동선 분석이 가능해졌으며, 병동 내 이동형 의료장비에도 BLE 태그를 부착하여 자산 위치를 실시간으로 관리하고 있다. 나아가 병원은 수집된 위치 데이터를 기반으로 감염 추적 알고리즘을 자체 개발하고 특허 출원을 완료했으며, 이를 활용한 감염 관리 솔루션도 함께 구축하였다.

RTLS는 단순한 위치 추적을 넘어 감염병 대응, 재난 대피, 자산 관리 등 병원 운영 전반에서 안전성과 효율성을 동시에 강화하는 핵심 기술로 자리 잡고 있다. 특히 수집된 위치 정보는 감염 관리 시스템과 연계되어 COVID-19와 같은 감염병 발생 시 정확하고 신속한 접촉자 추적과 경로 분석에 활용된다. 이를 통해 코로나19 유행기 당시 확진자 동선 파악에 12시간 43분이 소요되던 수작업 기반 추적 방식과 달리, RTLS 고도화('21.03) 이후에는 총 7일간의 동선을 단 10분 만에 추적할 수 있었다. 그 결과 약 98%의 시간 절감 효과를 거두었으며, 이는 사회적 비용을 획기적으로 줄이는 동시에 병원의 안정적인 감염 관리 체계를 구축한 모범 사례로 평가받고 있다.

용인세브란스병원은 RTLS 기반의 스마트 위치 추적 시스템을 통해 환자와 보호자의 안전을 강화하고, 교직원의 대응 역량을 높이며, 디지털 기반 감염병 대응 체계를 선도하는 병원으로서의 위상을 더욱 공고히 해나가고자 한다.

특징

용인세브란스병원의 RTLS는 기존 병원 자산 관리에 국한되었던 위치 추적 기술을 한 단계 확장하여 입원환자, 보호자, 교직원, 협력업체 직원까지 포함하는 전방위적 위치 관리 체계를 구축한 국내 최초 사례로 주목받고 있다. 특히 입원환자에게 RTLS를 적용하고, 보호자 및 외부 인력까지 통합 관리하는 방식은 선도적인 시도로 평가된다.

입원환자에게는 기존 환자 인식 밴드에 BLE 태그를 결합하여 병원 내 이동 경로를 실시간으로 추적할 수 있도록 하였으며, 보

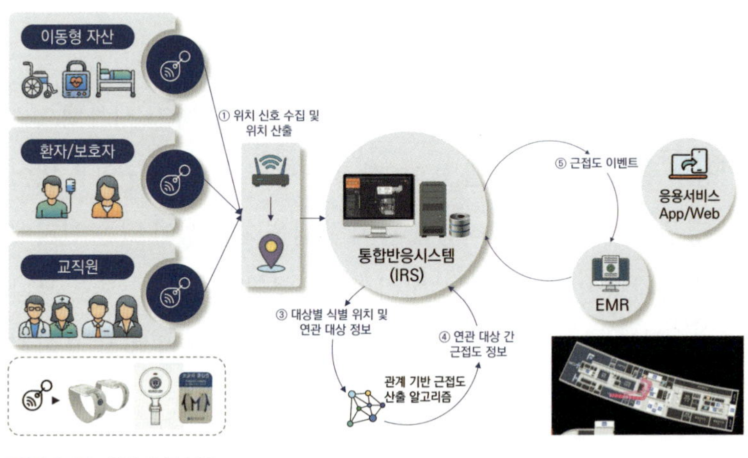

그림 4-31. RTLS 구성도

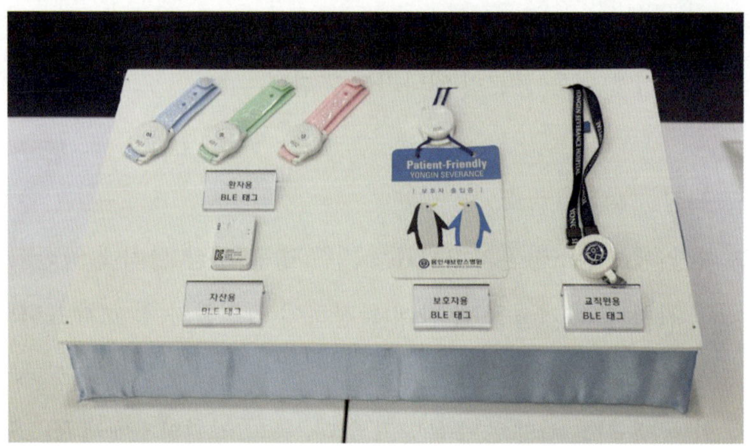

그림 4-32. RTLS BLE 태그

호자의 경우 별도의 태그 없이 스마트폰 블루투스 신호를 활용해 위치 정보를 수집하는 방식으로 설계되었다. 교직원과 협력업체 직원에게는 BLE 태그가 내장된 사원증 목걸이를 제공해 착용 편의성을 높였고, 이를 통해 병원 내 모든 인력의 위치를 통합적으로 관리할 수 있는 기반을 마련하였다.

이 솔루션은 단순한 위치 확인을 넘어, 이탈 방지 시스템으로 기능이 확장되었다. 예를 들어, 환자가 병원 내 특정 구역을 벗어날 경우 실시간으로 움직임을 감지해 탈원 가능성이 있는 환자에 대한 즉각적인 대응이 가능하다. 또한 병원 자산이 외부로 무단 반출되거나 분실되는 상황을 사전에 방지함으로써 자산 보안성과 관리 효율성을 동시에 확보할 수 있다.

RTLS는 병원 내 다양한 구성원의 위치 정보를 실시간으로 수

사람을 위한 디지털, 의료의 미래를 열다

집하고, 이를 기반으로 감염병 대응, 재난 대피, 자산 추적 등 다양한 병원 운영 시나리오에 유연하게 적용 가능한 플랫폼으로 기능한다. 특히 감염병 발생 시에는 접촉자 추적, 동선 분석, 격리 대상자 식별 등을 통해 감염 관리 시스템과 연계되며, 병원 내 감염 확산을 효과적으로 차단할 수 있는 기반을 제공한다.

이처럼 용인세브란스병원의 RTLS는 기술적 정교함과 실용성을 겸비한 스마트 병원 인프라로서 '환자 안전', '자산 보호', '병원 운영 효율화'라는 세 가지 핵심 가치를 동시에 실현하고 있다. 또한 향후에는 AI 기반 분석 시스템과 연계하여 보다 고도화된 병원 운영 모델로 발전할 가능성도 열어두고 있다.

관련 통계

용인세브란스병원은 RTLS의 효과적인 운영과 활용을 위해 다양한 지표에 기반한 통계 데이터를 지속적으로 집계한다.

우선, RTLS의 활용 현황 파악을 위해 교직원 및 입원환자의 RTLS 비콘 착용 수와 자산 태그 발급 현황에 대한 데이터를 정기적으로 수집하고 있다. 착용 현황은 주 단위로 집계되어 월별 통계로 정리되며, 전체적인 착용 추이를 분석하는 데 활용된다. 특히 착용률이 낮은 부서에 대해서는 미착용자 현황을 개별 부서에 공유하여 자발적인 착용을 유도하고, 착용률 제고를 위한 개선 활동도 함께 병행한다. RTLS는 착용률이 높을수록 위치 추적의 정확성과 활용도가 향상되므로, 착용률 관리는 시스템 운영의 핵

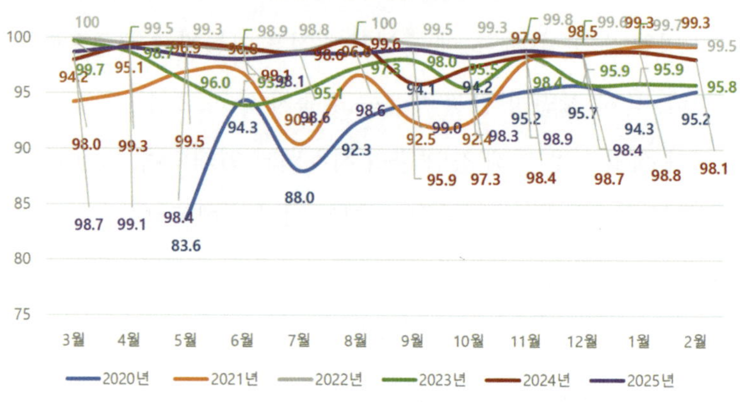

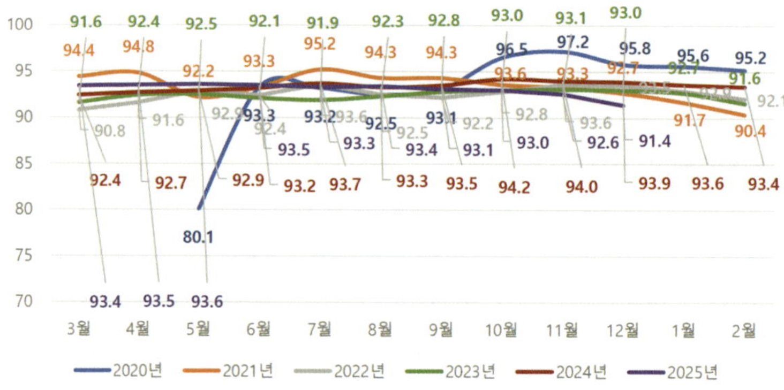

그림 4-33. RTLS 태그 착용률

심 요소 중 하나로 간주된다.

또한 RTLS 비콘의 분실 건수에 대한 통계도 함께 관리하고 있다. 이는 자산 손실과 직결되는 비용 문제로 이어질 수 있기 때문에 병원은 이를 체계적으로 관리함으로써 자산 관리의 책임성과 운영 효율성을 동시에 높이고자 한다.

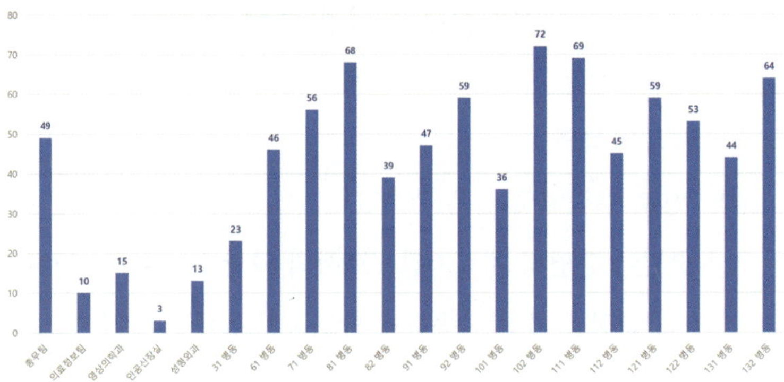

그림 4-34. RTLS 자산태그 발급 현황

자산 태그의 경우에는 어느 부서에서 가장 많이 발급했는지, 발급된 태그가 실제 업무에서 어떻게 활용되고 있는지 등을 파악함으로써, RTLS가 단순한 위치 추적을 넘어 병원 내 자산 관리와 업무 효율성 향상에 어떤 방식으로 기여하는지를 평가한다.

이처럼 RTLS 관련 통계 집계와 분석은 단순한 수치 관리에 그치지 않는다. 이는 RTLS 전반의 활용도를 높이고, 시스템 운영의 질을 향상시키기 위한 전략적 기반으로 활용된다. 병원은 이러한 데이터를 바탕으로 RTLS 도입의 본래 목적을 실현하고, 보다 체계적이고 스마트한 병원 환경을 지속적으로 구축해 나가고자 한다.

감염 경로 추적 솔루션

도입 배경 및 목표

감염 경로 추적 솔루션은 COVID-19와 같은 국가적 재난 상황에서 병원이 감염병 치료기관으로서의 역할을 충실히 수행하고, 병원 내 안전을 가장 신속하게 확보하기 위해 개발된 시스템이다. 감염 확산을 최소화하고 환자 및 교직원의 안전을 보장하려면 감염자의 이동 경로와 접촉자를 신속하게 파악할 수 있는 체계적 대응 시스템이 반드시 필요하다.

용인세브란스병원은 개원 초기부터 '디지털 혁신병원'이라는 비전 아래, 병원 전역에 고밀도 무선 네트워크 인프라를 구축해 왔다. 이러한 기반 위에 BLE 스캐너와 비콘 기술을 적용해 실시

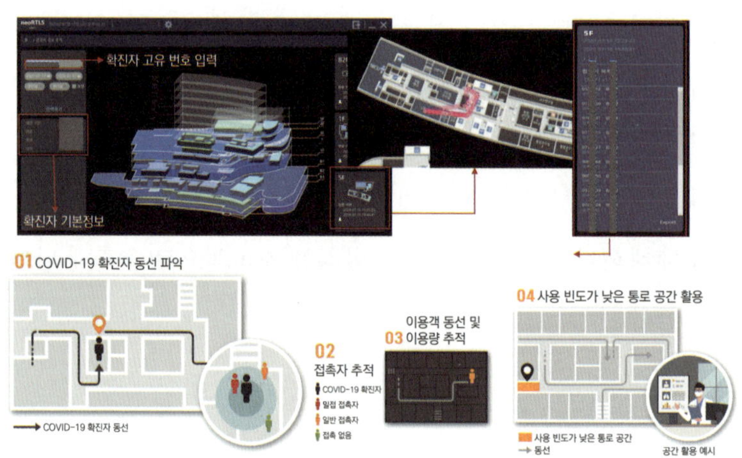

그림 4-35. 감염 추적 솔루션 구성도

간 위치 정보 수집 환경을 조성하였고, 이를 바탕으로 위치 기반 감염 경로 추적 솔루션 개발을 추진하게 되었다.

이 솔루션은 병원 내 머무는 환자, 보호자, 교직원의 실시간 위치 데이터를 수집·분석하여, 감염 발생 시 확진자의 이동 경로를 빠르게 추적하고 잠재 접촉자 리스트를 자동으로 도출할 수 있도록 설계되었다. 이를 통해 감염 확산 가능성을 조기에 차단하고, 정확하고 신속한 대응 체계를 갖춤으로써 병원 내 안전을 효과적으로 확보할 수 있다.

궁극적으로 이 솔루션은 감염병 대응 역량을 한층 강화함과 동시에, 스마트 병원으로서의 운영 효율성과 환자 신뢰도 향상에도 크게 기여할 것으로 기대된다.

특징

용인세브란스병원은 '디지털 혁신병원'이라는 비전을 실현하기 위해, 개원 준비 단계부터 디지털 감수성 제고를 위한 세미나와 워크숍을 지속적으로 운영해왔다. 이 같은 노력은 구성원 전체의 디지털 기술에 대한 공감대를 형성했고, 안전한 진료 환경 조성을 위한 토대를 마련했다. 그 결과, 병원 내 대부분의 구성원이 실시간 위치 정보 수집에 자발적으로 동의하게 되었으며, 이는 감염병 대응 체계 구축에 있어 중요한 전환점이 되었다.

병원은 고밀도 무선 네트워크 인프라를 바탕으로 병원 전역에 BLE 스캐너를 설치하여 환자, 보호자, 교직원 등 병원 내 모든 인

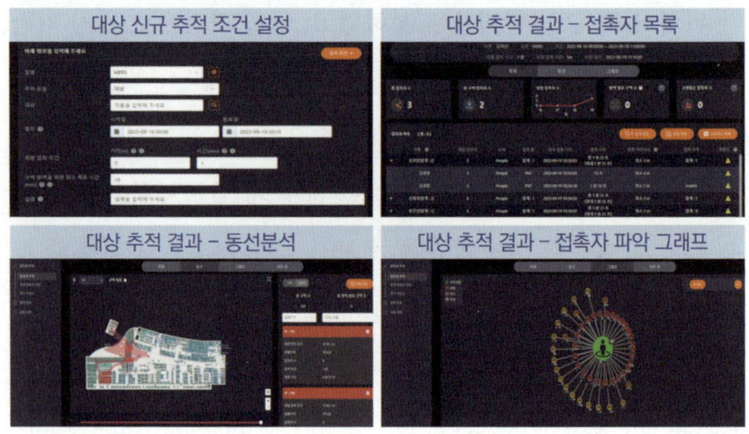

그림 4-36. 신규 감염 경로 추적 솔루션 화면

원의 정확한 위치 정보를 실시간으로 수집할 수 있는 환경을 구축하였다. 이를 통해 감염병 확진자 발생 시 잠복기부터 증상 발현 이후까지의 병원 내 동선을 정확하게 추적하고, 해당 시간대에 병원에 있었던 잠재 접촉자를 신속하게 파악할 수 있게 되었다.

기존에는 CCTV 영상을 기반으로 접촉자를 선별하는 데만도 24시간 이상이 소요되었으나, 이 솔루션은 5분 이내 자동 추적자 리스트 도출이 가능하다. 이로써 병원 내 감염 확산을 최소화하고, 선제적 대응을 가능하게 하는 핵심 기술로 자리매김했다.

용인세브란스병원은 이 같은 기술적 기반을 바탕으로, 국내 최초로 병원 전체 상주 인원의 위치 정보를 활용한 감염 경로 추적 솔루션을 구축하였으며, 이는 스마트 병원 시대를 선도하는 대표 사례로 평가받고 있다.

관련 통계

감염 추적 솔루션은 병원 내 감염 상황 발생 시 신속하고 체계적인 대응을 위해 개발된 도구로, 특히 COVID-19 팬데믹 기간 동안 활발히 활용되며 높은 사용 실적을 기록한 바 있다. 당시 이 솔루션은 감염자, 접촉자, 이동 경로를 신속히 파악하고, 격리 및 방역 조치 시행의 중심 도구로 작동했다.

COVID-19 종료 이후 사용 빈도는 다소 줄었지만, 현재도 옴, 결핵 등 감염성 질환 발생 시 핵심 대응 도구로 활용되고 있다. 이 솔루션은 단순한 접촉자 추적을 넘어 공간 통계를 기반으로 감염 확산 가능성을 분석하고, 감염 상황에 대한 시뮬레이션 훈련에도 활용되며, 나아가 실제 논문 연구에도 응용 가능한 데이터 기반 도구로 자리 잡고 있다.

활용 현황은 추적 횟수를 기준으로 통계적으로 관리되며, 각 사례에 대한 결과 분석을 통해 솔루션이 얼마나 효율적이고 신속하게 작동했는지 평가할 수 있다. 이러한 통계는 단순한 사용량을 넘어, 감염 대응의 질적 수준을 가늠하는 지표로 활용되며, 감염 관리 체계 개선과 전략 수립을 위한 중요한 자료로 제공된다.

결과적으로 감염 추적 솔루션은 감염병 대응의 일선에서 의료진을 지원하는 핵심 도구로서, 위기 상황뿐만 아니라 일상적인 감염 관리 업무에서도 그 활용 가치를 인정받고 있으며, 병원의 감염 대응 역량 강화에 지속적으로 기여하고 있다.

신속 대응 시스템 RRS

도입 배경 및 목표

최근 병원 내 환자 안전에 대한 관심이 높아지면서, 환자의 상태가 급격히 악화되기 전에 이를 조기에 감지하고 신속하게 대응할 수 있는 체계의 필요성이 부각되고 있다. 특히 병동의 일반적인 모니터링만으로는 고위험 환자의 이상 징후를 놓칠 가능성이 있으며, 이로 인해 응급 상황에 대한 초기 대응이 지연되어 중대한 의료 사고로 이어질 위험이 존재한다.

용인세브란스병원은 이러한 문제를 해결하고자 RRS(Rapid Response System)를 도입하였다. RRS는 병동에서 수집되는 임상 관찰 기록 수치(예: 혈압, 호흡수, 체온 등)를 기반으로 환자의 상태를 상시 모니터링하고, 위험 징후를 조기에 감지하여 선제적으로 대응할 수 있도록 설계된 시스템이다. 환자의 상태가 임계값을 초과하거나 이상 징후가 감지되면, 해당 정보가 실시간으로 주치의 등 담당 의료진에게 자동 전송되어 즉각적인 조치와 처방이 가능하다.

RRS의 도입은 단순한 알림 기능을 넘어, '의료의 질 향상'과 '업무 프로세스의 효율화'라는 두 가지 목표를 동시에 추구한다. 또한 대량의 임상 데이터를 체계적으로 수집·분석·시각화함으로써, 의료진이 환자의 상태를 보다 직관적으로 파악하고, 정밀한 진료 및 신속한 의사결정이 가능해진다. 나아가 응급 상황에 대비해 의료진이 항시 대기해야 했던 기존의 비효율적 구조를 재설계함으로써, 인력 운영의 효율성을 높이고 의료진의 부담을 줄이는 데에도 기여한다.

향후 RRS는 병동에서 감지하지 못하는 급성 악화 환자를 조기에 발견하고 신속하게 대응함으로써 환자의 생명을 보호하고, 전반적인 환자 만족도 향상에 중요한 역할을 할 것으로 기대된다. 특히, 다양한 모니터링 인터페이스를 통해 업무 부담을 줄이고 병원 전반의 운영 효율성 향상, 환자 안전 중심의 병원 문화 정착, 스마트 의료 서비스 차별화를 통해 병원의 브랜드 이미지 제고에도 기여할 전망이다.

특징

RRS는 기존의 중증 환자 중심의 제한적인 모니터링 방식에서 벗어나, 일반 병동에 입원한 모든 환자를 상시 모니터링하는 체계를 구현한 것이 가장 큰 특징이다. 이는 타 병원에서 운영 중인 RRS가 중증 환자 일부를 지정해 집중 관리하는 방식과는 본질적으로 다른 접근으로, 병동 전체의 환자 안전을 포괄적으로 관리할 수 있는 구조를 갖춘 것이다.

이 시스템은 환자의 활력 징후(혈압, 맥박, 호흡수, 체온 등)를 기반으로 NEWS(National Early Warning Score) 점수를 자동으로 계산하며, NEWS 점수가 4점 이상으로 상승할 경우 해당 환자의 주치의에게 즉시 알림톡이 자동 발송되어 빠른 대응이 가능하도록 설

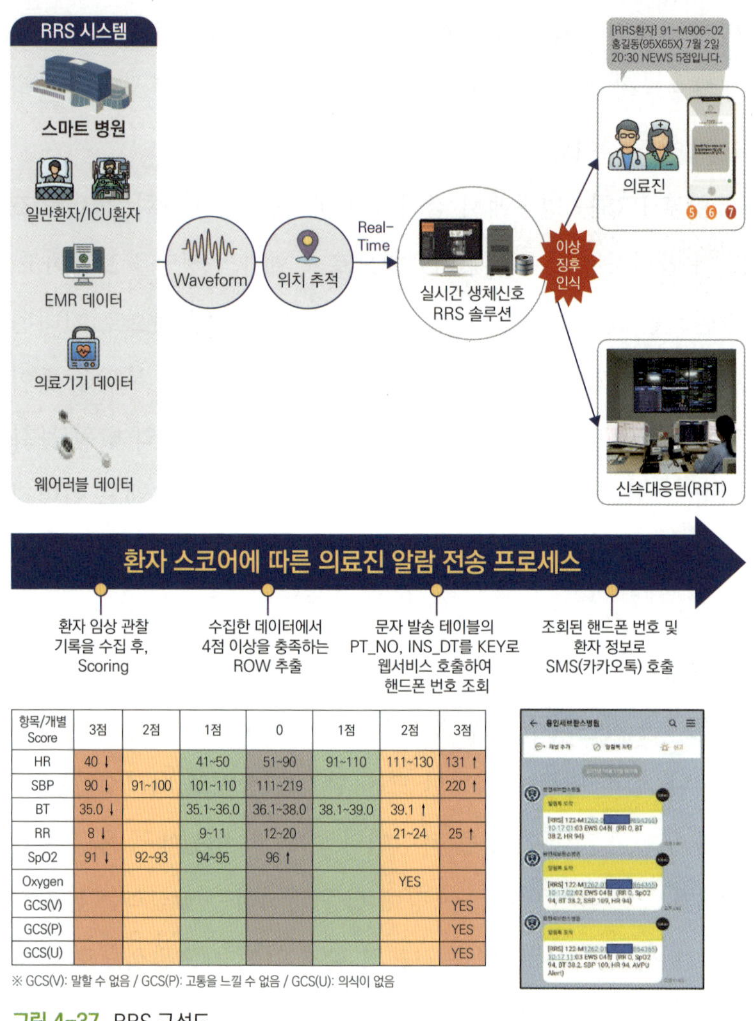

항목/개별 Score	3점	2점	1점	0	1점	2점	3점
HR	40 ↓		41~50	51~90	91~110	111~130	131 ↑
SBP	90 ↓	91~100	101~110	111~219			220 ↑
BT	35.0 ↓		35.1~36.0	36.1~38.0	38.1~39.0	39.1 ↑	
RR	8 ↓		9~11	12~20		21~24	25 ↑
SpO2	91 ↓	92~93	94~95	96 ↑			
Oxygen						YES	
GCS(V)							YES
GCS(P)							YES
GCS(U)							YES

※ GCS(V): 말할 수 없음 / GCS(P): 고통을 느낄 수 없음 / GCS(U): 의식이 없음

그림 4-37. RRS 구성도

계되었다. 이를 통해 의료진은 환자의 상태가 악화되기 전에 조기 개입할 수 있으며, 중대한 응급 상황으로의 진행을 사전에 차단할 수 있다.

사람을 위한 디지털, 의료의 미래를 열다

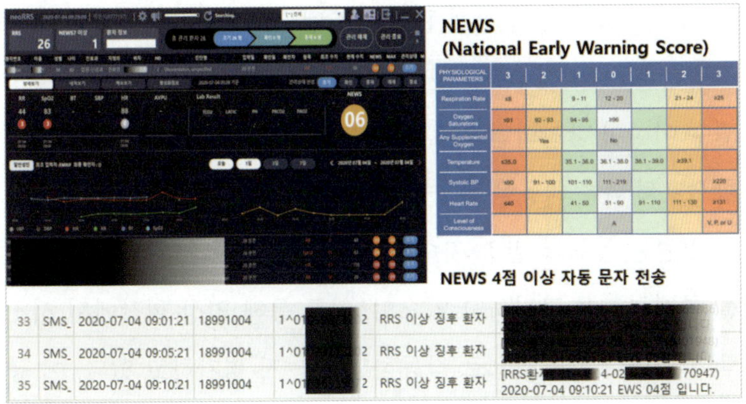

그림 4-38. RRS 화면

특히 포터블 환자 모니터링 장비가 적용된 경우에는 활력 징후가 매시간 자동으로 EMR에 전송되며, 이 데이터는 실시간으로 NEWS 점수에 반영된다. 이처럼 데이터의 자동 연동은 의료진의 수기 입력 부담을 줄이는 동시에, 보다 정확하고 빠른 상태 판단을 가능하게 한다.

이와 같이 용인세브란스병원의 RRS는 '병동 내 모든 환자를 대상으로 한 전방위적 모니터링', '자동화된 위험 감지 및 실시간 알림 기능', '실시간 데이터 기반의 신속 대응 체계'를 통해 환자 안전을 획기적으로 강화하고, 동시에 의료진의 업무 효율성도 크게 향상시키는 스마트 병원 솔루션으로 자리매김하고 있다.

관련 통계

RRS는 환자의 이상 징후를 조기에 감지하고 신속하게 대응하기 위한 중요한 환자 안전 관리 시스템으로 활용되고 있다. 이 시스템은 NEWS 점수를 기반으로 환자의 상태를 분석하며, 일정 점수 이상이 감지되면 의료진과 간호사에게 알림톡을 즉시 발송함으로써 빠른 대응을 유도한다.

병원은 알림톡 발송 횟수를 기준으로 RRS의 월별 활용 현황을 통계화하여 관리하고 있으며, 이를 통해 임상 현장에서 시스템이 얼마나 효율적으로 작동하고 있는지 평가하고 있다. 이 통계는 단순한 사용 횟수 집계를 넘어 '얼마나 많은 이상 징후 상황이 발생했는지', '그에 대한 대응이 얼마나 적절했는지'를 분석하는 데 활용된다.

특히 알림톡 발송 이후에는 해당 알림의 유효성에 대한 피드백도 수집하고 있다. 의료진에게 해당 알림이 실제로 도움이 되었는지, 환자의 상태를 정확히 반영했는지 등에 대한 의견을 받아 알림의 정확성과 실효성을 평가하는 것이다.

최종적으로는 '이상 징후 발생 횟수', '알림 발송 건수', '알림의 유효성 평가 결과'를 종합 분석하여 솔루션 성능을 진단하고, 필요시 지속적인 개선에 반영한다. 이러한 데이터 기반 운영 방식은 병원 내 환자 안전을 강화하고, 의료진의 대응 역량을 높이는 데 기여하며, RRS가 단순한 경고 도구를 넘어 의료 현장의 실질적인 의사결정 지원 솔루션으로 자리매김하는 데 중요한 역할을 하고 있다.

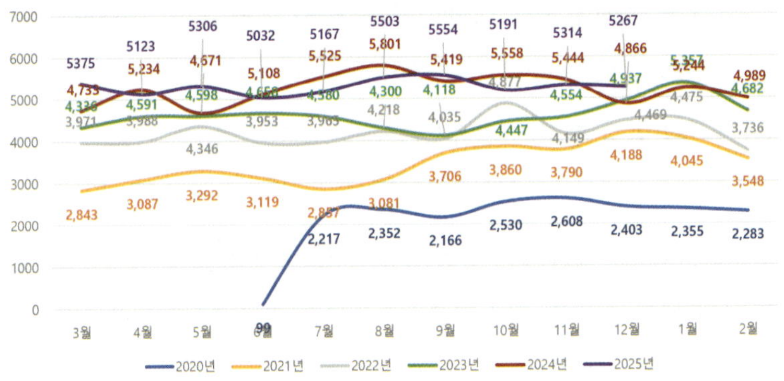

그림 4-39. RRS 메시지 발송 건수

AI 실시간 환자 모니터링(AITRICS-VC)

도입 배경 및 목표

기존의 환자 상태 평가는 활력징후나 의식 수준 등 제한된 생리학적 지표를 바탕으로 점수를 산출해 급성 악화 위험을 판단하는 방식이었다. 그러나 이 같은 점수 체계는 의료진이 여러 데이터를 수기로 입력하고 계산해야 하므로 오류 가능성이 높고, 모든 데이터가 완전하게 입력된 시점에서만 평가가 가능해 일부 정보가 누락될 경우 아예 분석 자체가 어렵다는 한계를 지닌다. 결과적으로 조기 예측보다는 사후 확인에 가까워, 즉각적인 임상 대응을 유도하기에는 역부족이다.

일반 병동에서는 전담 인력이 부족한 가운데 다양한 중증도의 환자를 동시에 관리해야 하며, 실시간 모니터링 장비도 충분치 않아 급성 악화 환자에 대한 신속 대응이 어렵다. 이로 인해 환자가 생명의 위협에 놓일 가능성이 커지며, 기존 점수 체계만으로는 이러한 임상 현장의 수요를 충족하기 어렵다.

이러한 문제를 해결하기 위해, 병원 내에 축적되는 실시간 병원정보시스템 데이터를 인공지능이 분석하여 환자 상태 악화를 조기에 예측하는 접근이 필요하다. AI 기반 분석은 수기 입력 오류를 줄이고, 일부 데이터가 누락되더라도 패턴 인식 기반으로 예측을 수행할 수 있으며, 환자 상태가 악화되기 전 위험 신호를 감지해 의료진의 신속한 개입을 가능하게 한다. 특히 6시간 이내 급성 중증 이벤트와 4시간 이내 패혈증 발생 위험을 조기에 탐지함으로써, 환자 생존율을 높이고 의료진의 대응력을 강화할 수 있다.

이러한 솔루션은 일반 병동부터 중환자실까지 폭넓은 임상 환경에 적용 가능하며, 제한된 의료 자원의 효율적 활용을 지원한다. 궁극적으로는 환자의 안전을 강화시킬 수 있다.

특징

AITRICS-VC는 병원 내 방대한 실시간 병원정보시스템 데이터를 인공지능이 분석하여 환자의 상태 악화를 조기에 예측하는 혁신적 솔루션이다. 환자의 혈압, 맥박, 호흡수, 체온, 혈액검사 결과 등 다양한 생체 정보를 실시간으로 연동해 의료진에게 예측 결과를 제공함으로써, 빠르고 정확한 임상 판단을 지원한다.

   사람을 위한 디지털, 의료의 미래를 열다

이 시스템을 통해 입원 기간 내내 환자의 상태를 지속적으로 모니터링할 수 있으며, 악화를 조기에 식별하고 효과적으로 개입함으로써 생존율 향상에 기여한다. 특히 조기 대응이 중요한 패혈증과 같은 중증 질환에 대해, 인공지능은 위험 징후를 미리 감지해 의료진이 빠르게 대응할 수 있도록 돕는다.

또한 병원 내에서 발생할 수 있는 급성 중증 이벤트를 사전 예측함으로써, 의료진이 보다 신속하고 효과적으로 대응할 수 있는 기반을 마련한다. 단순히 환자 상태를 관찰하는 수준을 넘어 미래의 위험을 사전에 차단하는 능동적 의료 환경을 구현하는 데 목적이 있다.

AITRICS-VC는 고위험 환자의 빠른 선별 기능도 갖추고 있다. 입원환자 중 선별 기준에 해당하는 환자를 스크리닝하여 집중 관리가 필요한 대상을 우선 파악함으로써, 의료 자원의 효율

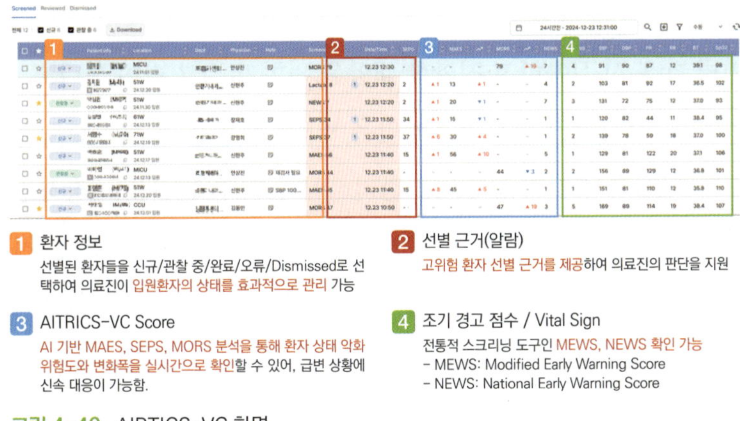

1 환자 정보
선별된 환자들을 신규/관찰 중/완료/오류/Dismissed로 선택하여 의료진이 입원환자의 상태를 효과적으로 관리 가능

2 선별 근거(알람)
고위험 환자 선별 근거를 제공하여 의료진의 판단을 지원

3 AITRICS-VC Score
AI 기반 MAES, SEPS, MORS 분석을 통해 환자 상태 악화 위험도와 변화폭을 실시간으로 확인할 수 있어, 급변 상황에 신속 대응이 가능함.

4 조기 경고 점수 / Vital Sign
전통적 스크리닝 도구인 MEWS, NEWS 확인 가능
- MEWS: Modified Early Warning Score
- NEWS: National Early Warning Score

그림 4-40. AITRICS-VC 화면

적 분배와 환자 맞춤형 치료를 가능하게 한다.

결과적으로 이 솔루션은 예측과 예방 중심의 의료 패러다임을 구현하여 환자 안전을 강화하고, 병원 전체의 진료 수준을 한 단계 끌어올리는 핵심 역할을 수행한다.

전자출입명부

도입 배경 및 목표

최근 의료기관 내 감염 예방과 환자 안전에 대한 사회적 요구가 높아지면서 수술실·분만실·중환자실 등 병원 내 특정 구역에 대한 출입 통제 및 출입자 정보 관리의 중요성이 더욱 부각되고 있다. 특히 「의료법」 제36조 제10호 및 「의료법 시행규칙」 제39조 제5항은 감염 관리 대상 구역에 출입한 모든 출입자의 정보를 전자기록을 포함해 1년간 보관하도록 명시하고 있으며, 이는 감염병 발생 시 신속하고 정확한 대응을 위한 법적 기반이 된다.

이에 따라 용인세브란스병원은 병원 내 특정 구역의 출입을 보다 체계적이고 효율적으로 관리하여 환자의 안전을 보장하는 동시에, 향후 감염 및 보안 사고에 선제적으로 대응할 수 있는 시스템의 필요성을 인식하였다. 이를 해결하기 위한 전략으로, 병원은 기존에 구축한 RTLS 인프라를 기반으로 전자출입명부 시스템을 도입하였다.

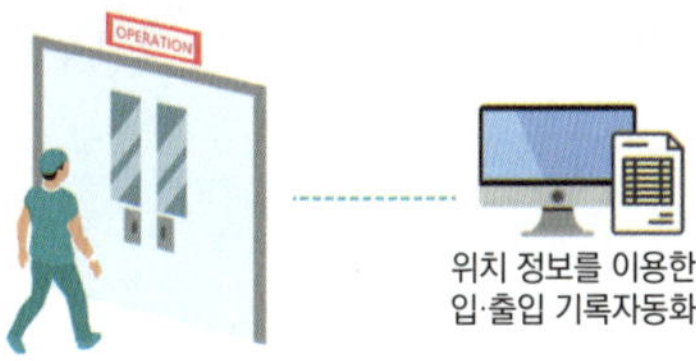

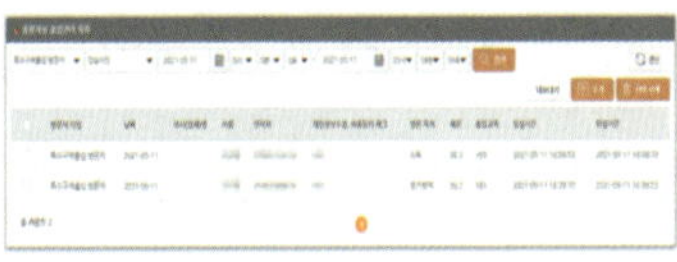

➡ 스마트폰 RTLS를 통한
특수 구역 출입 기록 생성 자동화

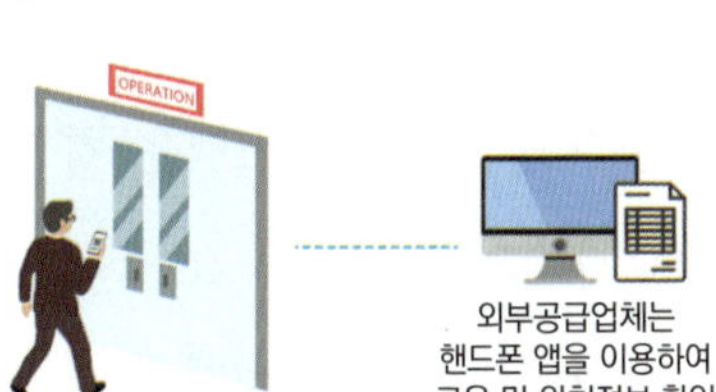

➡ 스마트폰 RTLS 기반의 디지털 감염 취약
특수 구역 출입 자동 기록부 리포트 출력

2019.10.24일 보건복지부령 제 673호 의료법 시행 규칙 일부 개정 지침 준수 및 자동화

의료기관 내 수술실, 분만실, 중환자실 등 감염 관리가 필요한 시설의 출입 기준을 준수해야 함을 명시하는 등의 내용으로 「의료법」이 개정됨에 따라 환자, 의료인, 간호조무사, 의료기사 및 일정한 요건을 갖춘 환자의 보호자만 출입하도록 관리하고, 출입하는 사람의 이름, 출입 목적, 입실 · 퇴실 일시, 연락처 및 출입 승인 사실 등을 기록하여 1년 동안 보존함.

그림 4-41. 전자출입명부 구성도

이 시스템은 기존의 수기 출입명부 방식에서 벗어나, BLE 태그 또는 스마트폰의 블루투스 신호를 활용해 출입자 정보를 자동 수집·기록하는 방식으로 운영된다. 수집 대상은 병원 직원뿐만 아니라 협력업체 직원, 외부 방문자까지 모두 관리 대상에 포함되며, 출입 여부 확인 및 기록 보관이 자동화되어 업무 효율성과 정확성을 동시에 확보할 수 있다.

또한 이 시스템은 기존 RTLS 인프라와 완벽히 호환되도록 설계되어, 별도의 장비 추가나 복잡한 설정 없이 통합 운영이 가능하다. 이를 통해 병원은 특정 구역에 대한 출입 통제를 강화하고, 감염병 확산 방지 및 보안 사고 예방에 실질적인 효과를 기대할 수 있다.

특징

용인세브란스병원의 특수 구역 전자출입명부 시스템은 병원 내 수술실, 분만실, 중환자실 등 감염 관리와 보안이 중요한 구역의 출입을 보다 정밀하고 효율적으로 관리하기 위해 설계된 스마트 출입 통제 솔루션이다. 이 시스템은 기존의 RTLS 인프라를 기반으로, 병원 내 다양한 출입자 유형에 맞춘 맞춤형 출입 기록 방식을 제공한다.

입원환자, 교직원, 협력업체 직원의 경우, 이미 착용 중인 BLE 기반 RTLS 태그를 통해 출입 여부가 자동으로 인식되고 기록된다. 병원 내 설치된 BLE 스캐너가 태그 신호를 감지해 출입 시점과 위치 정보를 실시간으로 수집하고, 전자출입명부에 자동 반영하여 정확하고 누락 없는 기록 관리가 가능하다.

한편 보호자, 외부 방문자, 일시적으로 특수 구역을 출입하는 외부인의 경우에는 RTLS 태그를 별도로 지급하지 않고, 스마트폰 앱을 통해 출입 정보를 수집한다. 방문자는 병원에서 제공하는 앱을 설치하고 스마트폰의 블루투스 기능을 활성화하면 BLE 신호가 자동 발신되며, 병원 내 RTLS 시스템이 이를 감지해 출입 여부를 기록한다. 이 방식은 비정기 방문자에 대한 출입 관리의

    사람을 위한 디지털, 의료의 미래를 열다

유연성과 효율성을 동시에 확보할 수 있는 장점이 있다.

또한 이 시스템은 기존 RTLS 인프라와 완벽하게 호환되도록 설계되어 별도의 장비 추가 없이도 통합 운영이 가능하며, 출입자 정보는 전자기록 형태로 저장되어 관련 법령에 따라 1년간 안전하게 보관된다. 이를 통해 감염병 발생 시 접촉자 추적, 보안사고 발생 시 출입 이력 확인 등 사후 대응의 신속성과 정확성을 크게 향상시킬 수 있다.

결과적으로, 특수 구역 전자출입명부 시스템은 병원 내 고위험 구역의 출입 통제를 디지털화하여 환자 안전과 감염 관리 수준을 한층 끌어올리는 핵심 솔루션으로 기능하고 있다. 이는 병원의 운영 효율성과 법적 준수는 물론, 스마트 병원으로서의 경쟁력 강화에도 크게 기여할 것으로 기대된다.

관련 통계

전자출입명부 시스템은 특수 구역의 출입을 체계적으로 관리하고, 병원의 보안성과 운영 효율성을 높이기 위해 도입된 시스템이다. 이 시스템은 교직원이나 외부 방문자가 특정 구역에 출입할 때마다 자동으로 출입 기록이 생성되며, 이 데이터를 기반으로 출입 횟수 및 오류 현황을 통계적으로 집계하고 있다.

특수 구역의 출입 횟수 통계는 해당 구역의 이용도 분석에 활용되며, 자주 출입되는 구역과 출입이 집중되는 시간대를 파악할 수 있다. 또한 시스템은 출입 기록 오류율도 함께 관리하는데, 대

표적인 오류 사례는 '입실 기록은 있으나 퇴실 기록이 없는 경우'
다. 병원은 오류 발생 건수를 구역별로 분석하고, 오류가 자주 발
생하는 구역에 대해 원인 분석 및 개선 조치를 통해 시스템의 신
뢰도를 높이고 있다.

전자출입명부의 통계는 매월 단위로 집계·분석되며, 이를 통
해 시스템의 안정성과 정확도를 지속적으로 점검한다. 도입 초기
에는 오류 발생률이 다소 높았지만, 지속적인 시스템 개선과 사
용자 교육을 통해 현재는 오류 발생률이 크게 감소하여 안정적인
운영 상태를 유지하고 있다.

결과적으로 전자출입명부 시스템은 단순한 출입 관리 도구를
넘어, 병원 내 특수 구역의 이용 현황, 보안 수준, 운영 안정성까
지 종합적으로 관리하는 도구로 자리 잡고 있으며, 병원의 스마
트한 운영 환경 구축에 중요한 역할을 수행하고 있다.

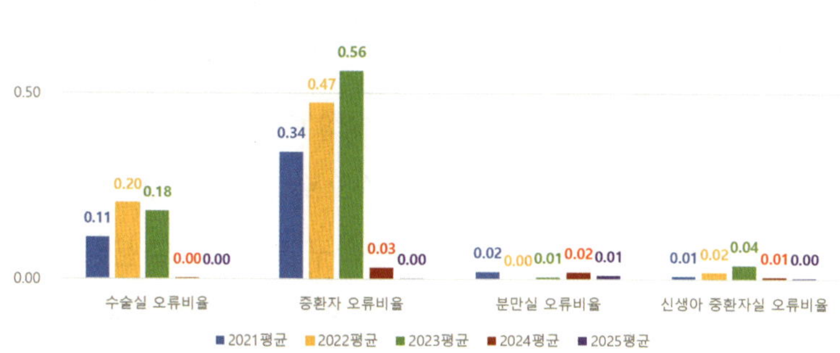

그림 4-42. 전자출입명부 오류율(%)

 사람을 위한 디지털, 의료의 미래를 열다

인프라 통합 관제 솔루션(EMS)

도입 배경 및 목표

용인세브란스병원의 인프라 통합 관제 솔루션은 병원 내에서 운용 중인 IT 인프라(네트워크, 서버, 트래픽, 전용선 등)를 365일 24시간 체계적이고 안정적으로 관리하기 위해 도입되었다. 주요 목표는 시스템 가용성 확보, 장애 최소화, 내·외부 고객 만족도 향상이다.

도입 당시 병원에는 정보 인프라에 대한 모니터링 시스템이 부재하여, 장애 발생 시 신속한 파악 및 초기 대응이 어려운 상황이었다. 이를 해결하기 위해 전용선 기반 웹서비스 모니터링 체계와 통합 대시보드를 구축하여 모니터링 역량을 강화하였다.

이 솔루션을 통해 데이터 패턴 분석을 기반으로 사전 장애 징후를 감지할 수 있어, 장애를 예방하고 시스템 안정성을 확보하는 데 효과적이다.

또한 IT 인프라를 단일 체계로 통합 관리함으로써 업무 효율성을 높이고, 관리자에게 신속하고 정확한 업무 지원 환경을 제공하여 인프라 운영 역량 전반을 강화하고자 했다. 특히 병원 환경에 최적화된 대시보드를 통해 실시간 상황 대응이 가능하도록 설계되었다는 점에서 그 의의가 크다.

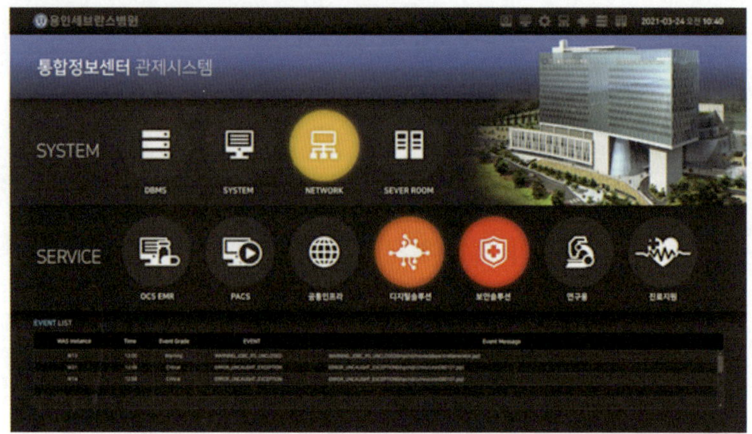

그림 4-43. 인프라 관제시스템 메인 화면

특징

EMS는 관리자의 운영 편의성을 극대화하기 위해 직관적이고 사용이 쉬운 UI를 제공하며, 병원 전체 IT 인프라의 상태를 한눈에 파악할 수 있는 통합 모니터링 도구를 함께 지원한다. 실시간 주요 지표 확인이 가능한 '라이브 대시보드', 장애 발생 여부 감지에 특화된 '장애 모니터링 대시보드', 사용자 맞춤형 구성이 가능한 '커스터마이징 대시보드'는 다양한 운영 시나리오에 유연하게 대응할 수 있도록 설계되었다.

특히 서버 및 네트워크 상태는 시각적으로 표현된 메인 대시보드를 통해 대형 모니터에 최적화된 형태로 제공되며, 주요 장비 구성도는 슬라이드쇼 방식으로 자동 재생되어 실시간 감시와 빠른 상황 인지가 가능하다. 또한 Health Check 기능을 통해 시

사람을 위한 디지털, 의료의 미래를 열다

스템 내 중요 장비의 상태를 지속적으로 점검할 수 있으며, 이상 징후를 사전에 감지하여 예방적 조치가 가능하다.

관제 시스템의 안정적인 운영을 위해, 관련된 운영체제(OS), 데이터베이스(DB) 등 관련 소프트웨어 환경도 통합 구축되었으며, 도입 이후에도 지속적인 기술 지원과 유지보수가 제공된다. 특히 EMS는 이상 징후 기반의 장애 예측 기능을 탑재하여 운영 리스크를 최소화하고 시스템 가용성을 극대화하는 데 중점을 두고 있다.

<h2 align="center">개인정보보호 및 보안</h2>

도입 배경 및 목표

용인세브란스병원은 개원 초기부터 정보기술(IT)의 적극적 활용을 통해 디지털 병원으로서의 정체성을 확립하고자 하였다. 이에 따라 개인정보보호와 정보 보안을 병원 운영의 핵심 가치이자 전략적 원칙으로 삼아왔다.

의료기관의 특성상 환자의 민감한 건강 정보와 진료 기록, 그리고 각종 행정·재무 데이터까지 디지털로 저장·처리되기 때문에 정보보호는 단순한 기술적 조치를 넘어 병원의 신뢰성과 지속 가능성을 좌우하는 전략적 요소로 인식된다.

이 같은 인식을 바탕으로 병원은 정보보호 체계를 다각도로 구축해왔다. 우선, 정보보호 규정 및 지침을 수립하고 전 직원을 대상으로 보안 교육을 실시하여 조직 전체의 보안 인식을 제고하였다. 또한 전담 조직을 구성해 보안 사고 예방과 대응 체계를 정비하고, 정기 점검 및 모의훈련을 통해 리스크 사전 식별과 개선 프로세스를 운영 중이다.

기술적 측면에서도 병원은 고도화된 보안 인프라 구축에 집중하였다. 네트워크 보안, 서버·클라우드 보안, 사용자 인증 및 접근 제어, 데이터 암호화 등 전 영역에 걸쳐 최신 보안 기술을 도입하고, 모든 시스템은 보안성을 최우선으로 고려해 설계·운영되고 있다. 특히 EMR, 원격진료 플랫폼, 모바일 앱 등 환자와 직접 연결되는 디지털 서비스에 대해서는 지속적인 보안 취약점 분석 및 보완 작업을 수행하여 안전한 의료 환경을 조성하고 있다.

특징

용인세브란스병원은 의료정보의 안전한 보호와 환자 개인정보의 철저한 관리를 위해 다음과 같은 기술적·조직적 보안 체계를 운영하고 있다.

물리적·네트워크 보안 강화

- 내부망과 외부망을 완전히 분리하여 외부 침입 가능성을 원천 차단
- 신촌·강남·용인 3개 병원 간에는 양자암호 기반 전용회선을 구축해 데이터

  사람을 위한 디지털, 의료의 미래를 열다

전송 보안을 강화

- 유·무선 네트워크는 백본, 서버팜, 재해 복구(DR) 영역으로 나뉘어 독립적으로 운영되며, 각 영역에 별도 방화벽을 구축하여 외부 공격과 내부 이상 징후에 신속 대응 가능

접근 통제 및 암호화 조치

- 모든 네트워크 접근은 백신, 접근 제어 시스템(DB/네트워크/OS) 등을 통해 엄격히 통제
- 사전 승인된 사용자에 한해 제한적 접근만 허용되며, 모든 접근 기록은 보안 로그로 저장
- 개인정보 탐지 솔루션을 통해 민감 정보 유출 가능성을 사전 감지
- 매체 제어 시스템으로 외부 저장장치(USB 등) 사용을 제한
- 문서 보안 솔루션으로 내부 문서의 무단 복제 및 외부 반출 차단

통합 모니터링 및 보안 조직 체계

- IT 인프라 전반에 대한 통합 모니터링 시스템 운영으로 이상 징후 실시간 감지
- 연세의료원 CISO(최고정보보호책임자) 배치
- 계열 병원 간 개인정보보호 협의체 운영을 통해 정책 일관성과 공동 대응 체계 확보

정보보호 활동은 일회성에 그치지 않고, 정기적인 점검과 교육을 통해 지속적으로 운영되고 있다. 병원은 매월 주요 부서를 대상으로 정보보호 활동을 실시하고, 점검표를 기반으로 부서별 보안 수준을 평가하여 개선사항을 도출하고 있다. 상·하반기에는 현장 점검을 통해 실제 운영 환경의 보안 상태를 직접 확인하고, 필요시 즉각적인 개선 조치를 취한다. 또한 전 교직원을 대상으로 정기적인 개인정보보호 교육을 실시하여 보안 인식 제고와 실천 역량 강화를 도모하고 있다.

신규 시스템을 도입할 때는 반드시 보안성 검토를 선행하여, 잠재적인 보안 취약점을 사전에 식별하고 보완하는 절차를 마련해 두고 있다. 이러한 체계적이고 지속적인 정보보호 활동의 결과, 용인세브란스병원은 ISMS 인증과 더불어 2021년에는 종합

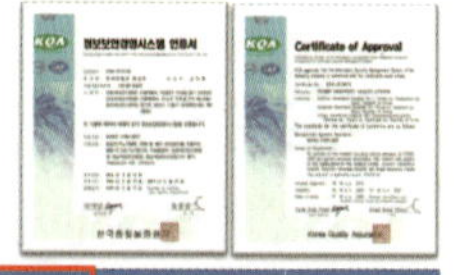

ISO27001 갱신

- ISO27001 인증 유지에 따른 갱신 심사(2021년 종합병원 최초 인증)
- 국제 표준 정보보호 관리체계 인증을 통한 국제 수준 관리 능력 확보
- 대외 인지도 제고(국제 환자 유치, 국제 표준 정보보호 관리 체계 보유)

❖ ISO27001 인증 현황(용인세브란스병원)

구분	2021년	2022년	2023년	2024년	2025년	2026년	비고
인증	신규	사후심사	사후심사	갱신	사후심사	사후심사(예정)	
기준	ISO/IEC 27001:2013			ISO/IEC 27001:2022(개정)			
통제항목	총 통제항목 112개			총 통제 항목 93개			
인증심사기관	한국품질보증원			한국품질보증원			

❖ 신촌 · 강남 · 용인 심사 결과

구분	결함	개선의 기회	비고
신촌	1건	5건	
강남	1건	5건	
용인	0건	5건	

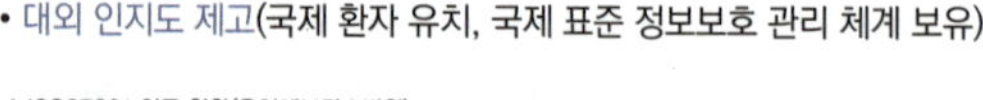

※ ISO/IEC27001(정보보호 관리체계): 국제 표준화기구 (ISO : International Organization for Standardization) 및 국제전기기술위원회 (IEC: International Electrotechnical Commission)에서 제정한 정보보호 관리체계에 대한 국제 표준이자 정보보호 분야에서 가장 권위 있는 국제 인증

그림 4-44. ISO27001 인증 및 갱신 내용

사람을 위한 디지털, 의료의 미래를 열다

병원 최초로 국제 표준 정보보호 관리체계 'ISO/IEC 27001' 인증을 획득하였다. 이후에도 정기적인 갱신 심사를 통해 인증을 유지하고 있으며, 이는 병원의 국제적 정보보호 역량을 증명하는 성과로 평가된다.

ISO27001(정보보호 관리체계) 인증의 유지 및 정기 갱신을 통해 병원은 국제 수준의 정보보호 관리 역량을 확보하게 되었으며, 국제 표준에 기반한 정보보호 체계는 병원의 대외 신뢰도를 높이는 데 기여하였다.

또한 병원 내 모든 업무용 PC 및 디지털 시스템은 내부망을 기반으로 운영되며, 외부 인터넷과 물리적으로 망 분리되어 있다. 이러한 물리적 망 분리로 병원정보시스템과 디지털 솔루션들은 원내망에서 안전하게 운영되고 있다.

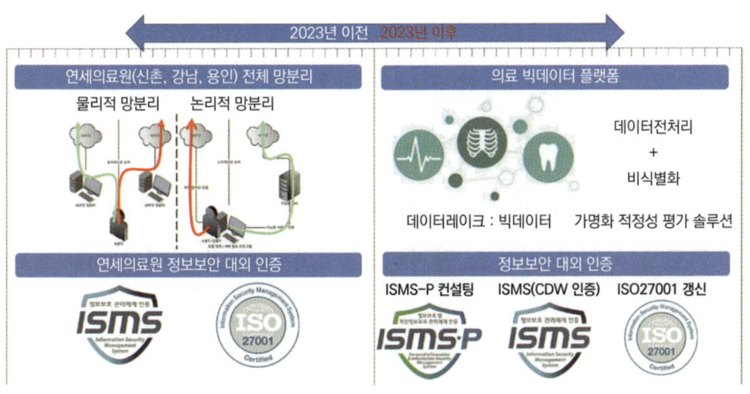

그림 4-45. 내부망 분리 및 정보 보안 대외 인증

스마트 안심케어 병실

도입 배경 및 목표

용인세브란스병원의 스마트 안심케어 병실은 여러 목적을 바탕으로 도입되었다.

첫째, 초고령 사회에 대한 선제적 대응이다. 가속화되는 고령화 추세로 인해 입원 환자 중 고령자의 비율이 증가하면서, 중증 외상 후 섬망이나 인지장애에 따른 낙상 등의 안전사고 발생 위험도 함께 높아지고 있다. 스마트 안심케어 병실은 이러한 문제를 해결하기 위해 조명, 소음, 온도, 습도 등 섬망 유발 요인들을 통합적으로 관리함으로써 발생할 수 있는 안전사고를 사전에 예방하는 데 목적이 있다.

둘째, 환자 안전 강화를 위한 목적이다. 병실 내 안전사고를 예방하기 위해 사물인터넷(IoT) 기술을 활용한 처치등 조도 제어 시스템을 도입하고, 미디어 재생 및 실시간 온·습도 모니터링 기능을 갖춘 스마트 대시보드를 각 침상에 설치하였다. 이 대시보드에는 환자가 영상 시청이나 음악 감상을 통해 낯선 병원 환경에서도 정서적 안정을 느낄 수 있도록 설계되어 있다.

특징

스마트 안심케어 병실은 다음과 같은 주요 특징을 지닌다.

첫째, 조명, 소음, 온도, 습도 등을 통합적으로 제어하는 기능

사람을 위한 디지털, 의료의 미래를 열다

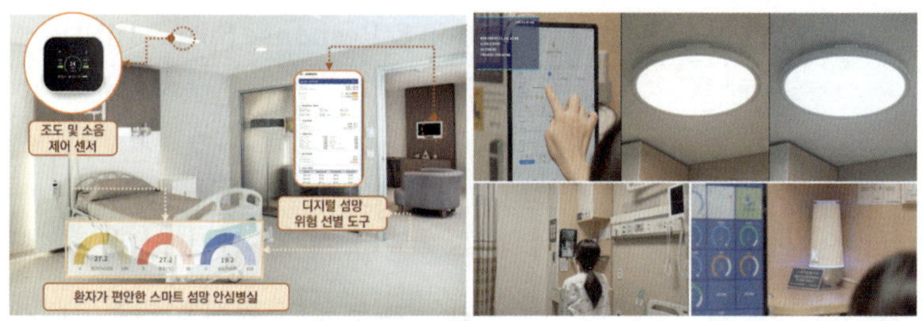

그림 4-46. 스마트 안심케어 병실 구성 및 화면

이 탑재되어 있다. 이는 섬망 발생 위험 요소를 체계적으로 관리함으로써 환자가 보다 안정된 환경에서 치료를 받을 수 있도록 하고, 병원 내 안전사고 예방에 기여한다.

둘째, 스마트 대시보드가 각 침상에 설치되어 있다. 이 대시보드는 실시간 온·습도 모니터링, 미디어 재생 등의 기능을 제공해, 환자가 병원 환경에서도 정서적 안정을 유지할 수 있도록 돕는다. 이를 통해 쾌적한 치료 환경 조성과 함께 병원의 운영 효율성 향상에도 도움이 된다.

셋째, 자체 개발한 디지털 섬망 선별 도구가 시범 적용되고 있다. 이 도구는 입원 후 24시간 이내 섬망 고위험군 여부를 신속히 판별할 수 있어, 적시에 적절한 대응이 가능하다.

이처럼 스마트 안심케어 병실은 환자에게는 더 안전하고 편안한 치료 환경을, 병원에는 효율적이고 예측 가능한 운영 체계를 제공함으로써 미래형 스마트 병원 환경 조성에 핵심적인 역할을 하고 있다.

통합반응상황실(Integration & Response Space, IRS)

도입 배경 및 목표

용인세브란스병원은 개원 초기부터 '환자 안전·업무 경감', '최상의 의료와 의료 효율성 증대', '프로세스 혁신'이라는 세 가지 핵심 목표 아래 다양한 디지털 솔루션을 구축해왔다. 이들 솔루션을 통합적으로 운영하고 수집하기 위해 마련된 공간이 바로 '통합반응상황실(Integration & Response Space, IRS)'이다.

IRS는 환자의 의료 데이터를 실시간으로 분석·모니터링할 수 있는 시스템을 기반으로 하여, 정밀하고 신속한 의료 대응을 가능하게 한다. 이를 통해 병원은 의료 서비스의 질을 향상시키고, 차별화된 경쟁력을 확보하며, 궁극적으로 국내 병원의 전반적인

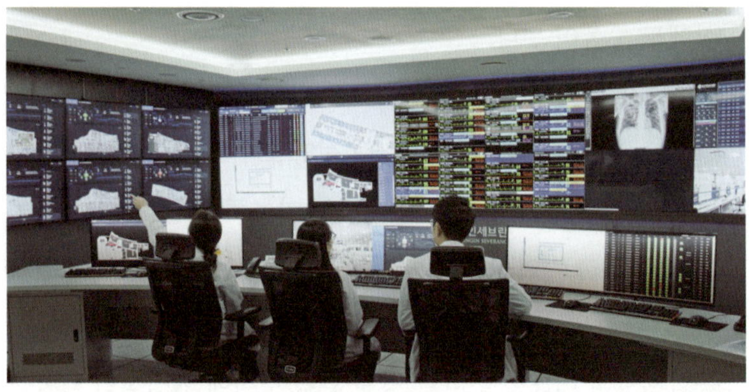

그림 4-47. IRS 화면(전면부) 1: RRS(Rapid Response System), 실시간 위치 추적 시스템 (Real Time Location System, RTLS) 등

 사람을 위한 디지털, 의료의 미래를 열다

년도	국내		국외		TOTAL	
	방문 건수	방문 인원수	방문 건수	방문 인원수	방문 건수	방문 인원수
2020	70	342	0	0	70	342
2021	48	267	0	0	48	267
2022	72	767	5	49	77	816
2023	47	529	6	116	53	645
2024	35	415	12	109	47	524
2025	30	299	12	107	42	406
합계	302	2,619	35	381	337	3,000

표 1. IRS 방문 횟수

진료 수준 향상에 기여하고자 한다.

현재 일반병동·중환자실 환자 모니터링 시스템, RRS, RTLS, 루닛 인사이트, 진단 검사 VR 프로그램, AI·5G 서비스로봇 관제 시스템, 스마트 환자케어 시스템, 디지털 트윈, MS Teams 기반 Y톡, 환자용 모바일 앱 등 총 16개의 시스템이 모니터 기반으로 운영되고 있다. 이와 더불어, IRS 내에는 AI·5G 서비스로봇 3D 프린터 모형, RTLS BLE 태그, 스캐너, 1세대 방역 로봇인 '비누' 등 용인세브란스병원이 구축한 스마트 병원 기술을 한눈에 볼 수 있는 전시 공간도 마련되어 있다.

IRS는 병원 내의 모든 의료 및 경영 데이터를 중앙에서 통합 모니터링하고, 상황별로 적절하게 대응할 수 있는 중앙 데이터 관제 시스템 역할을 하고 있다. 아울러, 수집된 데이터를 분석하고 연구할 수 있는 환경이 마련되면서 원내 다수의 연구자들이 해당 데이터를 기반으로 가치 있는 연구를 활발히 진행하고 있다.

무엇보다 IRS는 병원을 방문하는 국내외 주요 인사들에게 스마트 병원의 핵심을 보여주는 대표적 벤치마킹 공간으로 기능하고 있다. 그 결과 개원 이후 2025년 기준 총 337건의 기관 방문이 이루어졌으며, 특히 국내 기관뿐만 아니라 해외 기관의 관심과 방문도 꾸준히 증가하고 있다는 점에서 그 의미는 더욱 크다.

특징

IRS는 설정 시 모니터를 통해 병원 내의 모든 의료 데이터 및 경영 데이터를 확인할 수 있다. 총 12대의 모니터는 관리자 컴퓨터에서 사이니지를 각 모니터별로 제어할 수 있으며, 이와 같은 제어 시스템을 '통합 컨트롤'이라고 한다. 모니터 화면은 '전체 통합 화면', '전체 개별 화면', '일부 화면 확대', '개별 모니터별 분할 송출' 등 다양한 형태로 조정할 수 있어 상황에 맞는 유연한 정보 송출이 가능하다.

개원 초기에는 KVM·케이블 방식으로 화면을 구성하였으나, 2025년에는 네트워크·스위치 방식으로 재구성하여 새롭게 구축하였다. 이 방식은 긴급 점검이 필요할 경우 확인해야 할 장비 수가 기존보다 적어, 대응 시간이 단축되고 운영 관리가 용이하다는 장점이 있다. 또한 각 KVM 송신기(Tx)로부터 스위칭 허브를 통해 프로그램을 전달받는 구조로, 최대 99개까지 확장 가능하다는 점에서 효율성과 확장성을 모두 갖추고 있다.

또한 IRS를 통해 환자의 생체정보를 실시간으로 모니터링함으로써 환자 안전을 강화하는 환경을 마련하고, 원내에서 수집된 데이터를 중앙에서 통합 관리하는 플랫폼 역할도 수행하고 있어 그 의의가 크다.

관련 통계

용인세브란스병원은 스마트 병원 운영의 대표적 성공 사례로 평가받고 있으며, IRS는 국내외 다양한 기관에서 대표적인 벤치마킹 대상으로 활발히 활용되고 있다. 개원 이후 현재까지 340회가량 외부 기관 방문이 있었으며, 이는 IRS의 스마트 병원 시스템과 운영 모델에 대한 높은 관심을 방증한다.

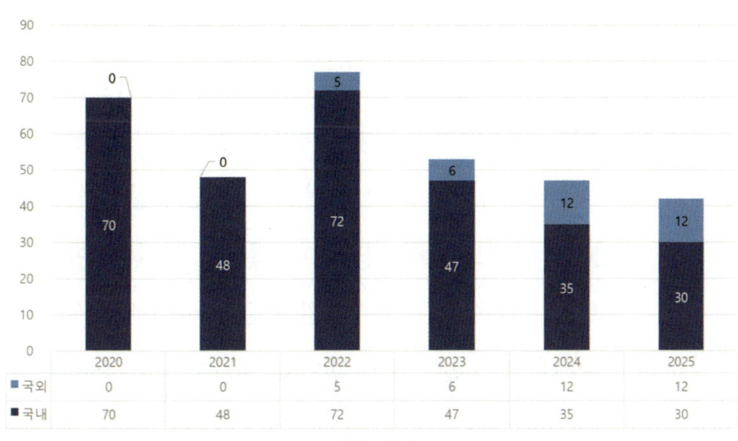

	2020	2021	2022	2023	2024	2025
■ 국외	0	0	5	6	12	12
■ 국내	70	48	72	47	35	30

그림 4-48. IRS실 방문 현황

특히 해외 기관의 누적 방문 횟수는 35회에 달하며, 이는 IRS 가 글로벌 수준의 스마트 병원 모델로 인정받고 있다는 중요한 지표로 볼 수 있다.

스마트 환자케어 시스템

도입 배경 및 목표

용인세브란스병원은 COVID-19 팬데믹 기간, 격리 병동 내 환자의 상태를 효율적으로 모니터링하기 위해 생체신호 측정 장치와 자가 문진 앱을 연동한 통합 모니터링 솔루션을 자체 개발해 운영해왔다. 이 시스템은 격리된 환자의 체온, 심박수, 산소포화도 등 주요 생체 데이터를 실시간으로 수집하고, 환자가 직접 입력한 증상 정보를 함께 분석하여 의료진이 비대면으로 병동 내 환자 상태를 신속하게 파악하고 대응할 수 있도록 지원하였다.

이후 COVID-19가 엔데믹 단계로 전환되면서, 해당 시스템은 감염병 격리 환자뿐 아니라 일반 입원환자 및 만성질환자 등 보다 다양한 환자군에게도 활용 가능성이 열리게 되었다. 이에 따라 용인세브란스병원은 기존의 격리환자 중심 시스템을 전면 고도화하여, 병원 내 모든 환자를 대상으로 적용 가능한 '스마트 환자케어 시스템(Smart Patient Care System)'으로의 확장을 추진하고 있다.

이 시스템은 병원 내 다양한 환자군의 생체신호와 자가 보고 데이터를 통합적으로 수집·분석하여, 의료진에게 환자 상태 변화에 대한 선제적 알림 및 예측 기반의 의사결정 지원 기능을 제공하는 것을 목표로 한다. 이로써 환자 중심의 맞춤형 건강관리와 병원 운영의 효율성이라는 두 가지 목표를 동시에 실현하는 디지털 헬스케어 플랫폼으로 발전해 나갈 계획이다.

특징

스마트 환자케어 시스템은 환자의 상태를 보다 정밀하고 입체적으로 파악하기 위해, 다양한 디지털 헬스케어 솔루션이 통합적으로 활용되고 있다. 먼저, PADES-G는 환자가 직접 설문을 통해 자신의 통증, 불안, 우울(기분), 식이 상태, 수면의 질, 전반적인

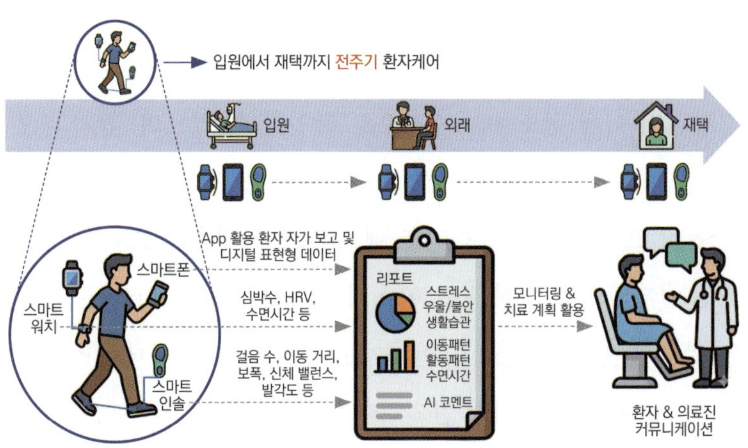

그림 4-49. 스마트 환자케어 시스템

건강 상태 등을 보고할 수 있도록 설계된 자가 문진 솔루션이다. 이를 통해 의료진은 환자의 주관적 증상과 정서적 상태를 정량적으로 파악할 수 있으며, 치료 반응이나 심리적 변화에 대한 모니터링이 가능하다.

스마트 인솔은 발바닥 압력 분포와 3축 가속도 데이터를 정밀하게 감지하는 센서를 내장하고 있어 걸음걸이 형태, 보행 속도, 균형, 보폭, 발각도, 지지 분포 등 다양한 보행 특성 분석에 활용된다. 또한 보행 패턴과 움직임을 실시간 감지해 낙상 위험이나 재활 경과를 평가하는 데 활용된다. 특히 고령자나 수술 후 회복기 환자의 이동 능력을 정밀하게 진단할 수 있으며, 환자별 맞춤형 물리치료 및 재활 설계에 효과적이다.

스마트 밴드는 환자의 활동량, 칼로리 소모, 심박수, 수면 패턴 등을 지속적으로 모니터링함으로써, 단순한 운동 지표를 넘어 일상 속 신체 활동과 생체 리듬 전반을 종합적으로 추적할 수 있다. 이를 통해 의료진은 환자의 회복 속도, 생활 습관 개선 여부, 건강관리 이행 정도를 객관적으로 확인할 수 있으며, 환자 본인도 자신의 건강 상태를 직관적으로 이해하고 관리할 수 있다.

특히 스마트 인솔과 스마트 밴드는 단독 기기에 그치지 않고, 병원 인프라와 연계된 통합 헬스케어 플랫폼의 일부로 작동한다는 점에서 큰 의의가 있다. 환자가 병원 어디에 있든 데이터가 실시간으로 수집·전송되어 연속적이고 일관된 환자 모니터링이 가능하다.

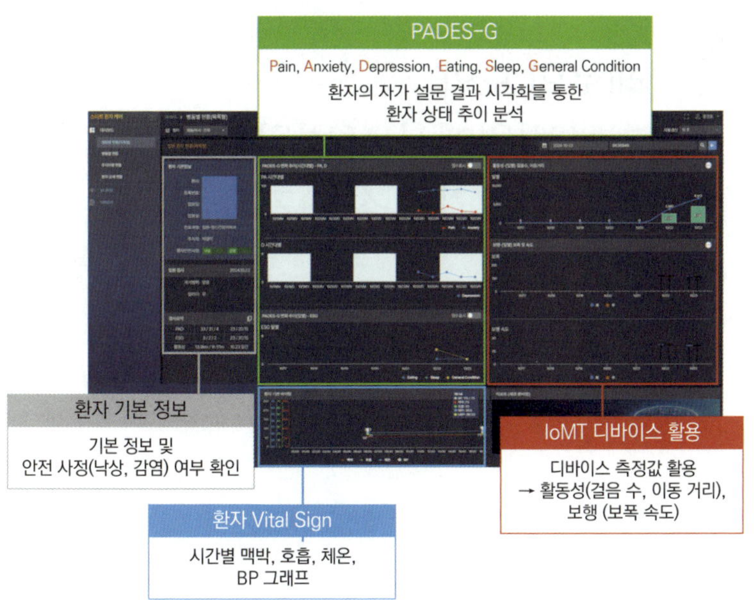

그림 4-50. 스마트 환자케어 시스템 대시보드

마지막으로 스마트 심전계는 심박수, 심전도(ECG), 호흡수(무호흡 포함), 피부 온도 등 생체신호를 정밀하게 측정하여 심혈관계 이상 징후나 수면 중 호흡 장애 등을 조기에 감지할 수 있도록 지원한다.

이처럼 다양한 디지털 장비와 솔루션들은 상호 연계되어 작동하며, 환자의 신체적·정신적 상태를 다각도로 모니터링하고, 의료진의 판단을 보조하는 스마트 환자케어 시스템의 핵심 구성 요소로 기능하고 있다.

미래로의 도약:
디지털 병원에서 AI 병원으로,
그리고 의료기관 적용 기술들

AI 판독

도입 배경 및 목표

영상의학 분야에서 인공지능(AI)의 활용이 빠르게 확산됨에 따라, 용인세브란스병원은 보다 신속하고 정확한 영상 판독을 통해 진단의 질을 높이고자 AI 기반 의료영상 판독 보조 소프트웨어를 도입하였다. 이는 단순한 기술 도입을 넘어, 병원의 진단 역량을 강화하고 전반적인 의료 서비스의 질을 향상시키기 위한 전략적 선택이었다.

현재 용인세브란스병원에서는 다양한 AI 기반 판독 보조 프로그램과 영상 질 향상 솔루션이 실제 진료에 활용되고 있다. 이들

사람을 위한 디지털, 의료의 미래를 열다

솔루션은 탐지된 병변을 시각적으로 표시하고, 일부는 이상 점수를 함께 제시해 의료진이 보다 직관적으로 정보를 해석하고 판단할 수 있도록 돕는다. 영상의학 전문의뿐만 아니라 영상 판독에 익숙하지 않은 일반 임상의도 활용할 수 있어, 진단 정확도와 신뢰도를 높이는 데 실질적인 도움을 준다.

특히 이 솔루션은 야간이나 응급 상황처럼 인력과 시간이 제한된 환경에서 더욱 빛을 발한다. AI 기반의 보조 진단 기능을 통해 의료진이 환자 상태를 신속히 파악하고 적절한 조치를 취할 수 있도록 지원하며, 의료 서비스의 연속성과 안정성을 확보하는 데 기여한다. 아울러 반복적이고 고된 판독 업무에서 의료진의 피로와 오류를 줄여, 보다 효율적인 진료 환경을 조성한다.

결과적으로, 용인세브란스병원이 도입한 AI 기반 의료영상 판독 보조 솔루션은 영상의학 분야의 혁신을 이끄는 핵심 도구로, 진단의 정확성과 속도를 향상시키는 동시에 의료진의 역량을 보완하고 환자에게는 더욱 신속하고 정확한 진료를 제공할 수 있는 기반이 된다. 이는 기술 중심의 변화가 아니라, 환자 중심 의료 서비스를 실현하기 위한 전략적 접근이라 할 수 있다.

특징

용인세브란스병원이 도입한 AI 기반 의료영상 판독 보조 솔루션은 단순한 영상 탐지를 넘어, 의료 현장에서 점점 더 중요한 역할을 수행하고 있다. 이 솔루션은 폐질환이나 유방촬영술 등 다양한 의료영상 데이터를 분석해 병변을 탐지하고 판독을 지원함으로써 진단의 정확도를 높이는 데 기여하고 있다.

딥러닝 기술을 기반으로 작은 병변이나 놓치기 쉬운 질환까지 정밀하게 탐지할 수 있게 되면서, 이 솔루션은 의료진이 신뢰할 수 있는 진단 보조 도구로 자리 잡았다.

병변을 시각화하는 방식도 의료진과의 협의를 통해 꾸준히 개선되어 왔다. 예를 들어 병변이 의심되는 부위를 바운더리 맵 형태로 표기하고, 탐지된 병변의 위치와 이상 점수를 직관적으로 표시함으로써 의료진이 보다 빠르고 정확하게 판단할 수 있도록 돕는다. 이러한 시각화 기능은 단순한 정보 제공을 넘어, 임상의의 의사결정 과정에 실질적인 도움을 준다.

해당 솔루션은 기존 PACS와 별도로 운영되는 독립 프로그램이 아닌, PACS 시스템에 임베디드 형태로 통합되어 있다. 이로 인해 영상의학 전문의가 판독할 때 병변의 확률 순으로 영상이 자동 정렬되며, 위험도가 높은 환자부터 신속하게 판독할 수 있는 환경이 조성된다. 이러한 기능은 응급 상황이나 판독이 집중되는 시간대에 의료진의 효율을 높이고, 환자에게 신속한 진단을 제공하는 데 크게 기여하고 있다.

이 솔루션의 가장 두드러진 성과는 예상치 못한 폐 병변의 조기 검출이다. 비호흡기계 외래 진료를 위해 내원한 환자 중 약 4%에서, AI가 분석한 흉부 방사선 영상으로 폐결절이 우연히 발견되었고, 이 중 흉부 CT를 추가로 시행한 환자 중 7%는 폐암,

   사람을 위한 디지털, 의료의 미래를 열다

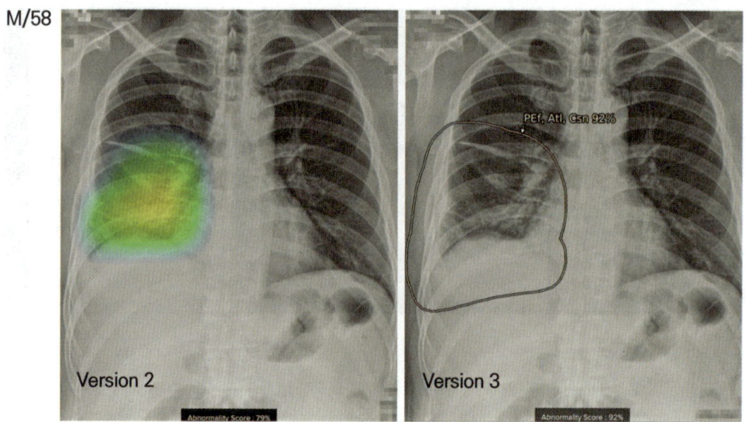

그림 4-51. AI 기반 판독 보조 프로그램의 흉부 방사선 영상 활용 예(LUNIT: INSIGHT_CXR3)

22%는 급성 폐감염으로 진단되었다.

이는 기존 진료 흐름에서는 놓쳤을 가능성이 있는 병변을 AI가 조기에 포착함으로써, 환자의 생존율 향상과 치료 개시 시점의 선제적 확보에 기여한 대표적인 사례로 평가된다.

또한 AI 기술은 영상 판독 시간 단축에도 뚜렷한 효과를 보이고 있다. 흉부 방사선 영상은 물론, 골연령 방사선 영상에서도 AI 기반 판독 보조 소프트웨어가 적용되어 의료진의 판독 시간이 유의미하게 줄었다. 이는 판독 시간 단축을 통한 업무 경감으로 이어져, 병원 운영의 전반적인 효율성을 높인다.

AI 분석 결과는 질병 예후 예측에도 활용되고 있다. 예를 들어 폐렴 환자의 예후를 예측하거나, COVID-19 환자의 치료 반응을 사전에 분석함으로써, 의료진은 보다 정밀하고 개인화된 치료 전

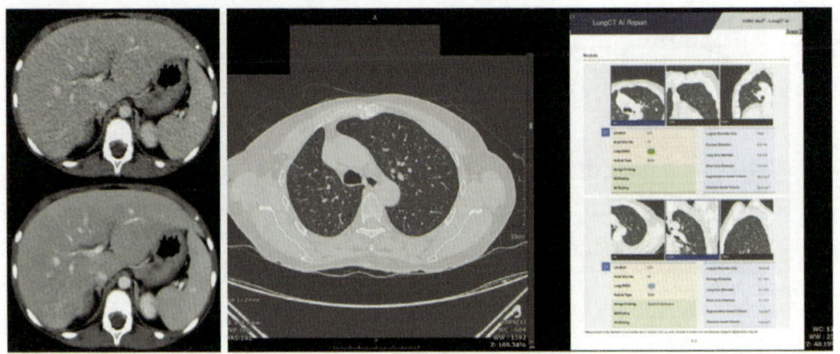

그림 4-52. 전산화 단층 촬영의 AI 적용 예(좌: 영상 질 향상, 우: 폐결절 감지 판독 보조)
(VUNO Med: LunhCT AI)

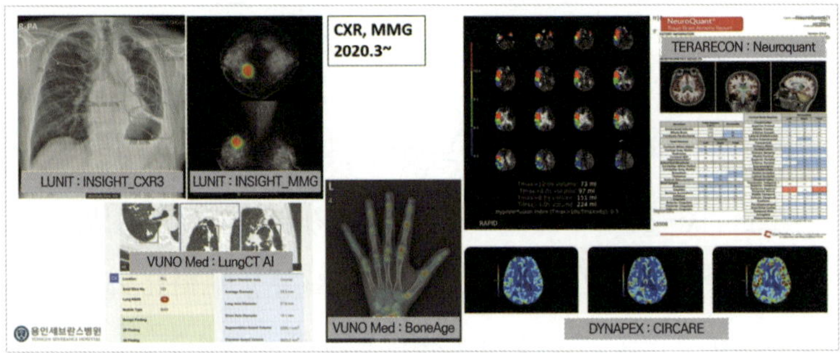

그림 4-53. 용인세브란스병원 영상의학 분야 AI 활용 사례

략을 수립할 수 있게 되었다. 이러한 기능은 감염병 대응뿐만 아니라 만성질환 관리에도 폭넓게 활용될 수 있다.

응급의료 영역에서도 AI의 활용은 두드러진다. 특히 기흉 환자의 조기 협진 및 검사율 향상에 기여하고 있으며, 응급실에서 AI가 실시간으로 영상 데이터를 분석해 기흉 가능성을 제시함으로써 관련 전문과와의 협진이 빠르게 이루어지고 필요한 검사도

사람을 위한 디지털, 의료의 미래를 열다

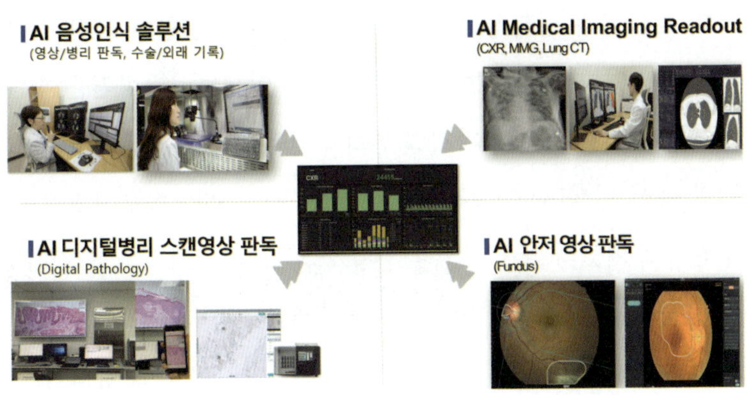

그림 4-54. AI 활용 의료혁신 내용

신속히 진행된다. 이는 응급 상황에서의 대응 속도를 높이고, 환자의 안전을 확보하는 데 중요한 역할을 한다.

이처럼 용인세브란스병원이 도입한 AI 판독 솔루션은 단순한 기술 도입을 넘어, 실제 임상 현장에서 환자 진료의 질을 향상시키고 병원 운영의 효율성을 극대화하는 데 실질적인 성과를 창출하고 있다. 향후 이러한 기술은 타 의료기관으로도 확산되어, 의료 서비스의 새로운 표준으로 자리 잡을 것으로 기대된다.

음성 인식 솔루션

도입 배경 및 목표

의료 현장은 빠르게 디지털화되고 있으며, 특히 진료 기록 업무의 효율성과 정확성을 높이기 위한 기술적 전환이 활발히 이루어지고 있다. 이러한 변화에 발맞춰, 용인세브란스병원은 개원 초기부터 의료 분야의 디지털 변화에 능동적으로 대응하고자 AI 기반 음성 인식(Automatic Speech Recognition, ASR) 솔루션 도입을 추진하게 되었다.

음성 인식 솔루션은 단순한 기술 도입을 넘어, 의료 환경에 실제 적용 가능한 수준의 정확도와 안정성, 그리고 의료 특화 언어 모델을 갖춘 기술력을 보유한 업체와의 공동 개발을 통해 도입되었다. 이를 통해 병원 내 다양한 진료과와 기록 유형에 확장성 있게 적용 가능한 시스템 구축을 목표로 하였다. 용인세브란스병원은 이를 실현하기 위해, 국내외 실제 의료 현장에서 음성 인식 기술이 검증된 파트너를 탐색하고, 공동 개발 방식으로 병원 맞춤형 솔루션을 구현하고자 하였다.

도입된 음성 인식 솔루션은 특히 영상의학과, 병리과, 핵의학과 판독지 작성, 재활의학과, 입원의학과 경과기록지, 수술기록지 작성 등 반복적이고 시간이 많이 소요되는 의료기록 문서 작성 업무에 적용되고 있다. 이로써 의료진의 문서 작성 시간을 단축하고, 업무 효율성을 높이는 데 중점을 두고 있다. 의료진은 키보드 입력 없이 음성만으로도 빠르고 정확하게 기록을 생성할 수 있으며, 이는 진료의 흐름을 방해하지 않으면서도 기록의 완성도와 일관성을 높이는 효과를 기대할 수 있다.

궁극적으로 본 솔루션의 도입은 의료진의 업무 효율성을 높이

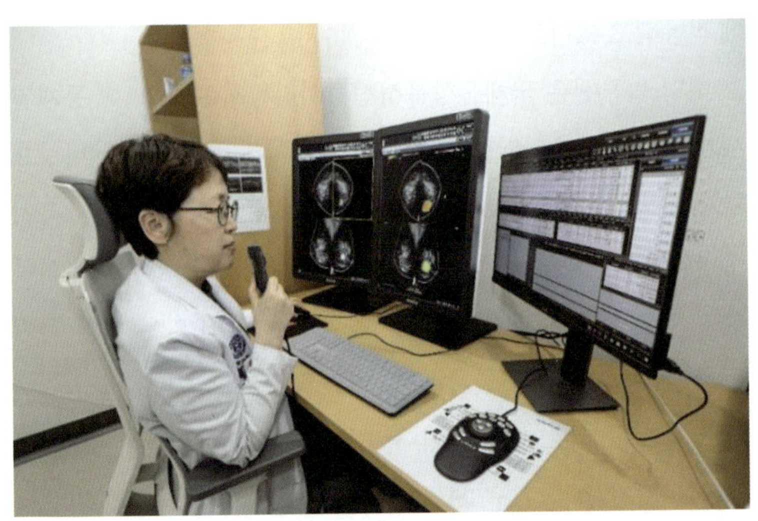

그림 4-55. 음성 인식 솔루션 사용 판독 기록 장면

는 동시에, 병원 전체의 디지털 역량을 강화하고, 정확하고 신속한 의료정보 관리 체계를 구축함으로써 환자 중심의 스마트 진료 환경을 실현하는 데 중요한 기반이 될 것으로 기대된다.

특징

용인세브란스병원에 도입된 음성 인식 솔루션은 의료 현장의 복잡하고 다양한 문서 작성 업무를 효율화하고, 의료진의 업무 부담을 줄이기 위해 설계된 최첨단 인공지능 기반 시스템이다. 이 솔루션은 영상의학과, 병리과, 핵의학과에서 사용되는 판독지, 재활의학과, 입원의학과에서 활용되는 입원경과 기록지, 초진 및 재진 기록지, 퇴원 기록지 등 주요 의료 기록 문서에 폭넓게 적용되고 있다.

해당 솔루션은 국제음향음성신호처리학회(ICASSP)에 등재된 세계적인 수준의 딥러닝 기반 음성 데이터셋 변환 기술을 바탕으로 개발되었으며, 의료 환경에 최적화된 성능을 자랑한다. 특히 국내 의료 현장의 특수성을 반영하여 국문과 영문이 혼용된 의학 용어, 다양한 진료과별 표현 방식, 검사 기법에 따른 용어 차이 등을 정교하게 전처리할 수 있는 기능을 갖추고 있다.

또한 신규 의료 전문 용어나 표현이 지속적으로 반영될 수 있도록 설계된 솔루션 구조를 통해, 병원 자체 데이터를 기반으로 한 AI 음성 인식 모델의 지속적인 학습과 성능 개선이 가능하다.

해당 음성 인식 솔루션은 병원의 핵심 시스템인 EMR과도 연동되어, 의료진이 음성으로 입력한 내용이 실시간으로 해당 시스템에 자동 전송되어 저장된다. 이로 인해 문서 작성 과정이 단축되고, 정보 누락이나 입력 오류 가능성도 현저히 감소한다.

사용자 편의성 또한 세심하게 고려되었다. 의료진의 기록 스타일과 문서 작성 시나리오를 분석하여, 각 진료과 및 개인의 업무 흐름에 최적화된 음성 인식 인터페이스가 설계되었다. 또한 문서 규격화 옵션을 통해 일관된 문서 형식 유지도 가능하다. PACS 및 EMR 내에 음성 인식 전용 메뉴 버튼을 배치하여 의료진이 기능을 쉽게 사용할 수 있도록 했으며, 사용자 의견을 적극 반영한 UI·UX 설계도 함께 적용되었다.

이처럼 용인세브란스병원의 음성 인식 솔루션은 단순한 기술

  사람을 위한 디지털, 의료의 미래를 열다

도입을 넘어, 의료진의 업무 효율성 향상, 진료 기록의 정확성 확보, 병원 디지털 전환 가속화라는 세 가지 핵심 가치를 실현하는 스마트 헬스케어 인프라로 자리매김하고 있다.

관련 통계

현재 음성 인식솔루션은 영상의학과, 병리과, 핵의학과, 재활의학과, 입원의학과의 총 5개 임상과에서 활용되고 있다. 그중에서도 영상의학과 판독지 작성에 가장 활발하게 사용되고 있으며, 이는 해당 솔루션이 영상의학과에서 자주 사용되는 판독 용어에 최적화되어 있어 높은 인식 정확도와 우수한 사용 편의성을 제공하기 때문이다.

실제 월별 사용 데이터를 살펴보면, 영상의학과에서는 2024년 8월 한 달간 1인당 최대 약 1,192건의 사용량을 기록하였으

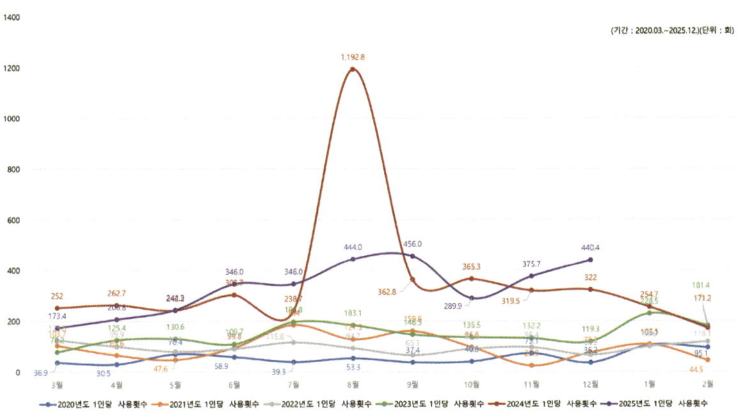

그림 4-56. 영상의학과 1인당 음성 인식 솔루션 사용 횟수

며, 현재는 1인당 평균 440건 수준으로 사용되고 있다. 이 수치는 영상의학과 전체 교원을 기준으로 산출된 것이 아니라, 음성 인식 솔루션을 실제 사용하는 영상의학과 교원을 기준으로 계산된 수치다.

이러한 통계는 음성 인식 솔루션이 의료진의 문서 작성 업무를 효과적으로 지원하고 있으며, 전반적인 업무 효율성 향상에 기여하고 있음을 보여주는 지표로 평가할 수 있다.

디지털 병리

도입 배경 및 목표

의료 현장에서 병리 진단은 환자의 치료 방향을 결정짓는 핵심적인 과정으로, 그 정확성과 신속성은 환자의 예후에 직접적인 영향을 미친다. 그러나 기존의 유리 슬라이드 기반 병리 진단 방식은 물리적 보관의 한계, 검체 오염 및 바뀜 가능성, 진단의 일관성 확보 어려움 등 여러 제약을 안고 있었다. 이러한 문제를 해결하고, 병리 진단의 정밀성과 효율성을 동시에 향상시키기 위한 전략으로 디지털 병리(Digital Pathology) 솔루션의 도입이 추진되었다.

디지털 병리 솔루션은 병리 슬라이드를 고해상도 디지털 영상으로 변환하는 디지털 스캐너를 기반으로 하며, 변환된 영상은 모니터 등의 영상표시장치를 통해 현미경 없이도 1차 진단 (Whole Slide Imaging, WSI)이 가능하도록 한다. 이를 통해 병리 전문의는 시간과 장소에 구애받지 않고 슬라이드를 판독할 수 있으며, 네트워크를 통한 원격 병리 진단(Telepathology)도 가능해진다. 그 결과, 병리 전문의 간의 협진 및 자문이 더욱 신속하고 유연하게 이루어질 수 있다.

또한 디지털 병리는 영상 분석 소프트웨어를 활용한 정량 분석, 계측 분석, 컴퓨터 보조 진단(CAD) 등 고도화된 진단 기능을 포함하고 있어, 병리 진단의 정확도와 일관성 향상에 기여한다. 특히 자동 검체 추적 시스템과의 연계를 통해 검체 바뀜이나 오염 등 인적 오류를 예방함으로써, 환자 안전성 확보에도 중요한 역할을 한다.

디지털 병리의 또 다른 강점은 고해상도 영상의 영구 보관이 가능하다는 점이다. 유리 슬라이드의 변색, 파손, 분실 등의 위험에서 벗어날 수 있으며, 과거 병리 검사 결과와의 비교 판독도 용이해져 보다 정밀하고 종합적인 진단이 가능해진다.

더 나아가 디지털 병리를 통해 축적된 방대한 병리 영상 데이터는 AI 기반 분석 플랫폼 구축의 핵심 자산으로 활용될 수 있다. 이를 통해 향후 맞춤형 정밀의료 서비스 제공이 가능해지고, 의료의 질 또한 한층 더 향상될 것으로 기대된다. 또한 의료기관 간 디지털 영상 공유 시스템이 구축될 경우, 환자가 다른 병원으로 이동할 때 슬라이드 재제작이나 중복 검사를 줄일 수 있어 의료

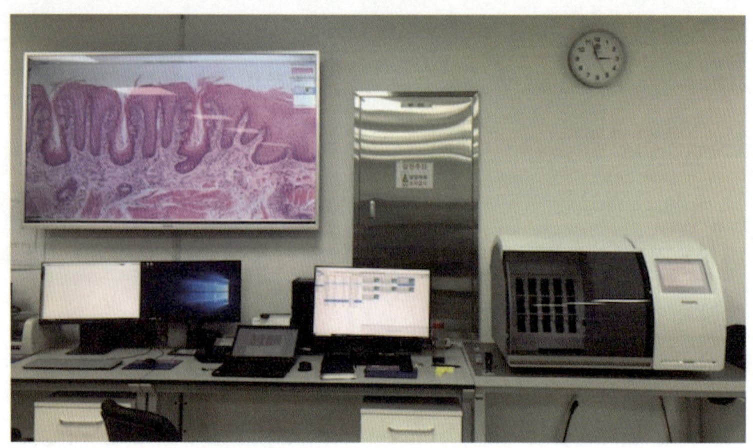

그림 4-57. 디지털 병리 운영 사진

비 절감과 진료 연속성 확보에도 크게 기여할 수 있다.

결과적으로 디지털 병리 솔루션의 도입은 병리 진단의 정확성과 효율성을 높이는 것은 물론, 병원 전체의 스마트 진료 역량 강화, 환자 안전성 제고, 정밀의료 기반 마련이라는 다층적인 목표를 실현하는 핵심 전략으로 자리 잡고 있다.

특징

디지털 병리 솔루션은 초고속 슬라이드 스캐너, 서버, 스토리지, 뷰어 등을 포함한 이미지 관리 시스템을 기반으로 병리 이미지를 디지털 방식으로 생성하고 시각화하며 관리하는 시스템이다. 이 솔루션은 1차 병리 진단을 목적으로 사용되며 이미지의 스캔, 저장, 프레젠테이션, 검토, 공유 기능을 갖춘 첨단 소프트웨어 도구들이 탑재되어 있다.

해당 솔루션은 유럽 CE-IVD 인증을 획득하였으며, 미국 FDA 와 일본 PMDA로부터도 1차 병리 진단용 승인을 받은 제품이다. 2020년 기준, 국내에서는 3차 의료기관을 중심으로 디지털 병리 솔루션이 도입되어 실제 진단에 활용되고 있으며, 전체 병리 진단 중 디지털 방식으로 수행되는 비율은 점차 증가하는 추세다.

용인세브란스병원은 국내 최초로 해당 솔루션을 1차 병리 진단에 100% 적용하였으며, 아시아 최초로 원격 협진 자문을 위한 네트워크 시스템을 구축하였다. 이를 통해 국내외의 분야별 병리 전문의와의 실시간 협진 자문이 가능해졌고, 환자에게 보다 신속하고 정확한 병리 진단을 제공함으로써 국내 디지털 병리 분야의 선도적인 역할을 수행하고 있다.

AI 도슨트

도입 배경 및 목표

디지털 헬스케어의 발전은 병원 서비스의 패러다임을 빠르게 변화시키고 있다. 이제 의료 현장은 단순히 진료와 치료만을 제공하는 공간을 넘어, 환자 경험 중심의 스마트 서비스 플랫폼으로 진화하고 있다. 이러한 변화 속에서 용인세브란스병원은 환자 중심의 스마트 병원 환경을 구현하기 위한 전략으로, 지능형 휴

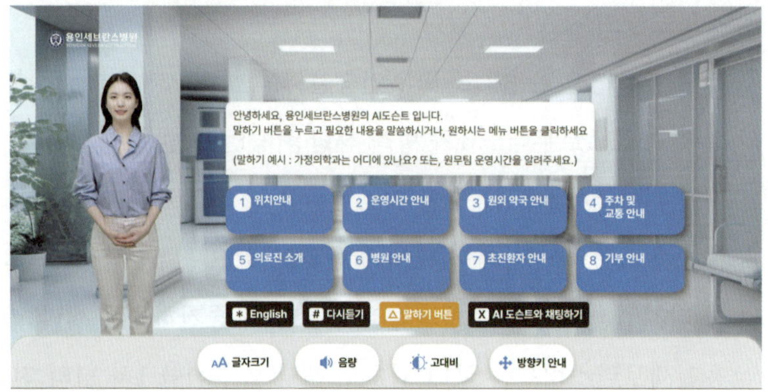

그림 4-58. AI 도슨트 메인 화면

먼 AI 도슨트 시스템 도입을 추진하게 되었다.

그 배경에는 분명한 필요가 있었다. 병원을 방문한 환자와 보호자는 종종 어디로 가야 할지 몰라 헤매거나, 반복적으로 안내를 요청하고, 대기 시간 동안 불편함을 겪는 경우가 많다. 특히 대형 종합병원의 경우 진료과가 다양하고 동선이 복잡해, 처음 방문하는 환자에게는 병원 이용이 큰 스트레스가 될 수 있다. 이러한 문제는 환자 경험을 저해할 뿐만 아니라, 의료진과 안내 직원의 업무 부담도 가중시킨다. 안내 데스크는 반복되는 질문에 응대하느라 본연의 업무에 집중하기 어렵고, 의료진 역시 불필요한 문의로 인해 진료 효율성이 떨어질 수 있다.

용인세브란스병원은 이 문제를 해결하고, 보다 직관적이고 친근한 의료 서비스를 제공하기 위해 새로운 접근 방식이 필요하다고 판단했다. 단순히 안내 인력을 증원하는 방식은 비용 부담이

사람을 위한 디지털, 의료의 미래를 열다

크고, 24시간 내내 균일한 품질의 서비스를 제공하기 어렵다는 한계가 있었다. 이에 병원은 AI 기술을 활용한 스마트 안내 시스템을 도입해, 환자와 보호자가 언제 어디서나 쉽고 빠르게 필요한 정보를 얻을 수 있는 환경을 구축하고자 했다.

2023년 6월 28일, 용인세브란스병원은 국내 종합병원 최초로 AI 도슨트 시스템 구축을 위한 업무협약(MOU)을 인공지능 플랫폼 개발 전문 기업과 체결하였다. 이 협약은 단순한 기술 도입을 넘어, AI 기술을 활용한 새로운 의료 서비스 모델을 공동 개발하는 전략적 파트너십이다. 목표는 분명하다. 환자 경험을 획기적으로 향상시키는 것이다.

특징

AI 도슨트 키오스크는 병원 내 정보 안내를 더 친근하고 효율적으로 제공하기 위해 도입되었다. 기존의 안내 시스템이 단순한 텍스트 기반 정보 제공에 머물렀다면, 이 시스템은 실사형 AI 휴먼 모델을 활용해 이용자에게 시각적으로 친숙한 인상을 준다. 또한 대화형 인터페이스를 통해 자연스럽게 정보를 전달할 수 있도록 설계되어 있어, 환자와 보호자가 마치 사람과 대화하듯 편안하게 이용할 수 있다.

이 시스템의 핵심은 LLM(대규모 언어 모델) 기반의 지능형 응답 기능이다. 이를 통해 사용자의 다양한 질문에 유연하게 대응할 수 있으며, 단순한 정보 제공을 넘어 상황에 맞는 안내와 대화가 가능하다. 이러한 기능은 고객(환자)의 만족도와 병원 경험 향상에 실질적인 효과를 발휘한다.

여기에 STT(Speech-to-Text)와 TTS(Text-to-Speech) 기술이 적용되어, 음성 기반의 상호작용이 자연스럽게 이루어진다. 사용자는 화면을 터치하지 않고도 음성으로 질문하고 답변을 들을 수 있어, 손이 불편한 환자나 고령자에게 특히 유용하다.

AI 도슨트는 반복적이고 단순한 문의를 자동 처리할 수 있어, 안내 직원의 업무 부담을 경감시키는 데 기여한다. 이를 통해 병원은 운영 효율성을 높이고, 인력 자원을 보다 전략적으로 활용할 수 있는 기반을 마련할 수 있다. 예를 들어, 직원들은 단순 안내 대신 환자 맞춤형 서비스 제공이나 긴급 상황 대응 등 더 중요

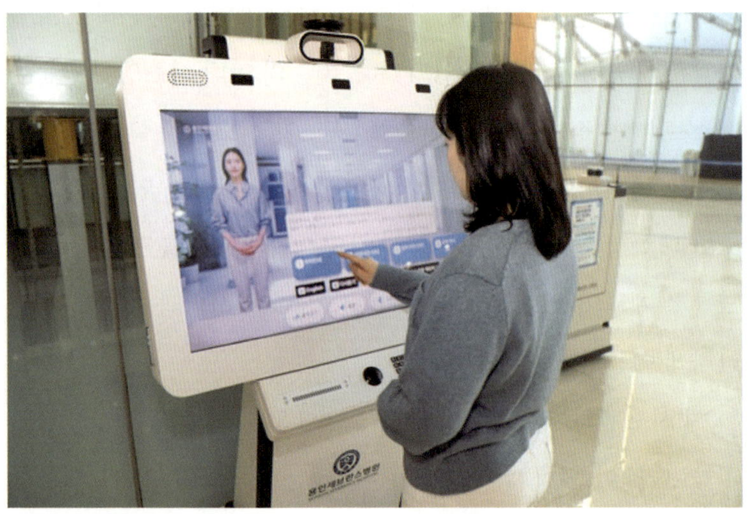

그림 4-59. AI 도슨트 활용 예시

한 업무에 집중할 수 있다.

접근성 측면에서도 강점을 갖는다. '배리어프리(Barrier-Free)' 기능을 통해 장애인이나 고령자도 쉽게 정보에 접근할 수 있으며, 영어 안내 기능을 통해 외국인 방문객에게도 편리한 서비스를 제공할 수 있다. 이는 글로벌 환자 유치와 국제 진료 환경에서도 중요한 경쟁력이 된다.

결과적으로, AI 도슨트 키오스크는 병원 내 정보 접근성과 응대 품질을 동시에 향상시키는 핵심 도구다. 디지털 헬스케어 환경에서 이러한 시스템의 도입과 운영은 병원 서비스의 질을 높이고, 다양한 고객층의 만족도 향상에 크게 기여한다. 앞으로 AI 도슨트는 단순한 안내 기능을 넘어, 병원과 환자를 연결하는 새로운 커뮤니케이션 허브로 자리 잡을 것으로 기대된다.

관련 통계

2025년 3월부터 12월까지의 AI 도슨트 활용 통계를 분석한 결과, 전반적으로 안내 서비스에 대한 수요가 지속적으로 증가하고 있는 추세를 보였다. 특히 11월에는 총 424건의 이용 건수를 기록하며, 가장 높은 수치를 나타냈다. 이는 병원 이용자들의 정보 요구가 급증했음을 보여준다. 이는 병원 내외부 환경 변화나 특정 시기 요인에 따라 AI 도슨트의 활용도가 크게 달라질 수 있다는 점을 시사한다.

항목별로 살펴보면 '병원 안내', '초진 환자 안내', '주차 및 교통 안내'에서 6월 이후 뚜렷한 증가세가 나타났다. 특히 '주차 및 교통 안내'는 7~8월에 크게 확대되며 전체 이용량 상승을 견인했고, 11월에는 최대로 확대되어 총합 최고치(424건) 형성에 핵심적으로 기여한 것으로 보인다. 이는 방문 수요가 늘어나는 시기일수록 '도착 경험(주차·이동·진입)' 관련 정보가 AI 도슨트 사용을 촉진한다는 점을 보여준다.

또한 '의료진 소개'는 하반기, 특히 10~11월에 증가 폭이 커지며 이용자들이 단순 동선 안내를 넘어 진료 선택과 신뢰에 필요한 정보를 적극적으로 탐색하는 흐름이 확인된다. 반면 '운영 시간 안내'는 4~6월에 상대적으로 높았다가 이후에는 완만해지는 양상으로, 상반기에는 기본 운영 정보 확인 수요가 컸으나 하반기로 갈수록 병원 이용 전반(병원 안내·초진 안내)과 외부 연계(원외 약국, 교통)로 관심이 확장된 것으로 해석된다.

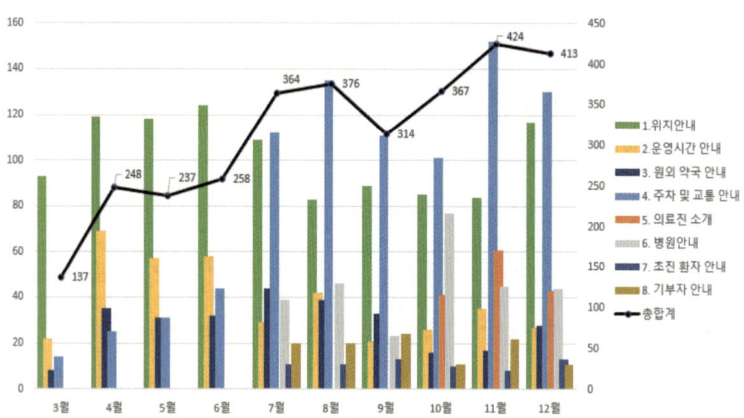

그림 4-60. AI도슨트 활용 통계

사람을 위한 디지털, 의료의 미래를 열다

이러한 통계는 단순한 수치 이상의 의미를 지닌다. 사용자들이 어떤 정보를 가장 많이 찾는지, 어떤 시기에 어떤 안내가 필요한지를 파악함으로써 AI 도슨트의 기능을 더욱 정교하게 개선할 수 있는 기반이 되기 때문이다. 이에 따라 병원은 향후 사용자 맞춤형 안내 기능을 강화할 계획이다. 예를 들어, 자주 묻는 질문을 자동 추천하거나, 환자의 방문 목적에 따라 필요한 정보를 선제적으로 제공하는 기능이 추가될 수 있다.

음성 인식 및 텍스트 분석 시스템

도입 배경 및 목표

용인세브란스병원은 2023년, 의료 데이터 중심 병원 지원사업의 일환으로 음성 인식(STT) 및 텍스트 분석(TA) 시스템을 구축하였다. 이 프로젝트는 병원의 디지털 혁신을 한층 더 강화하고, 의료 데이터의 활용도를 높이기 위한 중요한 단계로 추진되었다.

1) 음성 인식 시스템 구축

음성 인식 시스템은 콜센터 상담원의 통화 내용을 실시간으로 텍스트로 변환하는 기술이다. 이를 통해 상담 내용이 자동으로 기록되어 업무 효율성과 정확성이 향상되며, 상담원은 고객 응대

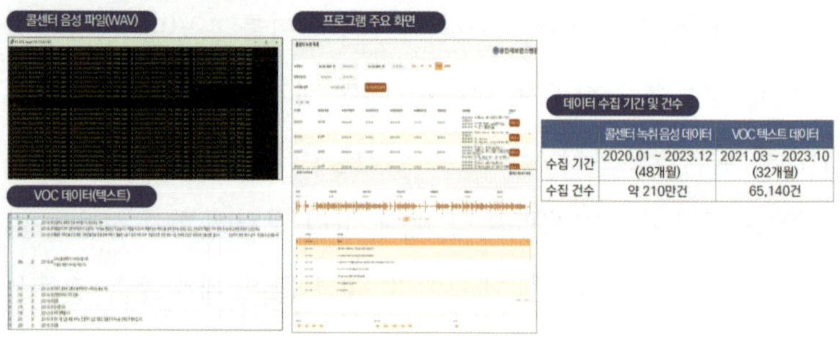

	콜센터 녹취 음성 데이터	VOC 텍스트 데이터
수집 기간	2020.01 ~ 2023.12 (48개월)	2021.03 ~ 2023.10 (32개월)
수집 건수	약 210만건	65,140건

그림 4-61. 시스템 주요 구성 내용

에 보다 집중할 수 있다. 또한 변환된 텍스트는 상담 이력 관리, 품질 모니터링, 고객 불만 분석 등에 활용되어 서비스 품질을 높이는 기반이 된다.

2) 텍스트 분석(TA) 시스템 구축

텍스트 분석 시스템은 변환된 상담 텍스트를 분석하여 유의미한 패턴과 인사이트를 도출하는 기술이다. 이를 통해 병원은 고객 문의 유형, 불만 사항, 서비스 개선 포인트 등을 체계적으로 파악할 수 있다. 특히, 대량의 상담 데이터를 자동 분석함으로써 운영 효율성을 높이고, 고객 만족도 향상 및 서비스 품질 개선에 기여한다.

특징

고객의 목소리를 보다 정밀하게 이해하고 서비스 품질을 향상

사람을 위한 디지털, 의료의 미래를 열다

시키기 위해, 콜센터 상담원의 음성 데이터를 기반으로 한 고객 불만 분석 시스템을 구축하고 있다. 이 시스템은 상담 중 이루어진 대화를 STT(Speech To Text) 기술을 활용해 텍스트로 자동 변환한 뒤, 해당 텍스트를 분석하여 고객의 주요 불만 사항과 요구를 체계적으로 파악할 수 있도록 설계되었다.

변환된 텍스트는 자연어처리 기반의 텍스트 분석(Text Analysis) 기술을 통해 정제되며, 이 과정에서 고객이 언급한 핵심어(Keywords)를 자동 추출하고, 이를 사전에 정의된 불만 유형 또는 서비스 카테고리에 따라 분류한다. 또한 고객의 발화 내용에 담긴 감정(Emotion)을 분석하여, 불만의 강도와 긴급성을 정량적으로 평가할 수 있도록 한다.

이러한 분석 결과는 고객 응대 전략 수립, 서비스 개선 우선순위 결정상담 품질 향상에 있어 중요한 인사이트를 제공한다. 궁극적으로는 고객 만족도 제고와 기업 신뢰도 향상에 기여하는 핵심 도구로 활용되고 있다.

관련 통계

본 통계는 전화예약센터 통화에 대한 긍·부정 분석 서비스를 통해 서비스 전반에 대한 환자 만족도를 파악하고, 향후 서비스 개선 방향을 도출하기 위해 수행되었다. 분석 결과 대부분의 항목에서 긍정 응답 비율이 매우 높게 나타났으며, 이는 병원의 전화예약센터 만족도가 전반적으로 우수함을 보여준다.

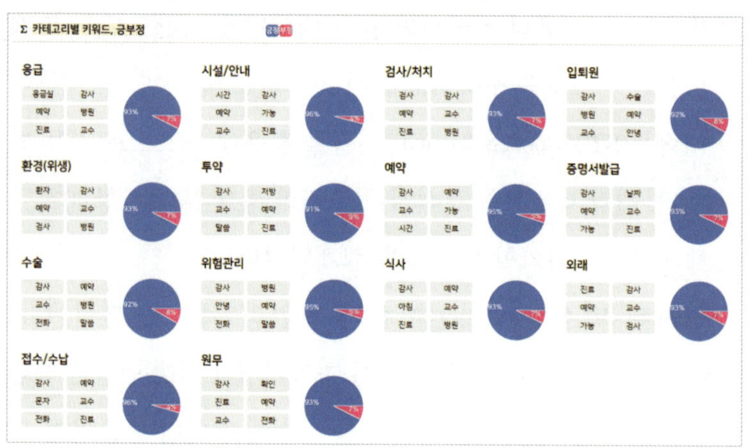

그림 4-62. 전화예약센터 통화 긍정·부정 분석

전체 응답 분포를 보면, 파란색(긍정 응답)이 대부분을 차지하고 분홍색(부정 응답)은 매우 낮은 비율을 보였다. 이는 환자 경험 향상을 위한 지속적인 개선 노력이 효과를 거두고 있음을 의미한다.

용인세브란스병원은 이러한 긍정적인 흐름을 유지하는 동시에, 고객 만족을 위한 인사이트를 얻고자 고객의 소리를 AI로 분석하고 있다.

사람을 위한 디지털, 의료의 미래를 열다

디지털 트윈 기반 모의훈련

도입 배경 및 목표

의료기관에서의 모의훈련은 병원 운영의 안정성과 환자 안전 확보를 위한 필수 절차다. 그러나 실제 훈련을 시행하는 데에는 여러 가지 현실적인 제약이 따른다. 특히 대규모 집체훈련의 경우 복잡한 준비 과정과 다수의 현장 인력 투입이 필요하며, 무엇보다도 환자 진료와 같은 필수의료 서비스를 중단하지 않고 훈련을 병행해야 한다는 점에서 실행에 큰 어려움이 존재한다.

이러한 문제를 해결하고자, 용인세브란스병원은 가상 환경 기반의 '디지털 트윈(Digital Twin)' 기술을 도입하여 전산장애 훈련의 새로운 모델을 구축하였다. 디지털 트윈은 실제 병원의 구조와 운영 흐름을 가상 공간에 동일하게 구현함으로써, 현실과 유사한 상황을 안전하게 시뮬레이션할 수 있는 기술이다.

해당 훈련은 병원 내 다수의 부서와 50여 명 이상의 인원이 참여한 가운데 진행되었으며, 가상의 환자와 공간을 활용해 실제 진료 환경을 방해하지 않으면서도 훈련의 몰입도와 실효성을 동시에 확보했다. 이를 통해 병원은 인적·물적 자원, 시간, 비용을 최소화하면서도 현실적인 위기 대응 능력을 강화할 수 있었다.

디지털 트윈 기반 훈련 시스템의 도입은 단순한 기술 적용을 넘어, 병원 운영의 연속성과 환자 안전을 동시에 확보할 수 있는 전략적 전환점으로 작용한다. 향후에는 전산장애 훈련뿐만 아니

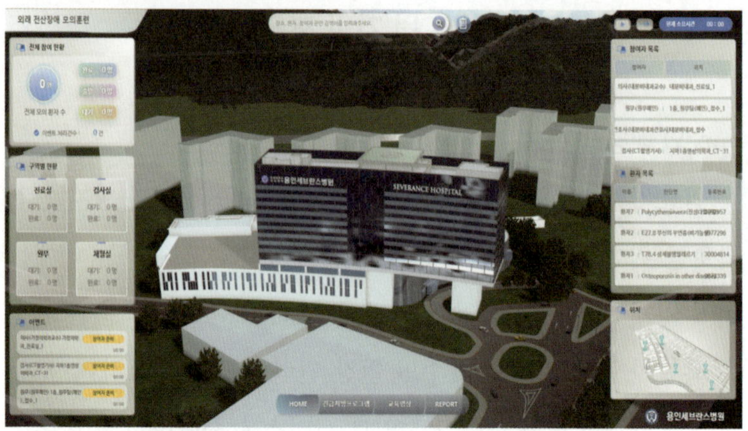

그림 4-63. 모의훈련 메인 화면

라 감염병 대응, 재난 상황 시뮬레이션 등 다양한 위기 상황에 대한 사전 대응 역량을 체계적으로 강화하는 데에도 활용될 수 있을 것으로 기대된다.

특징

용인세브란스병원은 디지털 기술 기반의 재난 대응 역량 강화를 목표로, 2023년 12월부터 혁신적인 훈련 체계를 도입하며 병원 위기관리의 새로운 기준을 제시하고 있다. 특히 이번에는 새롭게 제·개정된 전산장애 대응 지침서를 바탕으로, 개원 이후 처음으로 외래 진료 환경에서의 전산장애 대응 모의훈련을 실시하였다. 이 훈련은 단순한 시나리오 기반의 반복 훈련을 넘어, 병원의 실제 구조와 환자 흐름을 정밀하게 반영한 가상 환경 플랫폼

사람을 위한 디지털, 의료의 미래를 열다

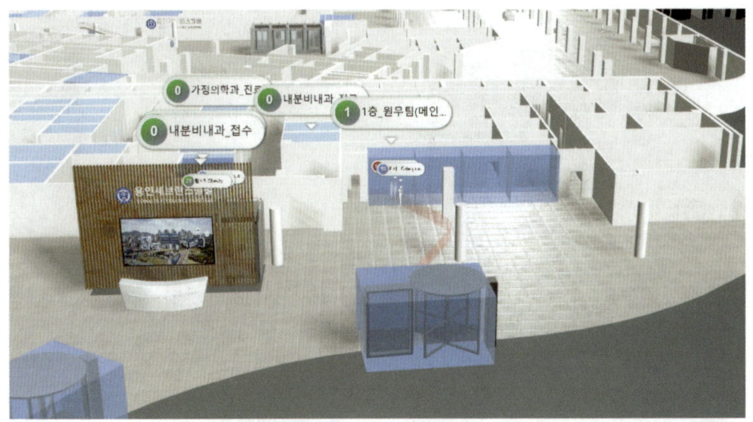

그림 4-64. 모의훈련 프로그램 화면

을 활용하여 훈련의 몰입도와 현실감을 크게 향상시켰다.

도입된 가상 환경 플랫폼은 병원 전체를 디지털 트윈 형태로 구현한 것으로, 317개의 진료 공간과 6개의 출입구를 포함한 실제 병원 구조를 정밀하게 반영하고 있다. 이 가상 공간 내에서는 연령과 중증도에 따라 설정된 가상의 환자들이 실제 환자처럼 움직이며, 현실감 있는 시뮬레이션이 가능하다. 모든 가상 환자의 동선과 진료 현황은 실시간 대시보드를 통해 시각화되어 훈련 참여자들은 병원 전체의 상황을 한눈에 파악하고, 장애 발생 시 각 부문에 미치는 영향을 직관적으로 확인할 수 있다. 이러한 시각화 기능은 훈련의 몰입도를 높이는 동시에, 실제 상황에서의 대응 전략 수립에도 실질적인 도움을 준다.

이번 훈련 시스템은 6개 전산장애 영역과 56개 유형별 장애

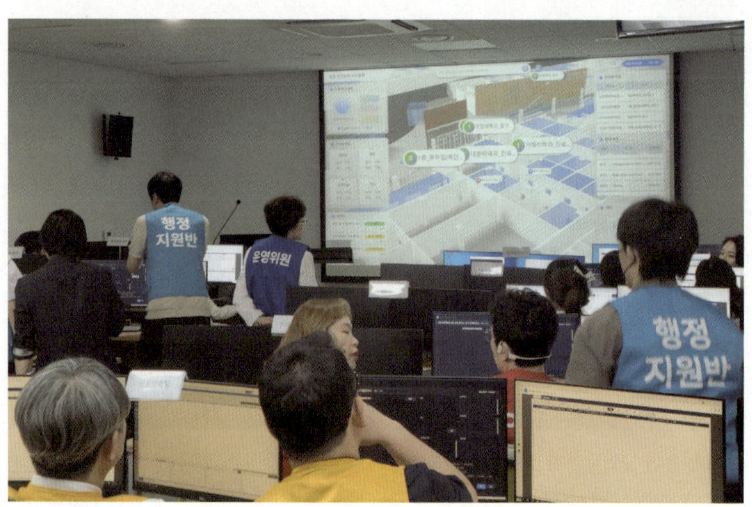

그림 4-65. 전산장애 모의훈련 실시 사진

시나리오를 기반으로 구성되었으며, 각 장애 유형에 따라 다양한 상황을 가상으로 재현할 수 있다. 이를 통해 단순 반복 훈련이 아닌, 다양한 변수와 복합 상황에 대한 대응 역량을 체계적으로 강화할 수 있는 환경이 마련되었다. 무엇보다도 실제 진료를 방해하지 않으면서, 인적·물적 자원과 시간·비용을 최소화할 수 있다는 점에서 병원 운영의 연속성을 유지하면서도 효과적인 위기 대응 훈련이 가능하다는 장점이 있다.

이러한 디지털 트윈 기반 훈련 체계는 전산장애 대응에 국한되지 않고, 2025년 9월에는 방사선 피폭 모의훈련에도 확대 적용되었다. 이번 방사선 훈련은 국내 의료기관 최초로 디지털 트윈 기술을 활용한 방사선 재난 대응 훈련으로, 방사선 안전 문화 확

사람을 위한 디지털, 의료의 미래를 열다

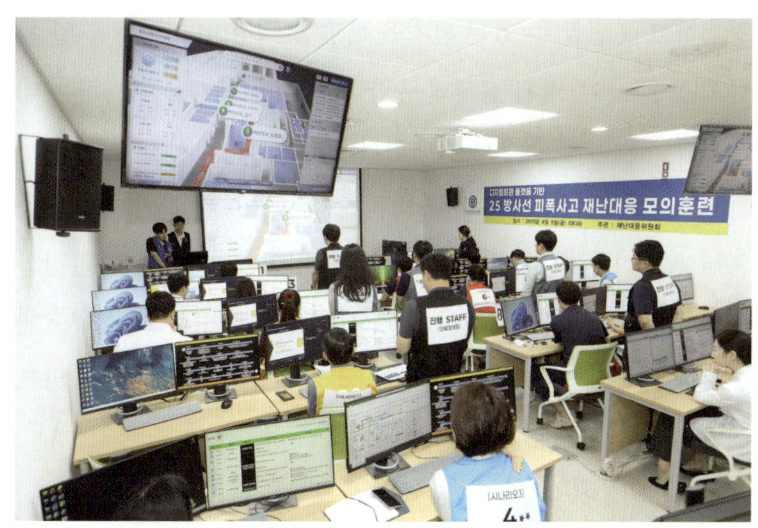

그림 4-66. 방사선 피폭 사고 모의훈련 실시

산과 병원 내 재난 대응 역량 강화를 목표로 진행되었다.

훈련은 핵의학과, 진단검사의학과, 응급 CT 검사실 등을 중심으로 방사선 노출 및 장비 이상 상황을 가정하여 시뮬레이션되었으며, 상황 전파부터 초기 대응, 오염 확산 방지, 환자 분류 및 이송까지 전 과정이 가상 환경에서 이뤄졌다. 여러 부서가 동시에 접속하여 협업할 수 있는 구조로 설계되어, 실제 재난 상황에서의 유기적인 대응 체계를 훈련할 수 있었다.

이러한 성공 사례를 바탕으로, 용인세브란스병원은 향후 화재 대응 훈련에도 디지털 트윈 플랫폼을 적극 활용할 계획이다. 병원 내 화재 발생 시 환자 대피, 진료 중단, 자원 재배치 등 다양한 시나리오를 구성하여, 실제 화재 상황에서의 대응 전략을 사전에 점검하고 훈련할 수 있는 환경을 마련할 예정이다. 이는 단일 재난 대응을 넘어, 병원 전체의 종합 재난 대응 체계를 구축하는 데 중요한 기반이 될 것으로 기대된다.

결과적으로, 용인세브란스병원의 디지털 트윈 기반 재난 대응 훈련 솔루션은 디지털 기술을 활용한 병원 위기 관리 역량 강화의 모범 사례로 자리매김하고 있으며, 향후에는 다양한 재난 대응 시뮬레이션 및 교육 훈련까지 확장 가능한 스마트 인프라로 지속 발전할 것으로 기대된다.

디지털 트윈 가상 병원

도입 배경 및 목표

최근 가상기술을 활용한 디지털 솔루션이 의료 분야에 다양하게 적용되고 있다. 가상현실, 증강현실, 메타버스, 디지털 트윈 등의 기술은 가상의 공간을 생성하거나 현실 공간을 복제함으로써 모니터링 및 예측을 가능하게 하는 데 활용된다. 이러한 기술은 의료기관의 운영 효율성과 서비스 품질을 향상시키는 데 기여할 수 있는 핵심 수단으로 간주된다.

용인세브란스병원은 가상 환경 의료기술 개발을 추진하고 있으며, 디지털 트윈 기반의 병원 공간을 복제하여 가상 환경을 구축하고자 한다. 이 공간은 기존의 디지털 솔루션과 융합되어 병

사람을 위한 디지털, 의료의 미래를 열다

원 운영 전반에 대한 모니터링 및 예측 시스템을 구성하는 데 활용된다. 이를 통해 의료기관의 프로세스 효율성과 접근성을 향상시킬 수 있는 모델을 개발하고, 다양한 운영 시나리오를 발굴하고자 한다.

가상 환경 기반의 병원 운영 모델을 구현하기 위해 복수의 첨단 기술이 융합된 디지털 전환 핵심 요소 기술을 개발한다. 이러한 기술들은 병원 내 다양한 운영 요소, 예를 들어 환자 동선, 의료진의 업무 흐름, 시설 관리 등에 적용되어 시뮬레이션과 최적화가 가능하도록 설계된다. 개발된 핵심 기술을 바탕으로 가상 환경 기반 병원 운영관리 통합 시스템을 구축하고, 이를 실제 병원 현장에 적용하여 서비스 모델의 실효성을 검증한다.

이를 위해 기존 병원 운영 관리 시스템을 조사하고, 디지털 트

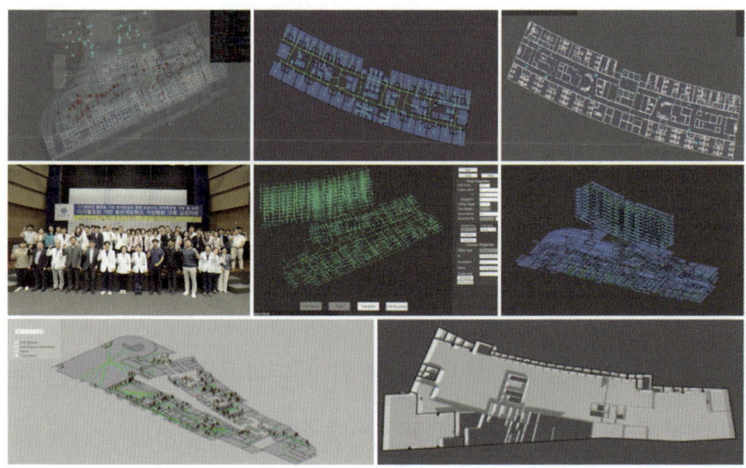

그림 4-67. 용인세브란스병원 디지털 트윈 건립 과정

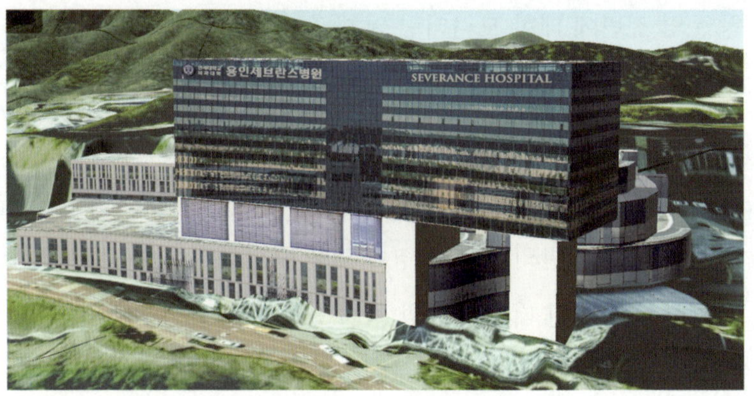

그림 4-68. 용인세브란스병원 디지털 트윈 플랫폼 준공

원 서비스와 연계 가능한 구조를 분석한다. 또한 사용자 경험을 향상시키기 위한 기능을 도출하고, 이를 통해 의료기관의 디지털 전환을 가속화하고자 한다.

궁극적으로 본 프로젝트는 기술 중심의 혁신을 넘어, 환자 중심의 서비스 개선과 의료진의 업무 효율화라는 두 가지 목표를 동시에 달성할 수 있는 통합적 병원 운영관리 모델을 제시한다. 향후 이 모델은 미래형 병원 운영의 기준으로 활용될 수 있으며, 의료기관의 지속 가능한 발전에 기여할 것으로 기대된다.

특징

해당 솔루션은 용인세브란스병원과 동일한 구조로 설계된 디지털 트윈 화면을 기반으로 구현된다. RTLS와 연동하여 입원 및 외래환자, 보호자, 그리고 병원 내 특수 구역을 방문하는 사람들

사람을 위한 디지털, 의료의 미래를 열다

의 위치와 이동 경로를 실시간으로 추적하고, 이를 가상 공간상에 시각적으로 표출한다. 이를 통해 병원 내 인적 흐름을 직관적으로 파악할 수 있으며, 공간 활용의 최적화와 감염병 대응을 위한 기초 데이터를 확보할 수 있다.

또한 환자의 위치 정보를 기반으로 외래 진료 프로세스를 분석하고 최적화하는 기능도 포함되어 있다. 예를 들어 외래환자의 대기 시간, 진료실 이동 시간, 검사실 접근성 등을 실시간으로 분석하여 병원 운영의 병목 현상을 사전에 파악하고 개선할 수 있다. 이러한 기능은 디지털 트윈과 RTLS뿐만 아니라 ERP(전사적 자원 관리), MESS(의료장비 관리 시스템), EMR 등 다양한 병원 정보 시스템과의 연동을 통해 구현된다.

가상 병원 환경에서는 의료장비의 위치와 가동률을 실시간으로 통합 관리할 수 있다. 이를 통해 자산의 효율적 배치가 가능하며, 장비의 사용 현황에 따라 신속한 재배치와 예방적 유지보수

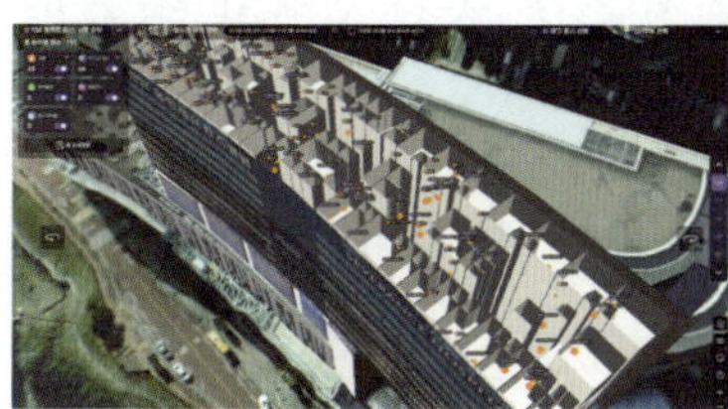
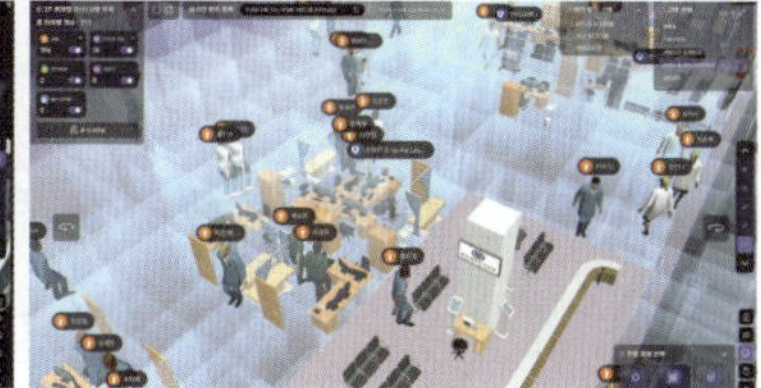

그림 4-69. 디지털 트윈: 환자 위치 모니터링

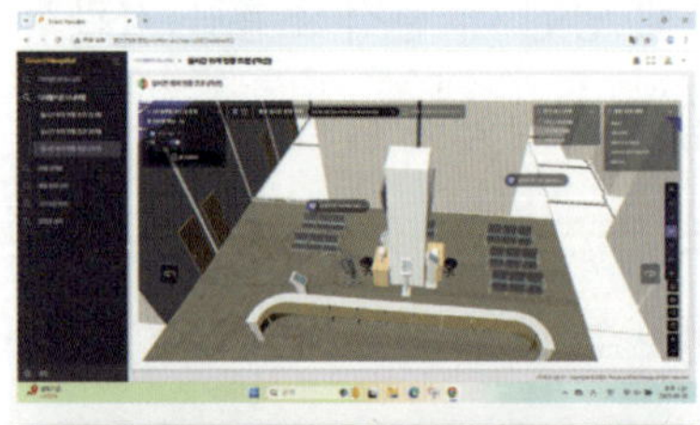

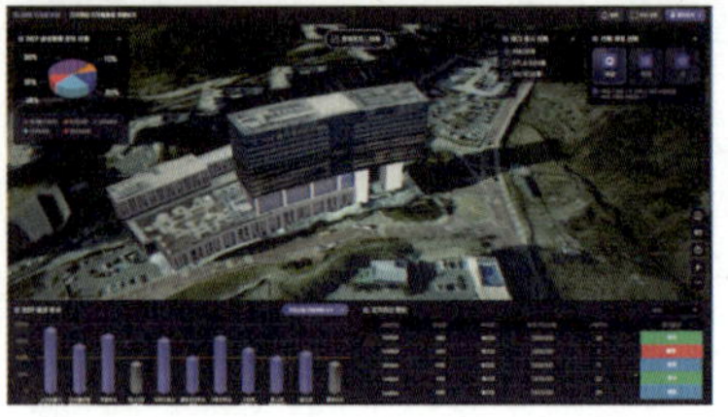

그림 4-70. 디지털 트윈: 자산 관리 시스템

가 가능해진다. 이로써 장비 운영에 따른 비용 절감 효과는 물론, 의료진의 업무 효율성도 향상된다.

더불어, 디지털 트윈과 병원정보시스템(HIS)의 데이터를 연계하여 AI 기반 시뮬레이션 기능을 제공한다. 이 기능은 외래 진료의 밀집도와 진료 소요 시간을 예측함여, 환자의 대기 시간을 줄이고 진료 흐름을 보다 효율적으로 운영할 수 있도록 지원한다. 예측된 데이터를 바탕으로 진료 일정 조정, 공간 재배치, 인력 배분 등 전략적 의사결정이 가능해진다.

기존에 운영 중인 스마트 환자케어 시스템과의 연계도 중요한 요소다. 웨어러블 디바이스, EMR, RTLS 등과 연동하여 입원환자의 생체신호, 활동 정보, 위치 데이터를 통합적으로 관리할 수

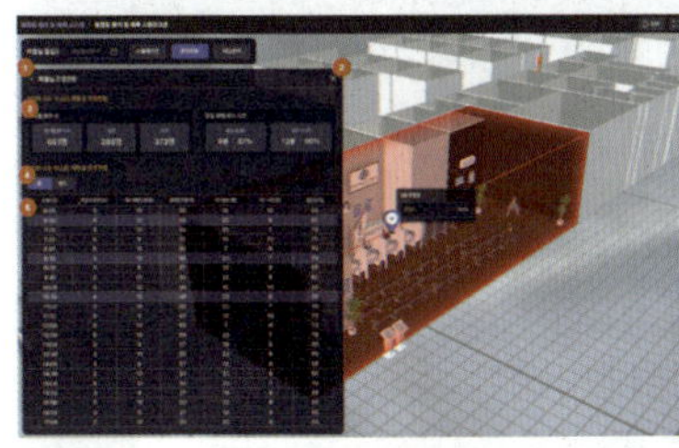
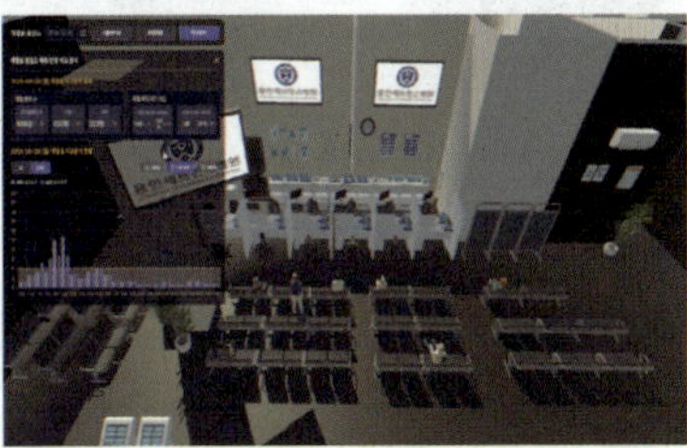

그림 4-71. 디지털 트윈: 밀집도·소요시간 시뮬레이션 예측 모델

있으며, 이를 통해 환자의 건강 상태를 실시간으로 모니터링하고 이상 징후를 조기에 감지할 수 있다.

감염병 대응 측면에서도 이 솔루션은 강력한 기능을 제공한다. 환자 및 방문자의 동선, 접촉 이력, 감염 전파 특성 등의 데이터를 기반으로 감염 관리 시뮬레이션을 수행할 수 있으며, 이를 통해 병원 내 감염 확산 가능성을 예측하고 선제적 대응 전략을 수립할 수 있다. 특히 팬데믹 상황이나 고위험군 환자 관리에 있어, 이러한 시뮬레이션 기능은 병원 운영의 안정성과 안전성을 확보하는 데 핵심적인 역할을 한다.

결론적으로, 디지털 트윈 기반의 병원 운영 관리 솔루션은 공간, 자산, 인력, 환자, 감염 관리 등 병원 운영의 모든 요소를 통합적으로 관리할 수 있는 차세대 플랫폼으로 자리매김하고 있다. 기술 간의 유기적인 연동과 실시간 데이터 기반의 의사결정 지원

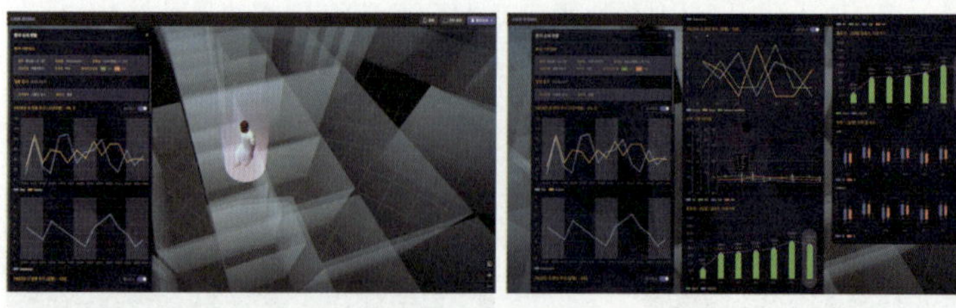

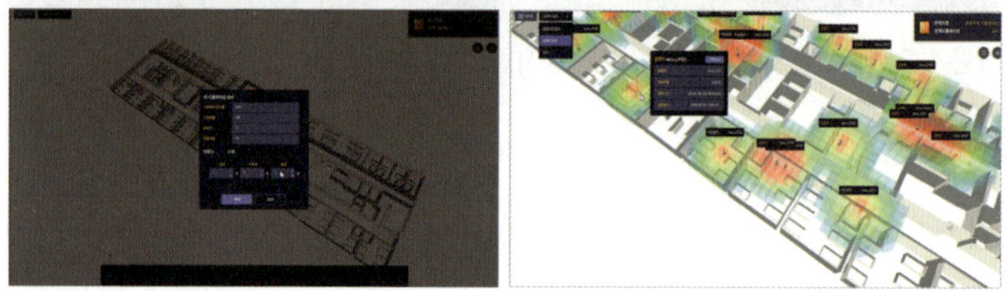

그림 4-72. 디지털트윈: 스마트 환자케어 시스템 및 감염 대응

은 의료기관의 디지털 전환을 넘어 환자 중심의 스마트 병원 구현을 위한 핵심 기반이 된다.

업무 자동화 솔루션 RPA

도입 배경 및 목표

의료기관은 단순히 진료의 질을 높이는 것에 그치지 않고, 병원 운영의 효율성과 디지털 역량을 강화하는 것이 중요한 경쟁력으로 작용하고 있다. 그러나 여전히 병원 내에는 노동 집약적인 단순 반복 업무가 많아, 의료진과 행정 인력의 부담을 가중시키고 병원 전체의 운영 효율성을 저해해왔다.

이러한 문제를 해결하기 위해 용인세브란스병원은 업무 자동화를 통해 병원 내 업무 문화를 혁신하고, 디지털 병원으로서의 이미지를 강화하고자 했다. 그 일환으로, 반복적이고 비효율적인 수작업을 최소화할 수 있는 자동화 솔루션을 도입하였다. 이 솔루션은 단순 반복 작업을 디지털 시스템으로 대체함으로써, 업무 시간을 절감하고 인적 자원을 보다 가치 있는 업무에 집중할 수 있도록 설계되었다.

도입된 시스템은 단순한 자동화 기능을 넘어, 향후 복잡한 업무 프로세스까지 디지털 기반으로 전환할 수 있는 확장성을 갖추고 있다. 이를 통해 병원은 점진적으로 머신러닝 기반의 업무 혁신 플랫폼을 구축하고, 축적된 데이터를 활용해 업무 흐름을 지속적으로 최적화할 수 있는 기반을 마련하고자 한다.

궁극적으로 본 솔루션의 도입은 다음 세 가지 핵심 목표를 실현하는 데 중점을 둔다.

- 병원 전반의 업무 효율성 향상
- 의료진의 행정 부담 경감
- 스마트 병원으로의 디지털 전환 가속화

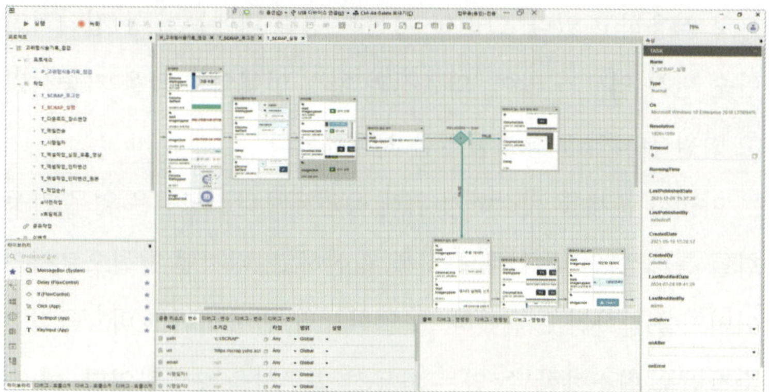

그림 4-73. RPA 프로그램 화면

이는 환자 중심의 고품질 의료 서비스 제공은 물론, 병원의 지속 가능한 성장에도 긍정적인 영향을 미칠 것으로 기대된다.

특징

용인세브란스병원의 RPA(Robotic Process Automation) 솔루션은 병원 내 다양한 부서에서 반복적으로 수행되던 노동 집약적이고 시간 소모적인 행정 업무를 자동화하기 위해 도입되었다. 이 솔루션은 단순한 자동화 도구를 넘어, 병원 운영의 효율성을 높이고 의료진과 행정 인력이 보다 고부가가치 업무에 집중할 수 있도록 지원하는 지능형 업무 혁신 플랫폼으로 설계되었다.

RPA 솔루션은 다음과 같은 핵심 기능을 통해 병원 내 업무 자동화를 실현하고 있다.

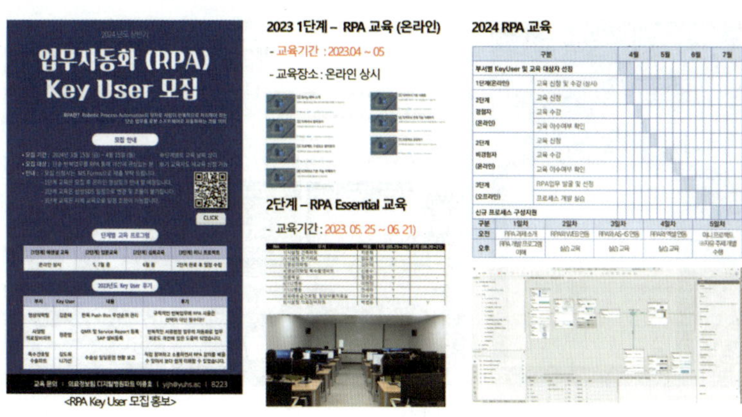

그림 4-74. RPA 교육 관련 공고 내용

부서별 사용 프로세스

- 간호국: 필수 서식 및 간호 기록 미비 점검

- 감염관리실: VRE, CPE 격리 환자 리스트 공유

- 기획예산팀: 진료 실적 보고

- 시설팀 의료장비 파트: SAP 설비 등록, 품질 점검 리포트

- 영상의학팀: 판독 Push(PACS 전송)

- 원무팀: 운영 병상 및 빈 병상 수 일일 보고, 후수납 채혈 미수 발생액 정리 등

- 의료정보팀 의무기록 파트: 입원환자 분배 저장, 종양환자 정보 등록, 장기 재원환자 재평가 기록 미비 처리, 고위험 시술 기록 미작성 점검, 미비 기록 알림

- 보험심사팀 심사 파트: 청구 데이터 실적 보고, 삭감 보고서 작성

- 적정진료관리팀 QPS 파트: 환자 확인 오류 및 검체 접수 취소율 부서별

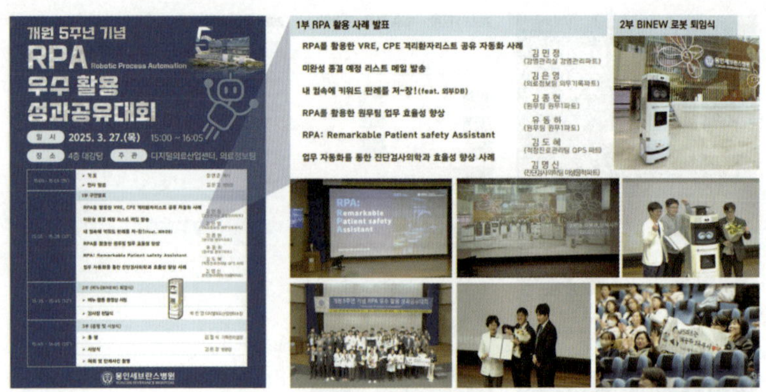

그림 4-75. RPA 우수 활용 성과 공유대회 사진

자동 메일 발송

- 진단검사의학팀: QC 결과 메일 전송, 위탁 결과 자동 저장

- 특수간호팀 수술 파트: 수술실 일일 운영 현황, 수술실 주간 보고

이처럼 RPA 솔루션은 병원 내 다양한 부서에서 반복적으로 수행되던 시간 소모적이고 오류 가능성이 높은 업무를 자동화함으로써, 병원 운영의 효율성을 극대화하고 디지털 병원으로서의 업무 문화를 혁신하는 데 기여하고 있다. 나아가 이러한 자동화 기반은 향후 머신러닝 및 AI 기술과 연계하여 더욱 고도화된 업무 혁신 플랫폼으로 발전할 수 있는 가능성도 내포하고 있다.

관련 통계

2025년 한 해 동안 자동화 및 업무 효율화 프로세스를 통해 총

사람을 위한 디지털, 의료의 미래를 열다

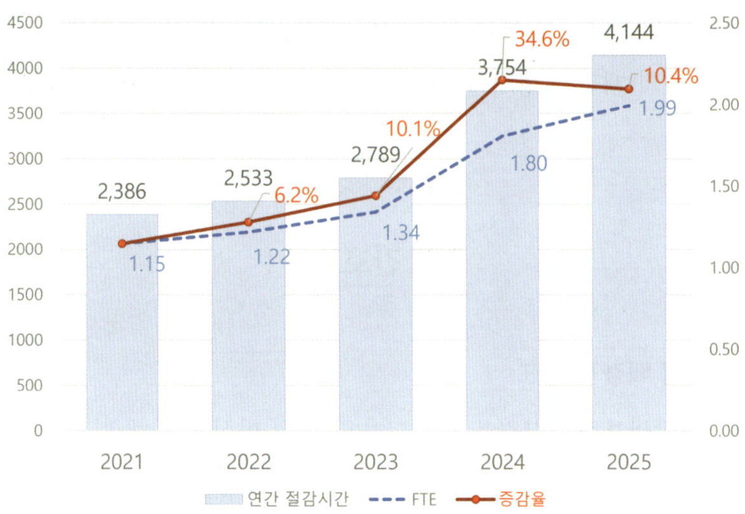

그림 4-76. RPA 연간 절감시간·FTE 및 증가율 추이(2021~2024)

4,144시간의 업무 시간이 절감되었다. 이는 전년 대비 10.4% 증가한 수치로, 현재까지 누적 50개의 프로세스가 운영되고 있다. 이러한 성과는 단순한 시간 절감에 그치지 않고, 실제 인력 운영 측면에서도 의미 있는 개선으로 이어지고 있다.

절감된 시간을 바탕으로 계산한 FTE(Full-Time Equivalent, 전일제 근무자 환산 기준)는 1.99FTE로, 이는 전일제 근무자 약 2명의 업무 효율을 확보한 것과 동일한 효과를 나타낸다. FTE는 총 절감 시간을 기준 근무 시간(2,080시간)으로 나누어 산출되며, 이번 성과는 조직 내 인력 자원의 효율적 활용 가능성을 보여준다.

또한 사무직 직원 1인의 연간 인건비를 4000만 원으로 가정할 경우, 절감 성과는 약 8000만 원의 연간 비용 절감 효과로 이어진다. 이는 단순한 시간 절감 이상의 가치를 지니며, 조직의 운영 효율성과 재정적 성과를 동시에 달성한 사례로 평가할 수 있다.

VR 간호교육

도입 배경 및 목표

용인세브란스병원은 간호교육의 질적 향상을 위해 디지털 기술을 적극적으로 도입하고 있으며, 그 일환으로 VR 기반 간호교육 시스템을 구축하였다. 이는 단순한 기술 적용을 넘어, 간호사들이 실제 임상 환경에서 직면할 수 있는 다양한 상황을 보다 안전하고 효과적으로 학습할 수 있도록 하기 위한 전략적 교육 접근 방식이다.

현대의 의료 환경은 점점 더 복잡해지고 있으며, 이에 따라 간호사에게 요구되는 임상 역량 역시 고도화되고 있다. 그러나 기존의 전통적인 교육 방식만으로는 다양한 임상 상황을 충분히 경험하고, 반복적으로 학습하는 데 한계가 존재한다. 이러한 교육적 제약을 극복하기 위해 병원은 VR 기술을 활용한 새로운 교육 패러다임을 제시하였다.

VR 간호교육은 Patient Monitor 실습, 간헐적 위관영양 실습 등 실제 병동에서 발생할 수 있는 다양한 시나리오를 가상 환경에서 체험할 수 있도록 설계되었다. 학습자는 반복 실습을 통해 실수를 경험하고, 그 과정에서 문제 해결 능력과 임상 판단력을 자연스럽게 향상시킬 수 있다. 특히 실제 환자에게 해를 끼치지 않고도 고난도의 상황을 연습할 수 있다는 점에서, 교육의 안전성과 효율성을 동시에 확보할 수 있다.

이러한 교육 방식은 단순한 지식 전달을 넘어 간호사의 실무 능력과 자신감을 높이는 데 기여하며, 나아가 환자 중심의 안전한 간호 실현이라는 병원의 핵심 목표 달성에도 부합한다. 용인 세브란스병원은 앞으로도 디지털 기술을 기반으로 한 교육 혁신을 지속적으로 추진하여, 전문성과 인성을 겸비한 간호 인재 양성에 앞장설 계획이다.

특징

VR 간호교육은 신규 간호사들이 실제 임상 환경에서 직면할 수 있는 다양한 상황을 가상현실(Virtual Reality)을 통해 체험할 수

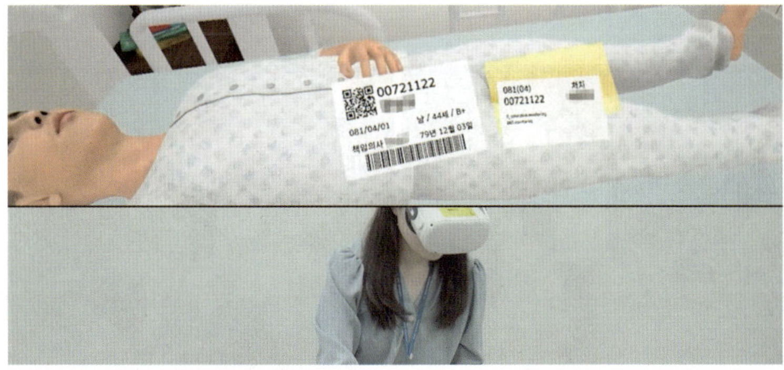

그림 4-77. VR 교육 사진 1

있도록 설계되었다. 이를 통해 간호사들은 실제 환자와의 상호작용, 응급 상황 대처, 복잡한 의료 절차 등을 안전하고 반복적으로 연습할 수 있다. 이러한 교육은 간호사들이 실제 임상 현장에서 자신감을 가지고 업무를 수행할 수 있도록 돕는 데 목적이 있다.

1) Patient Monitor 실습

Patient Monitor 실습은 신규 간호사가 병동에서 가장 자주 접하게 되는 환자 생체 징후 모니터링을 VR 환경에서 학습할 수 있도록 구성되었다. 학습자는 가상 병실에서 환자의 심전도(ECG), 혈압, 산소포화도(SpO_2), 호흡수 등의 데이터를 실시간으로 확인하고, 이상 징후 발생 시 적절한 대응 절차를 연습한다. 예를 들어, 심박수 급상승이나 산소포화도 저하와 같은 상황이 시나리오로 제공되며, 이에 따라 즉각적인 보고 및 응급 처치 절차를 수행할 수 있도록 설계되어 있다. 이를 통해 신규 간호사는 위기 상황에 대한 판단력과 신속한 대응 능력을 강화할 수 있다.

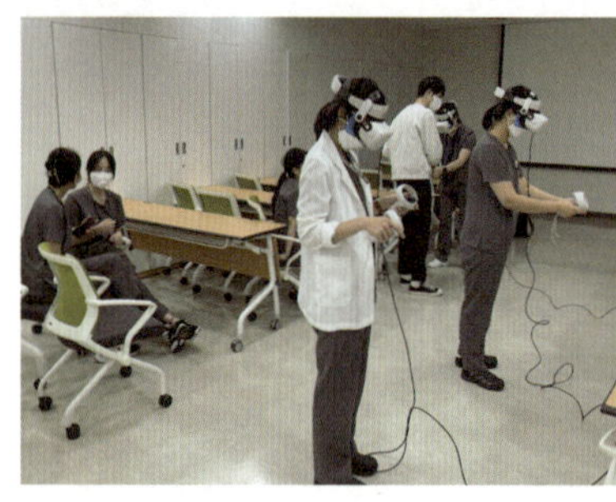
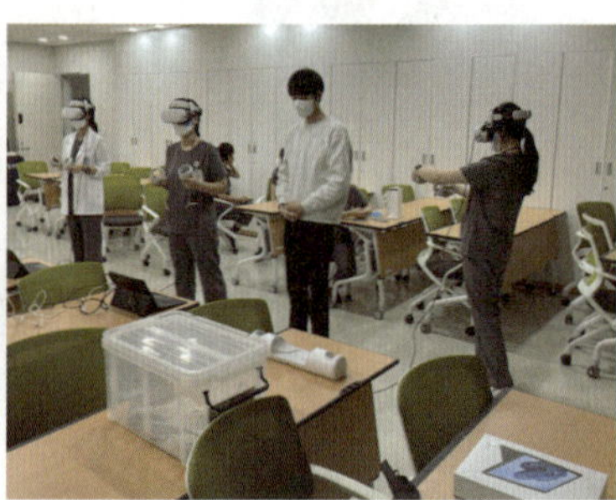

그림 4-78. VR 교육 사진 2

사람을 위한 디지털, 의료의 미래를 열다

2) 간헐적 위관영양 실습

간헐적 위관영양 실습은 환자의 영양 공급을 위한 위관 삽입 및 간헐적 영양 공급 절차를 VR로 구현한 교육 콘텐츠다. 학습자는 가상 환경에서 위관 삽입 전 준비 과정, 환자 체위 조정, 삽입 후 위치 확인, 영양액 주입 및 잔여량 확인 등 표준화된 절차를 단계별로 연습한다. 특히 위관 삽입 시 발생할 수 있는 합병증(예: 기도 삽입, 흡인 위험)에 대한 예방 조치도 시뮬레이션을 통해 학습할 수 있어, 환자 안전을 보장하는 실무 역량을 효과적으로 습득할 수 있다.

관련 통계

VR 간호교육에 대한 만족도 조사 결과(8문항, 5점 척도), 전체 평균은 4.40점으로 높게 나타났으며, 척도 신뢰도는 α=0.911로 매우 우수한 수준을 보였다.

$$\alpha = \frac{k}{k-1}\left(1 - \frac{\Sigma\,\text{문항분산}}{\text{총점분산}}\right)$$

- k: 문항 수(items)
- α 값은 0~1 사이, 일반적으로:
- ≥ 0.9: 매우 우수
- 0.8~0.9: 우수
- 0.7~0.8: 허용 가능
- 〈 0.7: 개선 필요

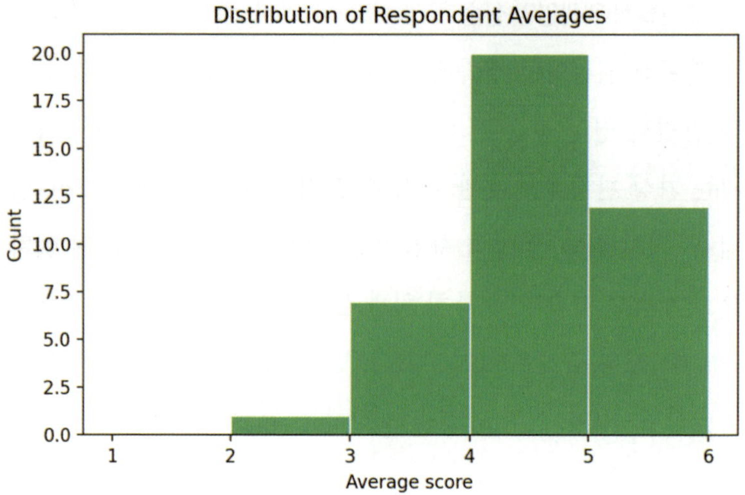

AI 의료 서비스로봇

도입 배경 및 목표

2022년, 용인세브란스병원은 산업통상부와 한국로봇산업진흥원이 공동 주관한 'AI·5G 기반 서비스로봇 융합 모델 실증사업'에 선정되었다. 이 사업은 병원, 의료산업단지, 공항 등 대규모 거점 공간을 중심으로 다양한 종류의 로봇을 통합적으로 활용할 수 있는 융합 모델을 발굴하고, 실제 환경에서의 실증을 통해 그 가능성과 효과를 검증하는 것을 목표로 한다.

용인세브란스병원은 의료 현장에서 로봇의 활용 가능성을 선도적으로 입증할 수 있는 기관으로 평가받아, 다종 다수의 로봇

 사람을 위한 디지털, 의료의 미래를 열다

이 병원 내에서 유기적으로 협력하며 작동하는 복합 활용 모델을 실증하는 핵심 거점 기관으로 선정되었다. 이를 통해 병원은 환자 이송, 물류 운반, 방역, 안내 등 다양한 병원 업무에 로봇을 적용하고, 여기에 AI와 5G 기술을 접목하여 보다 정밀하고 신속한 의료 서비스 제공 체계를 구축하는 데 주력하고 있다.

본 사업은 단순한 기술 도입을 넘어, 로봇 기반 스마트 병원 생태계 조성이라는 중장기적 비전을 실현하는 데 중요한 발판이 되고 있다. 나아가, 향후 국내 의료 서비스로봇 산업의 확산과 고도화에도 크게 기여할 것으로 기대된다.

특징

의료진의 업무 부담을 줄이고 환자에게 보다 편리한 병원 경험을 제공하기 위해 국내 최초로 다기능 자율주행 로봇을 도입하여 병원 내 통합 관제 시스템과 컨시어지 서비스를 구축하였다. 이 로봇은 단순한 안내 기능을 넘어 환자 유도, 물품 운반, 환경 모니터링 등 다양한 역할을 수행할 수 있도록 설계되었으며 병원 내 여러 부서와 유기적으로 연동되어 의료진의 반복적이고 비효율적인 업무를 자동화하고 개선하는 데 기여하고 있다.

특히 이 시스템은 AI·5G 기술을 기반으로 한 실시간 데이터 통신 및 제어 기능을 통해 로봇의 위치 추적, 경로 최적화, 상황 대응 능력 등을 고도화하였다. 이를 통해 병원 내 다양한 상황에서도 안정적이고 지능적인 서비스 제공이 가능해졌다. 또한 로봇

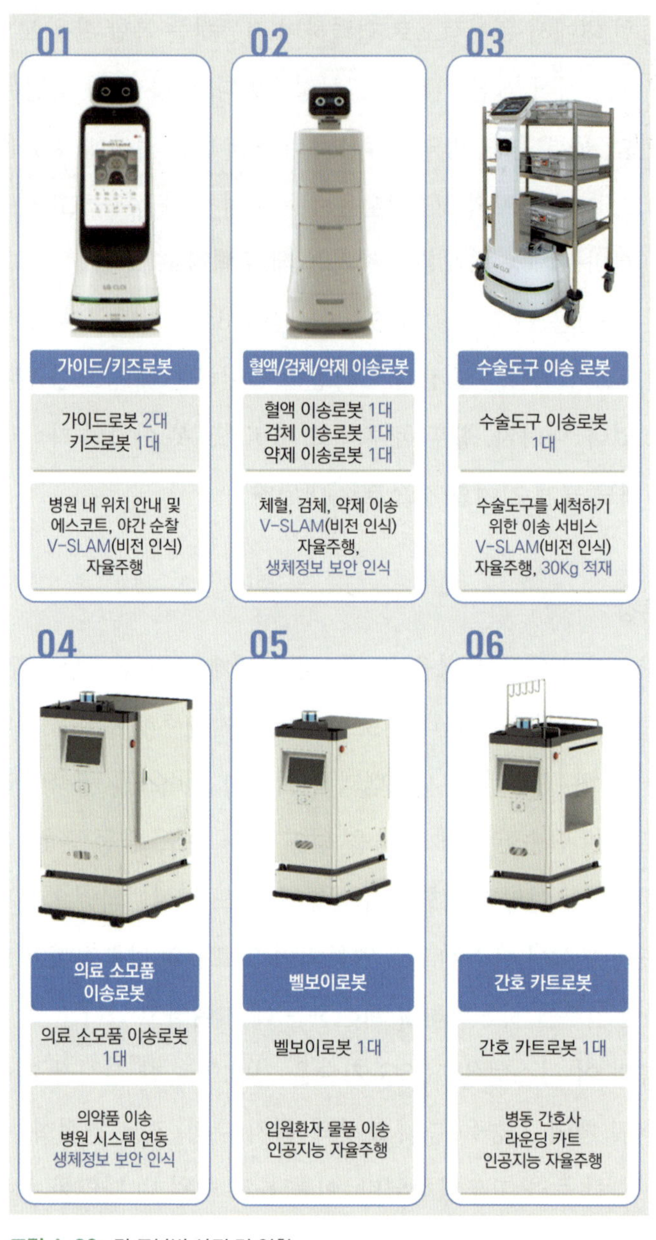

그림 4-80. 각 로봇별 사진 및 역할

사람을 위한 디지털, 의료의 미래를 열다

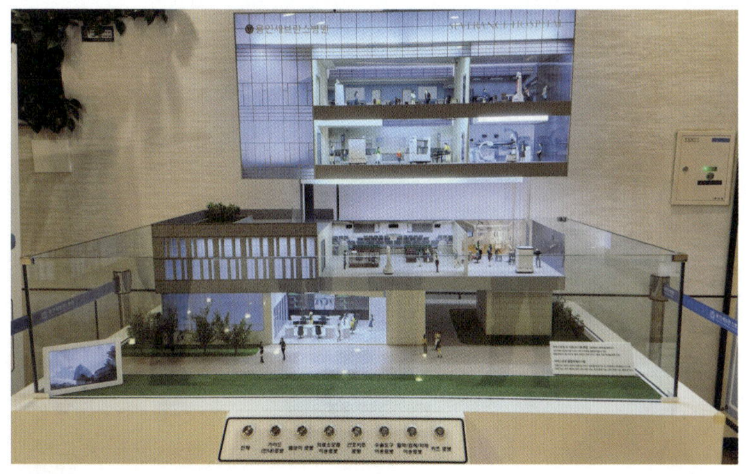

그림 4-81. 의료 서비스로봇 디오라마 쇼케이스

의 운영 과정에서 수집된 다양한 데이터를 기반으로 서비스 품질 향상과 운영 효율성 분석을 위한 실증 연구 및 데이터 활용 연구도 병행하였다.

이러한 실증사업은 단순한 기술 도입을 넘어 디지털 혁신병원 구현을 위한 융합형 서비스 모델의 가능성을 입증한 사례로 평가받고 있으며, 향후 의료 현장에서의 로봇 활용 확대와 디지털 헬스케어 생태계 조성에 있어 중요한 이정표가 될 것이다.

관련 통계

의료 서비스로봇의 활용 현황은 통계 화면 페이지를 통해 확인할 수 있다. 이 페이지에서는 해당 로봇이 얼마나 자주 호출, 이동했는지에 대한 정보를 월별 표 형식으로 제공한다.

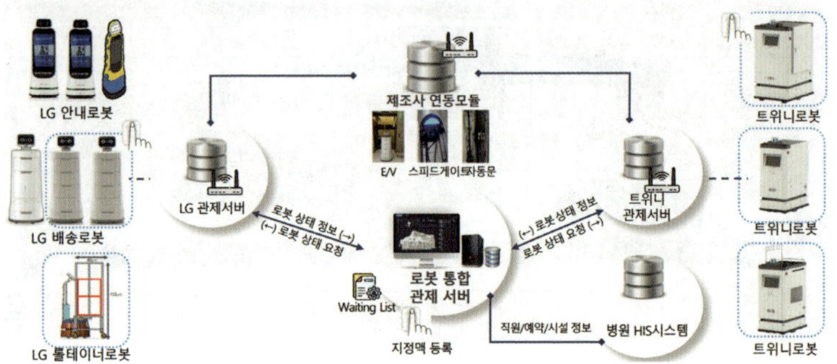

그림 4-82. 의료 서비스로봇 엘리베이터, 자동문, 스피드게이트 연계

이 통계는 로봇이 실제 업무에 얼마나 자주 투입되었는지, 그리고 로봇이 병원 내에서 얼마나 활발하게 움직이며 서비스를 제공했는지를 나타낸다. 이를 통해 해당 로봇이 실제 의료 서비스 환경에서 얼마나 효율적으로 운용되고 있는지를 객관적으로 파악할 수 있다.

통계 화면 페이지는 의료 서비스로봇의 운영 효율성과 실질적인 기여도를 수치로 확인할 수 있는 핵심 도구로, 향후 로봇 도입 확대 및 개선 방향을 설정하는 데 중요한 기반이 된다.

사람을 위한 디지털, 의료의 미래를 열다

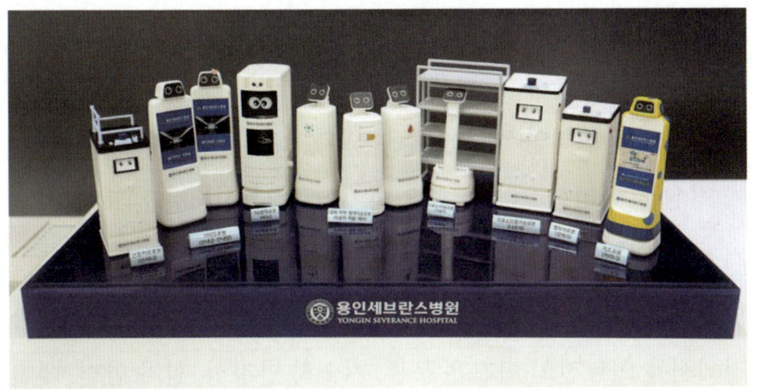

그림 4-83. AI·5G 6종 11대 로봇 3D 프린터 모형

기타 혁신의료기술 및 평가유예 신의료기술

도입 배경 및 목표

용인세브란스병원은 AI 기술을 활용한 의료 솔루션의 도입에 적극적으로 나서고 있으며, 이를 통해 진료의 정확성과 효율성을 높이고 환자 중심의 스마트 의료 환경을 구축하고자 한다. 병원은 국내외에서 개발된 다양한 AI 기반 의료기기를 탐색하며, 단순한 기술적 흥미를 넘어서 실제 임상 현장에서의 활용 가능성과 병원 운영에 미치는 영향을 종합적으로 고려하고 있다.

이러한 솔루션들은 의료진의 진료를 보조하는 역할을 수행할 뿐만 아니라, 일부는 기관 인증을 받아 건강보험 수가 적용이 가능하다. 이는 병원 수익과 직결되는 요소로, 단순한 기술 도입을 넘어 재정적 측면에서도 중요한 의미를 가진다. 예를 들어, 식약

처의 허가를 받은 디지털 치료기기나 진단 보조 시스템은 환자 치료에 직접 활용될 수 있으며, 그에 따른 수가 청구가 가능해 병원 경영에 긍정적인 영향을 줄 수 있다.

병원은 이러한 기술을 도입하기에 앞서 철저한 검토 절차를 거친다. 먼저 관련 부서와 협력하여 해당 제품의 기능과 성능을 확인하고, 실제 임상 환경에서의 적용 가능성을 평가한다. 이 과정에서는 의료진의 의견은 물론, 기술적 안정성, 환자 안전, 데이터 보안 등 다양한 요소가 종합적으로 고려된다. 이후 병원 내 심의위원회를 통해 제품의 적합성과 필요성을 판단하며, 심의를 통과한 제품만이 각 진료과에 배치된다.

배치된 이후에도 장비의 사용성에 대한 평가가 지속적으로 이루어진다. 의료진의 실제 사용 경험을 기반으로 장비의 효율성, 편의성, 그리고 환자 치료에 미치는 영향 등을 분석하고, 이러한 평가 결과는 장비 유지 여부를 결정하는 중요한 기준이 된다. 만약 기대한 성능을 충분히 발휘하지 못하거나 임상적 효과가 미미한 경우, 해당 장비는 교체되거나 철회될 수 있다.

용인세브란스병원은 단순히 최신 기술을 도입하는 데 그치지 않고, 해당 기술이 실제 의료 현장에서 어떤 가치를 창출할 수 있는지를 중심으로 판단한다. AI 의료기술은 진료의 정확성을 높이고, 의료진의 업무 부담을 줄이며, 환자에게 더 나은 치료 경험을 제공할 수 있는 잠재력을 지닌다. 병원은 이러한 기술의 가능성을 최대한 활용하기 위해 체계적인 도입 절차와 지속적인 평가

시스템을 운영하며, 이를 통해 미래 의료 환경 변화에 선제적으로 대응하고 있다.

AI 의료기술의 도입은 병원의 경쟁력을 강화하고, 환자 중심의 의료 서비스를 실현하는 데 중요한 역할을 한다. 용인세브란스병원은 이러한 변화의 흐름 속에서 기술과 사람, 진료와 경영이 조화를 이루는 방향으로 나아가고 있으며, 이를 통해 지속 가능한 의료 혁신을 실현하고자 한다.

업체명(제품명)	대상	적용사항
루닛 (루닛 인사이트 CXR3)	외래 입원 응급실	• 흉부 방사선 촬영 영상을 이용한 인공지능 기반 이상 소견 검출 보조
웰트 (슬립큐)	외래	• 디지털 치료기기를 이용한 만성 불면증 환자의 인지 행동 치료
에임메드 (솜즈)	외래	• 디지털 치료기기를 이용한 성인 만성 불면증 환자의 인지 행동 치료
메디웨일 (닥터눈 CVD)	외래	• 심혈관 질환 위험 평가
루닛 (루닛인사이트 MMG)	외래 입원	• 만 19세 이상 여성 Mammography 검사에 대한 인공지능 기반 유방암 의심 부위 검출
AITRICS (AITRICS-VC)	입원	• 생체신호 분석 소프트웨어, 제 허 22-723호 • 19세 이상 MAES(심정지), SEPS(패혈증)
메쥬 (하이카디)	입원	• 심박수, 호흡수, ECG
씨어스테크놀러지 (ThynC)	입원	• 심박수, 호흡수, ECG, 산소포화도(산소포화도는 추가 장비 장착)

표 2. 적용 및 검토 중인 솔루션 목록

새로운 파도:
기존의 틀을 깨는
새로운 솔루션의 역습과 기술 동향

새로운 솔루션의 역습

디지털 기술은 단순한 도구가 아니다. 그것은 사회 구조를 바꾸고, 인간의 사고방식과 행동 양식을 변화시키며, 산업의 경계를 허물고 새로운 질서를 만들어낸다. 기술은 더 이상 특정 분야에 국한되지 않고 모든 분야에 침투하여 우리 삶 전반에 영향을 미친다. 인공지능, 머신러닝, 사물인터넷, 클라우드 컴퓨팅, 자동화 시스템 등은 각각의 영역에서 독립적으로 발전하는 것이 아니라, 서로 융합되며 복합적인 혁신을 이끌어낸다. 이러한 기술들은 단순히 기존의 문제를 해결하는 수준을 넘어서, 문제의 정의 자체를 바꾸고 새로운 방식으로 접근하게 만든다.

기술은 빠르게 진화하고 있다. 과거에는 수십 년이 걸리던 변화가 이제는 몇 년, 심지어 몇 개월 만에도 일어난다. 기술의 발전 속도는 인간의 적응 속도를 앞지르고 있으며, 이는 개인과 조직 모두에게 새로운 도전과 기회를 제공한다. 기업은 더 이상 기존 방식만으로는 생존하기 어렵다. 변화에 대응하지 못하면 도태될 수밖에 없지만, 기술을 적극적으로 수용하고 활용하는 기업은 새로운 시장을 창출하고 경쟁력을 강화하며 지속 가능한 성장을 이룰 수 있다.

인공지능은 단순히 인간의 사고를 모방하는 수준을 넘어, 인간이 미처 인식하지 못한 패턴을 발견하고 복잡한 문제를 해결하는 데 활용된다. 머신러닝은 데이터를 반복적으로 학습하면서 점점 더 정교한 분석과 예측을 가능하게 한다. 의료 현장에서는 AI 진단 보조 시스템이 환자의 증상과 검사 결과를 분석해 진단 정확도를 높이고, 치료 계획 수립에 기여하고 있다. 이러한 시스템은 시간이 지날수록 더 많은 데이터를 학습해 스스로 성능을 개선하고, 의료진의 판단을 보완하며, 진료의 정확성과 속도를 높이는 데 도움을 준다. 의료 분야뿐만 아니라 금융, 제조, 유통, 교육 등 다양한 산업에서도 인공지능은 예측 분석, 수요 예측, 고객 행동 분석, 품질 관리 등 여러 영역에서 실질적인 변화를 일으키고 있다.

기술은 인간의 능력을 확장시킨다. 단순 반복 작업을 대체하는 수준에서 벗어나, 이제는 복잡한 의사결정과 상황 인식까지 가능한 지능형 자동화로 진화하고 있다. 제조업에서는 이러한 기술이 스마트 팩토리 형태로 구현되어 생산 공정을 실시간으로 모니터링하고, 예측 유지보수와 품질 관리를 가능하게 한다. 이는 생산성 향상뿐만 아니라 불량률 감소, 에너지 효율 개선 등 다양한 효과를 가져오며, 기업의 경쟁력을 강화한다.

물류 산업에서도 자동화 기술이 빠르게 확산되고 있다. 자동화된 창고 시스템과 자율주행 배송 로봇은 운영 효율성을 높이고, 고객 만족도를 향상시키는 데 기여한다. 자동화는 단순히 비용을 절감하는 데 그치지 않고 인간의 실수를 줄이고, 더 빠르고 정확하며 안전한 서비스를 통해 기업의 신뢰도를 높이고 있다.

클라우드 컴퓨팅은 디지털 전환의 핵심 인프라로 자리 잡았다. 기업은 클라우드 서비스를 통해 물리적 서버를 확장하지 않고도 필요한 만큼의 컴퓨팅 자원을 확보하고, 상황에 따라 유연하게 확장 또는 축소할 수 있다. 이는 급변하는 시장 환경에 민첩하게 대응할 수 있게 하며, IT 인프라 비용을 절감하고 자원을 효율적으로 활용하는 데 기여한다. 또한 클라우드는 원격 근무와 협업 환경에서도 핵심적인 역할을 하며, 팬데믹 이후 변화한 업무 방식에 맞춰 기업 내부는 물론 외부 파트너와의 협업도 원활하게 만든다. 클라우드 기반의 협업 플랫폼은 업무의 연속성과 생산성을 유지하는 데 기여하며, 보안·백업·복구·확장성 등 다양한 측면에서 기존의 물리적 인프라보다 더 뛰어난 유연성을 제공한다.

 사람을 위한 디지털, 의료의 미래를 열다

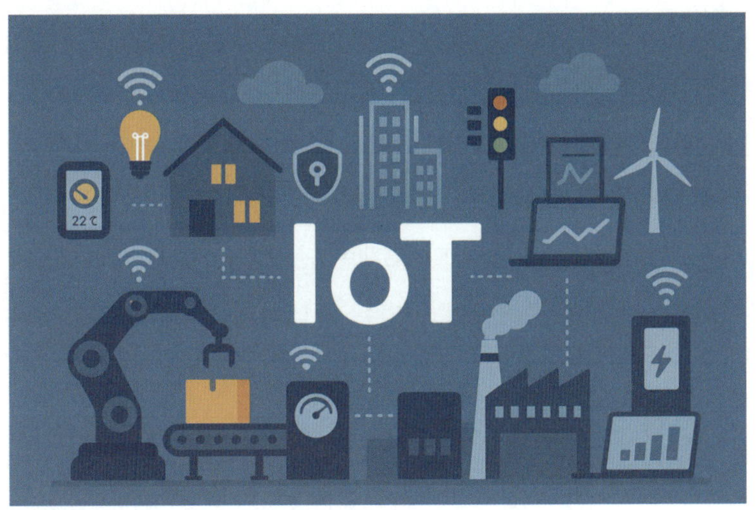

그림 4-84. 상호작용하는 IOT

사물인터넷 기술은 센서와 기기를 인터넷에 연결하여 데이터를 수집하고 분석할 수 있는 환경을 제공한다. 이를 통해 실시간 모니터링과 제어가 가능해지며, 다양한 분야에서 활용되고 있다. 스마트 홈에서는 조명, 온도, 보안 시스템 등을 자동으로 제어할 수 있고, 스마트 시티에서는 교통 흐름을 분석하여 신호 체계를 최적화하거나 에너지 사용을 효율화하여 지속 가능한 도시 운영을 가능하게 한다. 산업 현장에서는 IoT를 통해 장비 상태를 실시간으로 파악하고, 고장 가능성을 사전에 예측하여 유지보수 비용을 절감할 수 있다.

IoT는 운영 효율성을 높일 뿐만 아니라, 새로운 비즈니스 모델의 등장을 촉진하며 디지털 생태계를 더욱 풍부하게 만든다.

단순한 연결을 넘어, 연결된 모든 요소가 상호작용하며 새로운 가치를 창출하는 기반이 된다.

기술은 고객과의 관계를 변화시킨다. 디지털 기술은 고객 행동을 분석하고, 그에 맞는 서비스를 제공하며, 고객 경험을 정교하게 설계할 수 있도록 한다. 고객은 단순한 소비자가 아니라 데이터를 생성하는 주체이며, 기업은 그 데이터를 바탕으로 고객의 니즈를 예측하고 맞춤형 서비스를 제공한다. 이러한 전략은 고객 만족도와 충성도를 높이고, 장기적인 수익 창출로 이어진다. 고객 경험은 이제 단순한 서비스 제공을 넘어, 고객의 행동 패턴을 분석하고 이를 반영하여 정교하게 설계되는 핵심 전략 요소가 되었다. 디지털 기술은 이러한 고객 경험에 실시간으로 반응하고, 지속적으로 개선할 수 있는 도구를 제공한다.

기술은 기회의 문을 연다. 디지털 기술은 대기업뿐만 아니라 중소기업과 스타트업에게도 기회를 제공한다. 과거에는 대기업만이 누릴 수 있었던 기술 혜택이 이제는 오픈소스 기술, 클라우드 기반 솔루션, 협업 플랫폼의 발전을 통해 누구에게나 열려 있다. 이는 기술 접근성을 높이고 기업 간 협업을 더욱 원활하게 만들며, 디지털 생태계 내에서 다양한 기업들이 각자의 특성을 살려 함께 성장할 수 있는 환경을 조성한다. 이러한 환경은 혁신의 속도를 가속화하고, 새로운 기회를 창출하는 데 기여한다. 기술의 민주화는 산업의 다양성과 창의성을 증진시키며, 경쟁의 장을 넓힌다.

기술은 미래를 계획하게 한다. 디지털 기술은 현재의 문제를 해결하는 데 그치지 않고, 미래를 계획하고 예측하는 데에도 중요한 역할을 한다. 고객 경험에서 수집된 데이터는 리포트와 분석을 통해 새로운 인사이트를 제공하며, 이를 바탕으로 한 기술 개발은 점점 더 정교하고 사용자 중심적인 방향으로 진화한다. 예측 분석, 생성형 AI, 디지털 트윈 등은 미래 기술의 핵심으로 부상하고 있으며, 산업 전반에서 새로운 혁신을 이끌고 있다. 디지털 기술의 활용은 이제 선택이 아닌 필수이며, 이를 어떻게 활용하느냐에 따라 기업의 미래가 달라질 것이다. 앞으로도 디지털 기술은 끊임없이 진화하며, 새로운 솔루션과 가능성을 제시하고, 우리는 그 변화의 중심에서 새로운 시대를 맞이하게 될 것이다.

기술은 인간을 중심에 둔다. 아무리 정교한 기술이라도 인간의 삶을 개선하지 못한다면 의미가 없다. 기술은 인간의 삶을 더 편리하고, 더 안전하며, 더 풍요롭게 만드는 방향으로 발전해야 한다. 디지털 기술은 인간의 감정, 행동, 선택을 이해하고, 그에 맞는 서비스를 제공함으로써 인간 중심의 사회를 구축하는 데 기여해야 한다. 기술은 인간을 대체하는 것이 아니라 인간을 돕고, 인간의 가능성을 확장하는 방향으로 나아가야 한다.

의료기관에 적용할 만한 기술

의료기관은 더 이상 단순히 진료와 치료만을 위한 공간이 아니다. 기술이 의료의 본질을 바꾸고 있으며, 디지털 기술은 의료기관의 선택이 아닌 필수가 되었다. 이제 의료기관의 디지털화는 단순한 전산 시스템 도입이나 장비 첨단화의 수준을 넘어 진료 방식, 환자와의 소통, 병원 운영의 효율성까지 전방위적으로 변화시키고 있다. 이러한 기술의 발전은 의료기관이 환자 중심 서비스를 실현하고, 의료진의 역량을 극대화하며, 나아가 의료의 질을 한층 향상시킬 수 있는 기반을 마련해 준다.

인공지능 기반 진단 시스템

AI는 의료 현장에서 점점 더 중요한 역할을 맡고 있다. 과거에는 의료진의 경험과 직관에 의존하던 진단 과정이, 이제는 AI의 분석 능력과 결합되어 더욱 정밀하고 신속하게 이루어진다. 특히 영상의학 분야에서는 AI가 X-ray, CT, MRI, 유방촬영, 안저 이미지 등을 분석하여 질병의 징후를 조기에 포착할 수 있다. 폐암, 유방암, 뇌졸중 등 중증 질환의 조기 발견은 환자의 생존율을 높이는 데 중요하며, AI 시스템이 이를 보조할 수 있다.

또한 AI는 유전자 분석과 결합되어 희귀질환이나 유전질환의 진단에도 활용되며, 환자 맞춤형 치료 전략 수립에 기여하고 있다. AI는 단순히 데이터를 빠르게 처리하는 데 그치지 않고, 수많

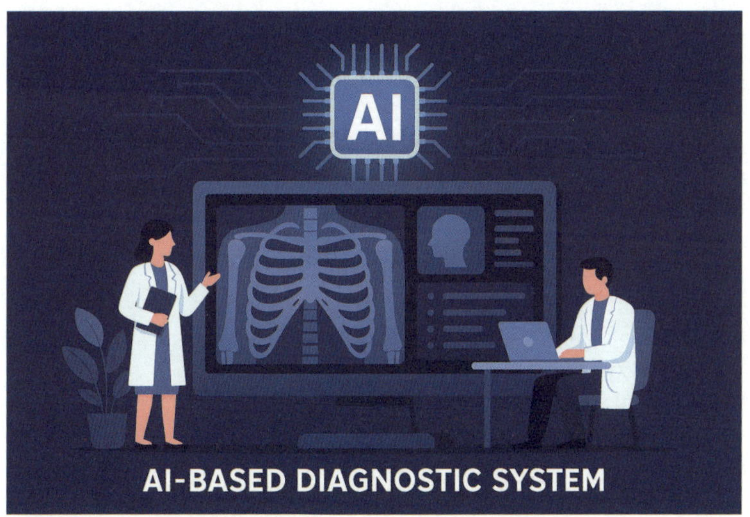

그림 4-85. 인공지능 기반 진단 시스템

은 학습을 통해 오류율이 감소하고 점차 진보하여 진단의 정확도를 높이고 있다.

디지털 트윈 기반 정밀의료

디지털 트윈 기술은 실제 환자의 신체나 장기를 가상 환경에 정밀하게 재현하여, 다양한 의료 시나리오를 실험할 수 있도록 한다. 예를 들어, 수술 전에 디지털 트윈을 활용해 여러 접근 방법을 시뮬레이션함으로써 가장 안전하고 효과적인 치료 계획을 수립할 수 있다. 실제 환자의 뇌 구조를 AR로 구현하여, 수술 전에 수술 경로와 위치를 시각적으로 확인는 것도 그 예다.

또한 약물 반응을 사전에 분석해 부작용을 최소화하고, 환자의 체질에 맞는 치료법을 설계하는 데에도 활용된다. 디지털 트윈은 정밀의료의 핵심 기술로, 의료 연구와 임상 현장에서의 활용 가능성이 점점 확대되고 있다. 더 나아가 병원 전체의 운영 시뮬레이션에도 적용되어 병상 배치, 인력 운영, 장비 관리 등 병원 경영의 효율성을 극대화하는 데 기여하고 있다.

원격 환자 모니터링과 RTM

의료 서비스는 더 이상 병원이라는 물리적 공간에만 국한되지 않는다. 원격 환자 모니터링 기술은 환자의 건강 상태를 실시간으로 추적하며, 병원 밖에서도 지속적인 관리가 가능하도록 한다. 웨어러블 기기나 센서를 통해 수집된 심박수, 혈압, 혈당, 산

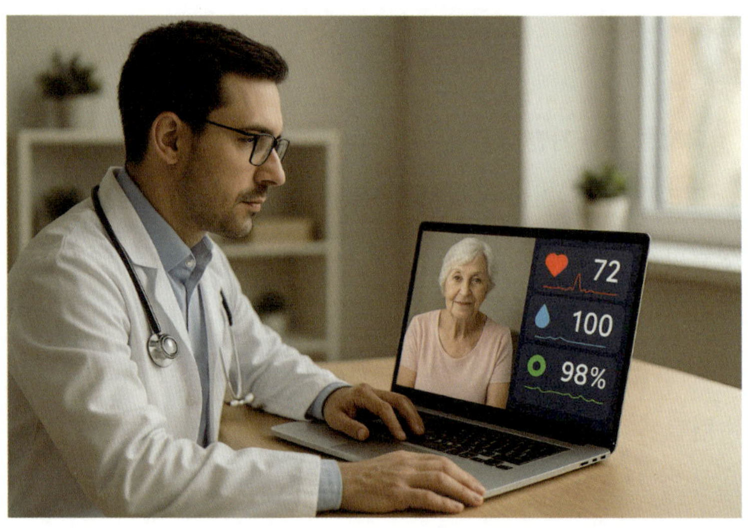

그림 4-86. 원격 환자 모니터링

사람을 위한 디지털, 의료의 미래를 열다

소포화도 등의 생체정보는 클라우드를 통해 의료진에게 전달되며, 이상 징후가 감지되면 즉시 대응할 수 있다.

이러한 기술은 특히 만성질환자, 고령자, 수술 후 회복 중인 환자에게 유용하며, 병원 방문 없이 상태를 관리할 수 있어 환자의 불편을 줄이고, 의료진의 업무 부담도 경감시킨다. 미국에서는 심장 이식형 의료기기를 원격으로 모니터링하는 시스템이 도입되어, 환자의 생존율을 50% 이상 향상시킨 사례도 있다. 국내에서도 RTM(Remote Therapeutic Monitoring) 모델이 점차 확대되고 있으며, 의료기관의 규모에 따라 다양한 형태로 운영되고 있다.

디지털 치료제(DTx)

디지털 치료제는 소프트웨어 기반으로 질환을 치료하거나 관리하는 새로운 형태의 의료기술이다. 주로 스마트폰 앱이나 웹 플랫폼을 통해 제공되며, 특히 정신건강, 만성질환, 습관 교정 등에서 효과를 보이고 있다. 예를 들어, 불면증 환자를 위한 앱은 수면 패턴을 분석하고 맞춤형 지침을 제공하여 약물 없이도 수면 개선을 도울 수 있다.

디지털 치료제는 환자의 의료 데이터를 분석하여 개인 맞춤형 치료를 제공하고, 사용자의 참여를 유도하는 인터페이스를 통해 치료 지속률을 높이는 데 기여한다. 의료진은 환자의 사용 데이터를 기반으로 치료 경과를 모니터링하고, 필요시 개입할 수 있

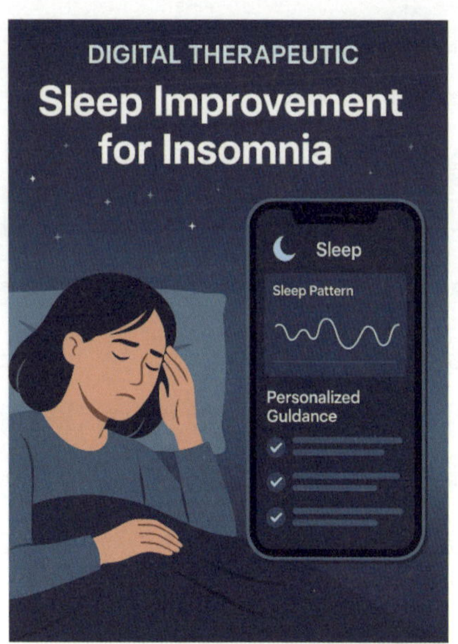

그림 4-87. 디지털 치료제(DTx)

어 보다 정밀한 관리가 가능하다. 미국에서는 당뇨병 디지털 치료제를 다루는 기업이 대규모 인수 대상이 될 정도로 시장 전반에서의 관심과 성장 가능성이 높다.

메타버스 기반 의료 플랫폼

가상현실과 증강현실을 기반으로 한 메타버스 기술은 의료 분야에서도 새로운 가능성을 열고 있다. 의료교육 분야에서는 가상 수술 시뮬레이션을 통해 의료진이 실제와 유사한 환경에서 반복적으로 훈련할 수 있으며, 이는 숙련도를 높이고 의료 사고를 줄이는 데 기여한다. 일부 의과대학은 해부학 실습을 메타버스 플

    사람을 위한 디지털, 의료의 미래를 열다

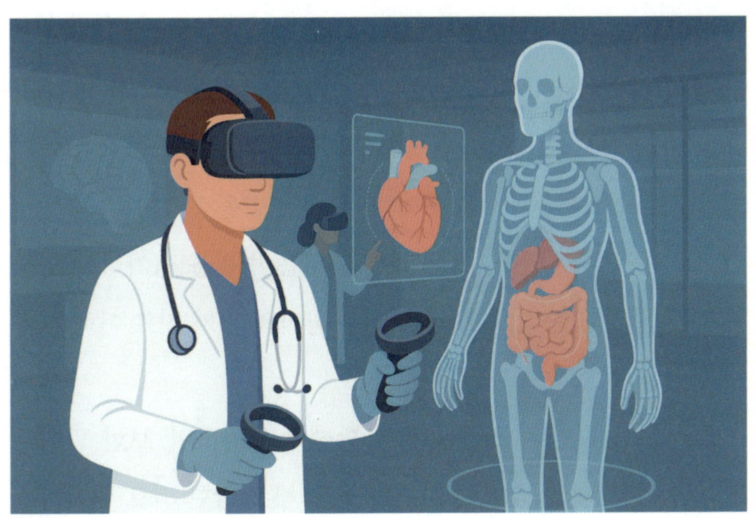

랫폼으로 전환하여 3,000여 개의 해부학 구조물을 장비 없이 실습할 수 있는 환경을 제공하고 있다.

또한 환자 상담 영역에서도 메타버스는 유용하게 활용되고 있다. 가상 공간에서 환자와 의료진이 아바타 형태로 만나 건강 상태를 시각적으로 공유하고, 치료 계획에 대해 쉽게 이해되도록 설명을 들을 수 있다. 특히 정신과 치료나 재활 치료에서는 몰입형 환경이 치료 효과를 높이는 요소로 작용한다. 피부과, 성형외과처럼 상담 중심의 진료과에서는 메타버스 플랫폼이 기존의 화상 상담을 대체할 가능성도 보여주고 있다.

클라우드 기반 병원정보시스템(P-HIS)

클라우드 컴퓨팅은 의료기관의 IT 인프라를 혁신하는 핵심 기술로 자리 잡고 있다. 한 대학병원은 클라우드 기반의 정밀의료 병원정보시스템(P-HIS)을 구축하여, 계열 병원 간 데이터를 실시간으로 공유하고 있다. 이를 통해 환자는 병원을 옮기더라도 중복 검사를 피할 수 있으며, 의료진은 환자의 과거 진료 이력을 즉시 확인할 수 있다.

클라우드 기반 시스템은 서버 확장이 용이하며, 보안 관제와 취약점 점검, 파일 변조 방지 기능을 통해 민감한 의료 데이터를 안전하게 보호할 수 있다. 또한 AI 진단 모듈과 처방 모듈을 연동하여, 의료진의 판단을 보조하고 맞춤형 치료 제공에 기여하고 있다. 클라우드 도입은 초기 인프라 비용 절감, 병원 간 협업 촉진, 연구 데이터 공유 기반 마련 등 다양한 장점을 제공한다.

자동화 시스템과 스마트 물류

자동화 시스템은 병원 운영의 효율성을 높이는 데 중요한 역할을 한다. 용인세브란스병원은 무인 운반차와 실시간 재고 관리 시스템을 도입하여, 비임상 업무를 줄이고 재고 비용을 절감하는 성과를 거두고 있다. 이러한 스마트 물류 시스템은 의료진이 환자 치료에 집중할 수 있는 환경을 조성하고, 병원 운영의 생산성과 안정성을 동시에 향상시킨다.

또한 수술실 운영 자동화, 진료 예약 시스템, 대기 시간 예측

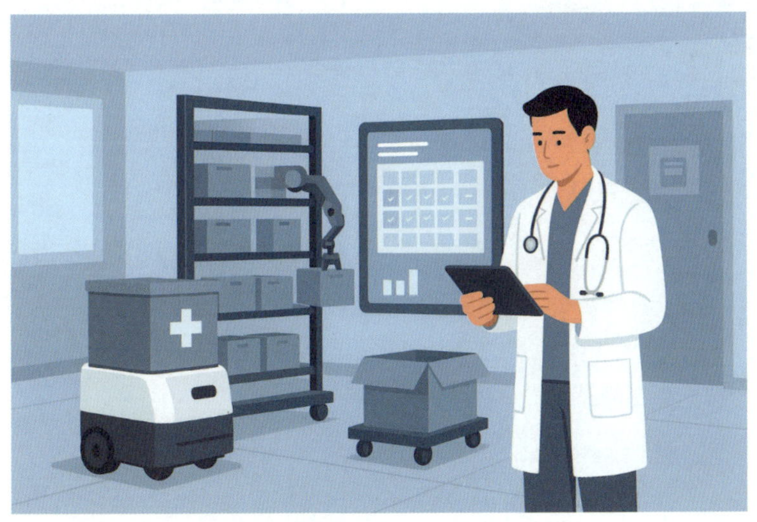

그림 4-89. 자동화 시스템과 스마트 물류

알고리즘 등 다양한 자동화 기술이 병원 전반에 활용되며, 이는 환자 만족도를 높이고 병원 경영의 전략적 의사결정을 지원하는 데 기여하고 있다.

이처럼 의료기관에 적용되는 디지털 기술은 단순한 도구를 넘어, 의료의 본질을 재정의하고 있다. 기술은 환자 중심의 의료를 실현하고, 의료진의 역량을 확장시키며, 의료 서비스의 질을 한층 끌어올리는 데 기여한다.

앞으로도 이러한 기술은 지속적으로 발전할 것이며, 의료기관은 이 흐름에 능동적으로 대응해야 한다. 단순히 기술을 도입하는 것을 넘어 의료 철학과 환자 경험 속에 기술을 깊이 통합할 수 있을 때, 비로소 진정한 디지털 혁신이 완성될 것이다.

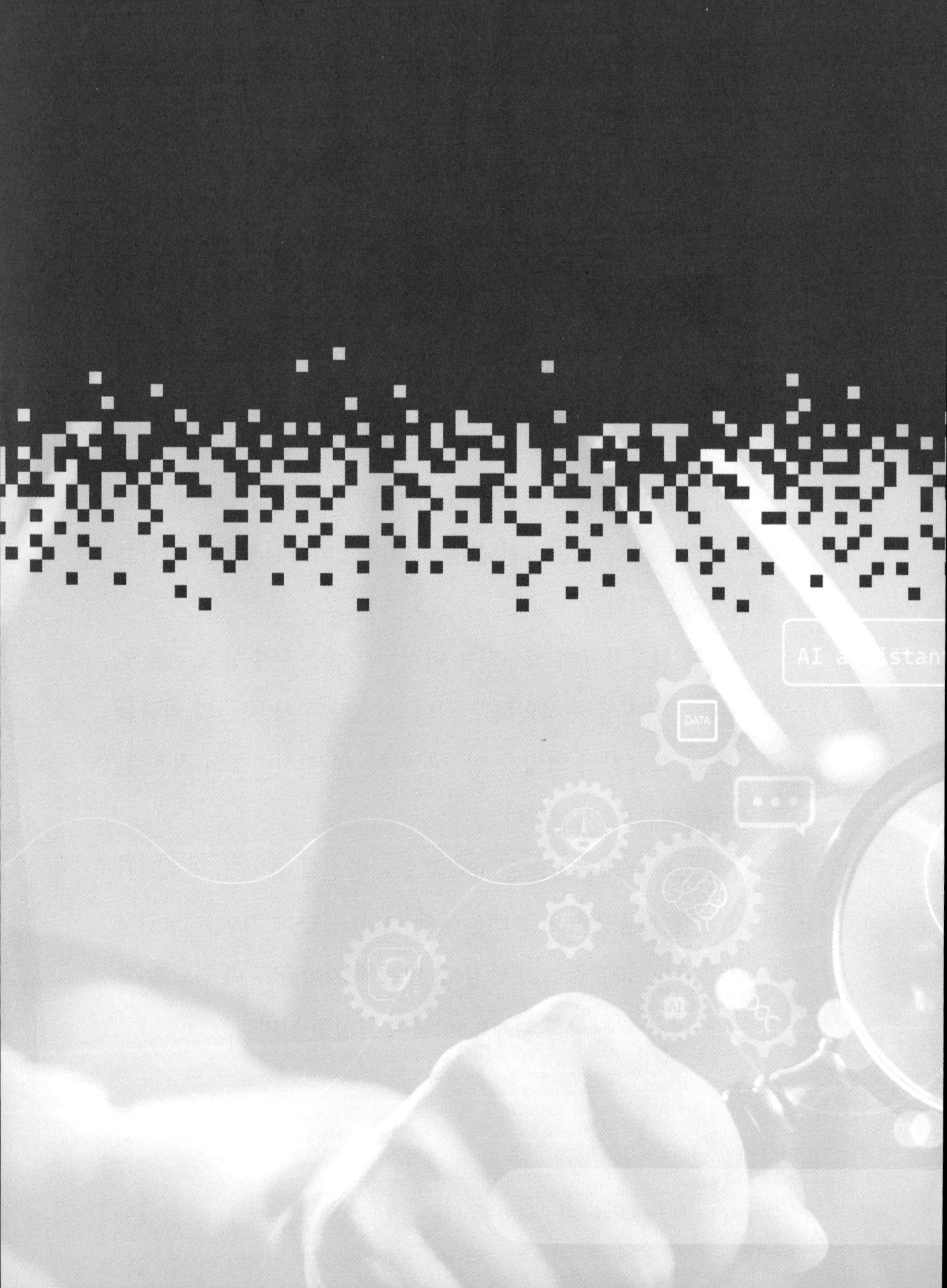
AI assistan
DATA
AI

Chapter 5

성과의 기록:
데이터가 증명하는 가치와 주역들

증명된 가치:
디지털 솔루션별 지표 평가와
혁신적 평가 체계의 도입

평가 지표의 설정과 활용 원칙

디지털 기술이 의료 현장에 빠르게 도입되면서, 단순한 기술 적용을 넘어 그 효과를 정량적·정성적으로 평가하고 지속적으로 개선해 나가는 체계적인 접근 방식의 중요성이 점점 더 강조되고 있다. 의료기관은 환자의 생명과 직결되는 서비스를 제공하는 만큼 기술의 안정성, 신뢰성, 그리고 실제 임상 현장에서의 실효성을 면밀히 검토하고 관리해야 한다. 단순히 최신 기술을 도입하는 것만으로는 의료 서비스의 질을 보장할 수 없으며, 기술이 실제로 환자와 의료진에게 어떤 영향을 미치는지를 정기적으로 평가하고, 그 결과를 바탕으로 지속적인 개선을 이어가는 순환적이고 지속 가능한 프로세스가 필요하다.

이러한 맥락에서 용인세브란스병원은 디지털 솔루션의 평가 및 개선을 위한 매우 정교하고 실질적인 프로세스를 구축하고 있으며, 이는 병원의 디지털 혁신을 지속 가능하게 만들고, 환자 중심의 의료 서비스를 실현하는 데 핵심적인 역할을 하고 있다.

용인세브란스병원은 각 디지털 솔루션별로 명확하고 구체적인 평가 지표를 설정하는 것에서부터 시작한다. 이 지표는 솔루션의 특성과 목적, 기대되는 성과에 따라 맞춤형으로 설계되며, 단순한 기술적 성능뿐만 아니라 사용자 경험, 업무 효율성, 환자 만족도 등 다양한 요소를 포함한다. 예를 들어 디지털 솔루션을 평가할 때는 단순히 정확도만 보는 것이 아니라 응답 시간, 시스템 반응성, 의료진의 사용 편의성, 환자의 대기 시간 단축 효과, 전반적인 만족도 등도 포괄적으로 고려된다.

이러한 지표는 기술의 성능을 수치화하는 데 그치지 않고, 실제 임상 환경에서의 활용 가능성과 효과를 다각도로 측정할 수 있도록 설계되어야 한다. 이는 병원이 기술을 단순히 '도입'하는 수준을 넘어 '활용'하고 '최적화'하는 단계로 나아가게 하는 중요한 출발점이 된다.

설정된 지표를 기반으로 한 평가는 정기적으로 이루어지며, 병원은 이를 통해 각 솔루션의 성과를 체계적으로 분석하고, 강점과 약점을 명확히 파악한다. 이 과정은 단순한 기술적 진단이 아니라, 실제 임상 현장에서의 사용성과 효과성을 종합적으로 분석하는 과정이다. 예를 들어, 정확도가 낮게 나타났다면 이는 단순히 알고리즘의 문제일 수도 있지만 의료진의 사용 습관이나 배경, 시스템과의 인터페이스 문제 등 다양한 요인이 복합적으로 작용했을 가능성도 고려해야 한다.

따라서 병원은 평가 결과를 단순히 수치로 기록하는 데 그치지 않고, 이를 바탕으로 구체적인 피드백을 도출해 솔루션의 개선 방향을 설정한다. 이 과정에서 알고리즘을 개선하거나, 데이터셋을 확대하고, 사용자 인터페이스를 조정하는 등의 조치가 이루어지며, 이는 기술의 성능을 실질적으로 향상시키는 데 기여한다.

무엇보다 중요한 것은 디지털 솔루션의 실제 사용자인 의료진과 환자의 의견을 적극적으로 반영하는 것이다. 기술이 아무리 뛰어나더라도, 현장에서 사용하는 사람들이 불편함을 느끼거나 기대한 만큼의 효과를 체감하지 못한다면, 그 기술은 성공했다고 보기 어렵다.

용인세브란스병원은 이를 인식하고 정기적인 설문조사, 인터뷰, 워크숍 등을 통해 현업의 의견을 수집하고 있다. 이러한 의견은 단순한 참고 자료가 아니라 솔루션 개선의 핵심 자료로 활용되며, 실제로 의료진의 피드백을 반영해 시스템의 기능이 조정되거나 환자의 사용 경험을 개선하기 위한 UI·UX 변경이 이루어지기도 한다.

예를 들어 의료진이 시스템의 반응 속도에 불만을 제기했다면, 시스템의 처리 속도를 개선하거나 사용자 인터페이스를 간소화하는 등의 조치가 이루어진다. 이처럼 현장의 목소리를 반영하는 과정은 솔루션의 실효성을 높이고, 사용자 중심의 기술 발전을 가능하게 한다.

또한 병원은 각 디지털 솔루션의 목표 실적 달성률을 체계적으로 기록하고 모니터링한다. 목표 실적은 앞서 설정된 평가 지표를 기반으로 한 구체적인 성과 목표로 설정되며, 예를 들어 일반적인 시스템의 경우에는 '정확도 90% 이상', '인터페이스 응답 시간 1초 이내' 등의 수치가 목표로 제시될 수 있다. 이러한 목표는 단순한 기준에 그치지 않고, 솔루션이 달성해야 할 성능 수준을 명확히 제시함으로써 기술 개발과 운영의 방향성을 제시한다.

병원은 이 목표 달성률을 정기적으로 점검하고, 달성 여부에 따라 새로운 목표를 설정하거나 기존 목표를 조정하는 유연한 전략을 취하고 있다. 목표를 달성하지 못한 경우에도 단순히 실패로 간주하지 않고, 그 원인을 면밀히 분석한 뒤 개선 방안을 마련하여 새로운 목표를 설정한다.

예를 들어 시스템의 정확도가 기대에 미치지 못한 경우에는 그 원인이 알고리즘의 한계인지, 데이터셋의 부족인지, 사용자 교육의 미비인지 등을 분석한 뒤, 그에 따라 알고리즘을 개선하거나 더 다양한 데이터를 수집하고, 사용자 교육 프로그램을 강화하는 등의 조치를 취한다. 반대로 목표를 성공적으로 달성한 경우에는 그 성과를 기반으로 더 높은 목표를 설정하여 지속적인 발전을 도모한다. 이러한 목표 기반의 운영 방식은 디지털 솔루션이 정체되지 않고, 끊임없이 진화할 수 있는 동력을 제공한다.

결과적으로, 용인세브란스병원이 구축한 디지털 솔루션 평가 및 개선 프로세스는 단순한 기술 관리 체계를 넘어, 병원의 디지털 혁신을 지속적으로 발전시키는 핵심 전략으로 작용하고 있다. 각 솔루션별로 명확한 지표를 설정하고, 이를 기반으로 한 정기적인 평가와 피드백, 현업의 의견 반영, 목표 실적 달성률 기록 및 새로운 목표 설정까지 이어지는 일련의 과정은 병원이 기술을 단순히 도입하는 수준을 넘어 실제 의료 서비스의 질 향상과 환자 중심의 가치 실현으로 연결시키는 데 결정적인 역할을 한다. 이러한 체계적인 접근 방식은 용인세브란스병원이 디지털 혁신을 통해 환자 중심의 의료 서비스를 제공하고, 병원의 비전과 목표를 달성하는 데 있어 매우 중요한 기반이 된다. 앞으로도 다양한 디지털 기술이 도입되고 발전함에 따라 그 중요성은 더욱 커질 것이다.

디지털 기술은 의료의 미래를 형성하는 핵심 동력이며, 이를 어떻게 평가하고 개선해 나가느냐에 따라 병원의 경쟁력과 환자의 삶의 질이 달라질 수 있다. 따라서 용인세브란스병원의 사례는 다른 의료기관에도 중요한 시사점을 제공하며, 디지털 혁신을 성공적으로 이끌기 위한 모범적인 모델로 자리매김하고 있다.

2023 하반기 디지털 솔루션 KPI

관점	지표 구분	지표		2023년(12월 기준)				진행사항	2024년 목표
				목표	실적	실적 (달성률)	달성		
환자 안전	RTLS	교직원 태그 착용률		94%	92.5%	98.4%	N	24년 전공의 태그 발급 추가 예정	93%
		교직원 태그 분실률		0%	0.4%	99.6%	N	신규 지표	0.2%
		입원환자 태그 착용률		99%	96.9%	97.1%	N	입원간호팀과 태그 분실 관리 진행 중	97%
		입원환자 태그 분실률		0%	1.5%	98.5%	N	신규 지표	1%
	환자용 모바일 앱	외래환자 수 대비 사용률		20%	22%	110%	Y	원무팀과 협력하여 외래환자 대상 홍보	22%
진료 효율	Y톡	Y톡 채팅방 월평균 개설 운영 건수		20	4.75	23.8%	N	교직원 대상 홍보 강화	15
	Bedside Monitor	단말기 1대당 서비스 이용 횟수		55회	77.4회	140.7%	Y	• 메인 화면에 교육 동영상 추가, 제증명 신청 서비스 추가 • 24년 진료비 조회 기능 추가 예정	80회
	하이차트	동영상 안내 발송 대비 시청률 (전체)		25%	27.3%	109.2%	Y	• 자동 발송 영역 확대(검사/약 제동) • U-Severance 접근성 강화 • Bedside Monitor • 사용 기능 홍보 강화	30%
		검사 예약 설명 동영상 시청률		15%	11%	73.6%	N		15%
		사용자 수 (월평균)		400명	398명	99.5%	N		400명
	전자출입명부	입·출입 시간 오류율	ICU	0%	0.6%	99.4%	N	'23.9월에 오류 관련 비콘 스캐너 보정 작업 진행함. 중환자간호팀과 지속 점검할 예정.	0%
			NICU	0%	0%	100%	Y		0%
			분만실	0%	0%	100%	Y		0%
			수술실	0%	0.2%	99.8%	N		0%
	기초검사 자동화 키오스크	키오스크 사용률(병동-TPR 기록 기준)		3.5%	2.7%	77.1%	N	입원환자 TPR 기록 수 대비 키오스크 입력 건수	3.5%
		키오스크 사용률(병동-입원환자 수 기준)			80.9%			입원환자 수 대비 병동 기초검사 자동화 키오스크 사용 비율. 24년부터는 입원환자 수 기준으로 지표 변경 예정	85%
		키오스크 사용률(외래-TPR 기록 기준)		35%	31.3%	89%	N	외래환자 TPR 기록 수 대비 키오스크 입력 건수	40%
		키오스크 사용률(외래-외래환자 수 기준)			33.9%			외래환자 수 대비 외래 기초검사 자동화 키오스크 사용 비율. 24년부터는 외래환자 수 기준으로 지표 변경 예정	40%
프로세스 혁신	음성 인식 솔루션	사용률 (뷰노)	영상 의학과	35%	33.3%	56%	N	24년도 신규 사용자 모집 예정	5%
			병리과	55%	0%	0%	N		2%
		퍼즐 AI PoC (23.12월 종료)		2건	5건	250%	Y	외과(2명). 병리과(3명) 5명 적용	-
	RPA(Robotic Process Automation)	자동화 프로세스 누적 건수		25건	24건	96%	N	24년도 활성화 방안 수립 중	30건
		프로세스 성공률		90%	87%	96.6%	N		90%
고객	사용자 만족도	디지털 솔루션 사용자 만족도 평가		1회	0회	0%	N	'24.1월 의료서비스 로봇 사용자 만족도 진행	1회
학습	부서원 역량 강화	직무 관련 전문 자격증 취득		2건	2건	100%	Y	• 상반기 ITIL 자격증 취득 완료 • 하반기 빅데이터 분석 기사 취득	3건
		병원 정보 학회 참석/신기술 관련 교육		2건	6건	300%	Y	• 대한의료정보학회 춘계/추계 참석 • 의료정보인증심사원 인증 참석 • 대한항균요법학회/대한감염학회 춘계학술 대회 참석	3건

2024 상반기 디지털 솔루션 KPI

관점	지표 구분	지표	2024년 (7월 기준)				진행사항	2024년 수정 목표
			목표	실적	실적 (달성률)	달성		
환자 안전	RTLS	교직원 태그 착용률	93%	93%	100%	Y	전공의 태그 관리 추가 예정	93%
		교직원 태그 분실률(신규)	0.2%	0.38%	90%	N	퇴직 시 반납 메시지 전송	0.35%
		입원환자 태그 착용률	97%	98.9%	102%	Y		98%
		입원환자 태그 분실률 (신규)	1%	0.8%	120%	Y	환자 분실 시 청구 반영 (환자 청구 비율: 2023년 약 28% / 2024년 37%)	1.0%
	한자용 모바일앱	외래환자 수 대비 사용률	25%	22%	88%	N		22%
진료 효율	Y톡	Y톡 채팅방 월평균 개설 운영 건수	15건	11건	73.3%	N	교직원 대상 홍보 강화, 활성화 방안 수립 중	15건
	Bedside Monitor	단말기 1대당 서비스 이용 횟수	80회	82.7회	103.4%	Y	중간진료비 조회, 제증명 신청 서비스 적용	80회
	하이차트	동영상 안내 발송 대비 시청률(전체)	30%	37.9%	126.3%	Y	• '23.11월 검사 예약 발송 횟수 변경(기존 3회 → 2회) • '23.12월 외래 검사 확대 적용	35%
		검사 예약 설명 동영상 시청률	15%	20.9%	139.3%	Y		20%
		사용자 수(월평균)	400명	427명	106.8%	Y		400명
	전자출입명부	입·출입 시간 오류율 ICU	0%	0.1%	99.9%	N	중환자간호팀과 지속 점검할 예정임	0%
		NICU	0%	0%	100%	Y		0%
		분만실	0%	0%	100%	Y		0%
		수술실	0%	0%	100%	Y		0%
	기초검사 자동화 키오스크	키오스크 사용률(병동)	85%	65.5%	77%	N	퇴원환자 수 대비 병동 기초검사 자동화 사용 비율. 23년도 65.5%	70%
		키오스크 사용률(외래)	40%	26.9%	67.3%	N	외래환자 수 대비 외래 기초검사 자동화 사용 비율. 23년도 30.5%	30%
프로세스 혁신	음성 인식 솔루션 (뷰노)	사용률 영상의학과 1인당 사용 횟수	160회	110.2회	68.9%	N	'23.8월 기준: 147.9회	120회
		병리과 1인당 사용 횟수	10회	12회	120%	Y	'23.8월 기준: 6.1회	10회
	PoC		0건				하이카디 PoC	-
	RPA(Robotic Process Automation)	자동화 프로세스 누적 건수	30건	28건	93.3%	N	24년 KeyUser 교육 후 부서별 업무 자동화 추가 개발 중	30건
		프로세스 성공률	90%	92%	102.2%	Y	전년도(86%) 대비 6% 향상	90%
고객	사용자 만족도	디지털 솔루션 사용자 만족도 평가	연 1회	0회	0%	N	디지털 솔루션 사용자 만족도 진행 예정	1회
학습	부서원 역량 강화	직무 관련 전문 자격증 취득	3건	1건	33%	N	• 24: 1명 • 하반기: 3명	3건
		학회 참석	2회	2회	100%	Y	• 대한의료정보학회 춘계 참석 • 대한병원행정관리자협회 대학병원회 춘계학술대회 • 예정: 의료정보인증심사원 보수교육 • HIMSS 참석	2회
		신기술 관련 교육 참석	2회	2회	100%	Y	• 2024 솔트룩스 인공지능 콘퍼런스 • Salesforce World Tour Korea	2회

※ **반기별 디지털솔루션 KPI 측정 후, 결과에 따른 개선 필요사항 도출 및 실행**

표 3. 디지털 솔루션 KPI 보고 내용

관점별 디지털 솔루션 평가 지표

용인세브란스병원은 디지털 솔루션을 단순한 기술 도입의 차원에서 바라보지 않는다. 병원은 디지털 기술을 병원 운영의 중심축으로 삼고 있으며, 이를 통해 의료 서비스의 질을 근본적으로 향상시키고자 하는 명확한 목표를 갖고 있다. 이러한 인식은 새로운 장비나 시스템을 도입하는 데 그치지 않고, 디지털 솔루션이 실제 임상 현장과 병원 전반의 운영에 미치는 실질적 영향을 면밀히 분석하고 이를 평가 체계에 반영하는 방식으로 구체화되고 있다.

특히 용인세브란스병원은 각 디지털 솔루션을 '환자 안전', '진료 효율', '프로세스 혁신'이라는 세 가지 핵심 관점에서 평가하고 있다. 이 세 가지 축은 병원이 추구하는 의료 서비스 방향성과도 밀접하게 연결되어 있으며, 각각의 관점은 독립적이면서도 상호 보완적인 역할을 한다.

환자 안전 관점에서는 병원 안전 강화를 위해 구축한 RTLS의 활용률을 분석하며, 비콘 태그 착용률을 핵심 지표로 삼는다. RTLS는 병원 내 환자, 의료진, 장비 등의 위치를 실시간으로 파악할 수 있는 기술로, 응급 상황 발생 시 신속한 대응을 가능하게 하고, 감염병 확산 방지나 환자 동선 관리 등 다양한 안전 관리에 활용된다.

병원은 이 시스템이 실제로 얼마나 효과적으로 사용되고 있는

지를 파악하기 위해, RTLS 태그를 실제로 착용한 대상의 비율(착용률)을 수치화하여 분석한다. 착용률이 높을수록 시스템이 현장에서 안정적으로 운영되고 있으며, 환자 안전 확보에 실질적으로 기여하고 있다는 의미로 해석된다. 따라서 병원은 RTLS 시스템의 착용률을 지속적으로 모니터링하고, 이를 바탕으로 시스템의 개선 방향이나 교육의 필요성을 도출한다.

또한 병원은 환자의 안전과 편의성을 종합적으로 평가하기 위해 모바일 앱 사용률을 중요한 지표로 활용하고 있다. 특히 외래 환자 수 대비 앱 사용률을 분석함으로써, 환자들이 병원에서 제공하는 디지털 서비스를 얼마나 적극적으로 활용하고 있는지를 파악한다. 모바일 앱은 진료 예약, 대기 시간 확인, 검사 결과 조회, 병원 내 위치 안내 등 다양한 기능을 제공하며, 이를 통해 환자는 병원 이용 과정에서 겪을 수 있는 불편을 최소화하고 필요한 정보를 신속하게 확인할 수 있다. 이러한 편의성은 궁극적으로 안전하고 효율적인 진료 환경 조성에 기여한다.

그리고 외래환자 중 실제로 앱을 사용한 환자의 비율을 수치로 분석하고, 이를 통해 앱의 접근성과 활용도를 평가한다. 이 지표는 단순한 사용 통계를 넘어, 환자 중심의 디지털 서비스가 환자의 안전과 편의성 향상에 실질적으로 얼마나 기여하고 있는지를 판단하는 기준으로 활용된다.

진료 효율 측면에서는, 용인세브란스병원은 다양한 디지털 솔루션의 실효성을 구체적인 지표를 통해 평가하고 있으며, 이를

관점	지표 구분	지표	2025년(2025.12월 기준)				2026년 목표
			목표	실적	달성율	달성	
환자 안전	RTLS	교직원 태그 착용률	93.0%	93.1%	100.1%	Y	93.0%
		교직원 태그 분실률	0.35%	0.20%	142.9%	Y	0.35%
		입원환자 태그 착용률	98%	98.6%	100.6%	Y	98%
		입원환자 태그 분실률	0.7%	0.4%	147.1%	Y	0.7%
	환자용 모바일앱	외래환자 수 대비 사용율	25%	26%	104.0%	Y	25%

표 4. 환자 안전 관점 지표

바탕으로 의료진의 업무 부담을 줄이고 진료의 정확성과 속도를 향상시키는 데 중점을 두고 있다. 특히 의료진 간 원활한 소통을 위해 도입된 의료진 메신저 Y톡의 경우, 활성화된 채팅방 운영 건수를 주요 지표로 삼는다. 이 지표는 의료진이 Y톡을 얼마나 자주, 그리고 얼마나 다양한 진료 상황에서 실제로 활용하고 있는지를 보여주는 자료로, 진료 중 실시간 정보 공유와 협업이 임상 현장에서 얼마나 효과적으로 이루어지고 있는지를 판단하는 근거가 된다.

병상에서 환자에게 직접 정보를 제공하는 '베드사이드 모니터'의 경우, 이용 횟수를 통해 시스템의 활용도를 측정한다. 이 모니터는 환자에게 진료 일정, 검사 안내, 병원 생활 정보 등을 시각적으로 제공함으로써 의료진의 설명 부담을 줄이고, 환자의 이해도를 높이는 데 기여한다. 병원은 이 모니터가 실제로 얼마나 자주 사용되고 있는지를 정량적으로 분석하여, 환자 이해도 향상 및 환자 경험 개선에 대한 기여도를 평가한다.

‘하이차트’의 동영상 안내 발송 대비 시청률도 중요한 지표로 활용된다. 환자에게 전송된 각종 안내 동영상이 실제로 얼마나 시청되고 있는지를 분석함으로써, 정보 전달의 효과성과 환자의 참여도를 측정한다. 특히 검사 예약 안내 동영상의 시청률을 별도로 분석하여, 환자가 검사 전 필요한 정보를 충분히 숙지하고 있는지를 판단하는 데 활용된다. 이러한 시청률 지표는 환자의 진료 준비도와 병원 내 혼란 감소에 직접적인 영향을 미치기 때문에, 병원은 이를 정기적으로 모니터링하고 있다.

하이차트 월평균 사용자 수는 병원 내 하이차트 활용도를 평가하는 핵심 지표 중 하나다. 이 수치는 하이차트를 실제로 얼마나 많은 의료진이 지속적으로 사용하는지를 보여주는 지표로, 솔루션의 접근성과 실효성을 판단하는 데 중요한 기준이 된다.

전자출입 솔루션의 경우에는 입출입 시간 오류율을 조사하여 솔루션의 정확도를 측정한다. 이 시스템은 특수 구역의 출입을 자동으로 기록하고 관리하는 기능을 수행하며, 오류율이 낮을수록 시스템의 신뢰성과 정확성이 높다는 것을 의미한다. 병원은 오류율 분석을 바탕으로 시스템의 기술적 완성도뿐만 아니라, 실제 운영에서의 안정성도 함께 평가한다.

마지막으로, ‘기초검사 자동화 키오스크’는 환자가 직접 기초검사(신장, 체중, 혈압 측정)를 진행할 수 있도록 돕는 시스템으로, 입원 및 외래환자의 사용률을 지표로 삼아 평가한다. 이 사용률은 환자가 해당 시스템을 얼마나 자주 활용하고 있는지를 보여

관점	지표 구분	지표		2025년(2025. 12월 기준)				2026년 목표
				목표	실적	달성율	달성	
진료 효율	Y톡	Y톡 채팅방 월평균 개설 운영 건수		15	14	93.3%	N	15
	Bedside Monitor	단말기 1대당 서비스 이용 횟수		60	75.9	126.5%	Y	60
		입원생활안내문 구득률		90.0%	89.5%	99.4%	N	90.0%
		제증명서 기능 사용율		10.0%	8.7%	87.0%	N	10.0%
		중간수납비 기능 사용율		12%	15.0%	125.0%	Y	12%
	하이차트	동영상 안내 발송 대비 시청률(전체)		35%	32.6%	93.1%	N	35%
		검사 예약 설명 동영상 시청률		20%	20.1%	100.7%	Y	20%
		사용자 수 (월평균)		400	383	95.8%	N	400
	전자출입 명부	입출입시간 오류율	ICU	0%	0.0%	100.0%	Y	0%
			NICU	0%	0.0%	100.0%	Y	0%
			분만실	0%	0.0%	100.0%	Y	0%
			수술실	0%	0.0%	100.0%	Y	0%
	기초검사 자동화 키오스크	입원환자수 대비 병동 기초검사자동화 사용 비율		76%	77.9%	102.5%	Y	73%
		외래환자수 대비 외래 기초검사자동화 사용 비율		38%	31.2%	82.1%	N	36%

표 5. 진료 효율 관점 지표

주는 수치로, 시스템의 접근성, 편의성, 진료 흐름 개선 기여도를
판단하는 데 활용된다.

신기술 및 자동화 솔루션의 지표 운영

프로세스 혁신의 경우, 용인세브란스병원은 디지털 솔루션이
병원 운영 전반에 어떤 구조적 변화를 가져오는지를 구체적인 지
표를 통해 평가하고 있으며, 이를 통해 업무 효율성과 시스템 안
정성을 동시에 확보하고자 한다. 특히 음성 인식 솔루션의 경우,

사람을 위한 디지털, 의료의 미래를 열다

의료진이 해당 기술을 얼마나 적극적으로 활용하고 있는지를 판단하기 위해 '1인당 사용 건수'를 주요 지표로 삼는다.

이 수치는 의료진 개개인이 음성 인식 기능을 활용해 진료 기록이나 업무 처리를 얼마나 자주 수행했는지를 보여주는 지표로, 솔루션의 실효성과 현장 적합성을 평가하는 데 중요한 기준이 된다. 사용 건수가 높을수록 의료진의 업무 부담이 줄고 진료 흐름이 원활해졌다는 것을 의미하며, 병원은 이를 바탕으로 솔루션의 확산 가능성과 개선 방향을 도출한다.

또한 병원은 새로운 기술의 도입과 실험적 적용을 통해 지속적인 혁신을 추구하고 있으며, 이를 위해 신기술 PoC(Proof of Concept) 적용 건수를 지표로 설정하고 있다. 이 지표는 병원이 실제 환경에서 신기술을 시험적으로 적용한 사례의 수를 의미하며, 디지털 전환에 대한 병원의 적극성과 기술 수용성을 보여준다. PoC 적용 건수가 많을수록 병원이 다양한 기술을 실험하고, 그중 효과적인 솔루션을 선별해 정식 도입하는 과정이 활발하게 이루어지고 있다는 것을 나타낸다.

자동화 솔루션인 RPA(Robotic Process Automation)의 경우, 보다 정교한 지표를 바탕으로 평가가 이루어진다. 병원은 RPA가 자동으로 처리한 프로세스의 누적 건수를 분석해 시스템이 실제로 얼마나 많은 업무를 자동화했는지를 파악한다. 이 수치는 RPA의 확산 정도와 병원 내 자동화 수준을 보여주는 핵심 지표로, 누적 건수가 많을수록 반복적이고 비효율적인 업무가 줄어들고 있음

관점	지표 구분		지표	2025년(2025.12월 기준)				2026년 목표
				목표	실적	달성율	달성	
프로세스 혁신	음성인식 솔루션	사용률 (뷰노)	영상의학과 1인당 사용횟수	170	440	258.8%	Y	170
			병리과 1인당 사용횟수	5	7	140.0%	Y	5회
	PoC		하이카디 환자 처방 건수[신규]	600	100	16.7%	N	600건
	RPA (Robotic Process Automation)	운영 성과 및 품질	자동화 프로세스 누적 건수	50	50	100.0%	Y	60
			BOT 평균 성공률	90%	90%	100.0%	Y	93%
			월평균 BOT 실행수 [신규]	3,000	3,383	112.8%	Y	4,000회
			현재 운영 중인 프로세스 건수 [신규]	40	40	100.0%	Y	50건
			연간 절감 시간 (누적) [신규]	4160	4144	99.6%	N	4,576시간
			FTE (Full Time Equivalent) [신규]	2.0	1.992	99.6%	N	2.2
		조직 내재화	자체 교육 횟수 [신규]	10	10	100.0%	Y	10건
			참여 부서 수 [신규]	8	14	175.0%	Y	10개
			입문 교육 참여자 수 [신규]	20	30	150.0%	Y	20명
			최종 수료자 수 [신규]	10	10	100.0%	Y	10명

표 6. 프로세스 혁신 관점 지표

을 의미한다.

이와 더불어, RPA의 BOT 평균 성공률도 중요한 평가 지표로 활용된다. 이는 자동화된 BOT이 실제 업무를 수행하는 과정에서 오류 없이 성공적으로 완료한 비율을 의미하며, 시스템의 안정성과 신뢰도를 판단하는 기준이 된다. 평균 성공률이 높을수록 RPA가 병원 업무에 안정적으로 적용되고 있으며, 업무 품질과 정확성 유지에 기여하고 있다는 것을 나타낸다. 병원은 이 지표를 통해 RPA의 기술적 완성도뿐만 아니라, 운영상의 문제점을 파악하고 개선 방향도 함께 설정하고 있다.

디지털 성과 확장의 또 다른 관점들

그 밖의 관점으로는 고객 관점, 학습 관점, 국책사업 관점, IRS (통합반응상황실) 연구 관점 등이 있으며, 용인세브란스병원은 이들 영역에서도 디지털 솔루션과 조직 운영의 효과를 평가하기 위해 다양한 지표를 설정하고 있다.

고객 관점에서는 병원 서비스를 이용하는 환자와 보호자의 만족도를 정기적으로 파악하는 것을 목표로 하며, 이를 위해 연 1회 사용자 만족도 조사를 실시한다. 조사 항목에는 병원 내 디지털 시스템의 접근성, 편의성, 정보 전달의 명확성, 전반적인 서비스 경험 등이 포함되며 환자의 시각에서 병원 운영의 질을 평가하는 데 활용된다. 만족도 조사 결과는 서비스 개선의 방향을 설정하는 데 중요한 자료로 사용되며, 고객 중심의 의료 환경 조성을 위한 전략 수립에 반영된다.

학습 관점에서는 구성원들의 역량 강화를 위한 다양한 활동이 지표로 설정된다. 병원은 디지털 솔루션의 안정적인 운영과 확산을 위해 의료진과 직원의 교육 및 학습을 중요하게 여기며, 이를 위해 부서원 역량 강화를 위한 교육 참여율, 교육 콘텐츠 활용률, 자체 학습 플랫폼 이용률 등 여러 항목을 지표로 삼는다. 이러한 지표는 병원 내 디지털 역량 수준을 진단하고, 향후 교육 방향을 설정하는 데 활용된다.

국책사업 관점에서는 병원이 국가적 의료 발전과 디지털 헬스

관점	지표 구분	지표	2025년(2025. 12월 기준)				2026년 목표
			목표	실적	달성율	달성	
학습	부서원 역량강화	직무관련 전문 자격증 취득	2	1	50.0%	N	1건
		병원정보 학회 참석	2	6	300.0%	Y	5회
		신기술 및 교육참석	2	7	350.0%	Y	2회
국책 사업	국책과제	국책과제 수주건수	1	1	100%	Y	2건
		국책과제 연구비 기관 투자비율	5%	7.35%	147%	Y	8%
IRS 연구	디지털 솔루션 (RTLS)	IRS (RTLS) 연구 지원을 위한 데이터 추출 건수	2	7	350.0%	Y	2건
	디지털 솔루션 (생체정보)	IRS (생체정보) 연구 지원을 위한 데이터 추출 건수	2	3	150.0%	Y	2건
	UK Biobank 데이터 분양	UK Biobank 데이터 분양 건수	2	5	250.0%	Y	3건

표 7. 고객, 학습, 국책사업, IRS 연구 관점 지표

케어 정책에 얼마나 적극적으로 참여하고 있는지를 평가하기 위해, 국책과제 수주 건수를 목표로 설정한다. 병원은 정부 및 공공기관이 주관하는 연구개발 과제, 디지털 헬스케어 시범사업, 의료 정보화 프로젝트 등에 참여함으로써 기술력과 연구 역량을 대외적으로 인정받고 있으며, 수주 건수는 병원의 외부 협력 및 기술 확산 능력을 보여주는 핵심 지표로 활용된다.

IRS 연구 관점에서는 병원 내 연구 활성화를 위해 IRS 연구 지원 횟수를 지표로 삼는다. 이 지표는 병원이 연구자들에게 제공한 기술적·행정적 지원의 빈도를 나타내며, 연구 환경의 질과 연구자 만족도를 간접적으로 평가하는 기준이 된다. IRS를 통한 지원이 활발할수록 병원 내 연구 활동이 활성화되고, 디지털 기반의 임상연구가 안정적으로 운영되고 있다는 것을 의미한다. 병원

사람을 위한 디지털, 의료의 미래를 열다

은 이 지표를 바탕으로 연구 지원 체계의 개선 방향을 도출하고, 더 많은 연구자들이 효율적으로 연구를 수행할 수 있는 환경 조성을 목표로 하고 있다.

혁신적 평가체계 도입

용인세브란스병원은 기존의 성과 관리 방식에서 한 단계 더 나아가, 디지털 헬스케어 시대에 부합하는 새로운 평가 지표를 도입함으로써 병원 운영의 질적 향상을 도모하고 있다. 전통적인 KPI(Key Performance Indicator) 지표를 기반으로 한 평가 방식은 주로 정량적 성과 측정에 초점을 맞춰왔다. 예를 들어 환자 수, 진료 건수, 수익률, 병상 가동률 등의 수치를 통해 병원의 운영 효율성을 판단하는 방식이다.

그러나 이러한 방식은 디지털 헬스케어 솔루션이 가져오는 복합적이고 다차원적인 효과를 충분히 반영하기에는 한계가 있었다. 이에 따라 용인세브란스병원은 디지털 헬스케어 도입의 효과를 보다 정교하고 다각적으로 평가하기 위해 신규 평가 지표 체계를 마련하였다. 이 체계는 단순히 기술의 성능이나 시스템의 안정성에 국한되지 않고, 실제 현장에서 나타나는 변화와 개선을 중심으로 평가가 이루어지도록 설계되었다. 병원은 이를 위해 다음과 같은 핵심 영역으로 지표를 분류하였다.

지표명	지표명	실적		산출 근거
		2025년 실적	2026년 목표	
업무효율	RPA 운영 프로세스 건수	40	50	기간별 운영 중인 프로세스 건수
	RPA 최종 교육 수료율	33%	50%	(최종 수료자수/입문교육 수료자수) * 100 / 당년도 교육 신청자수
	RPA 연간 절감 시간	4,144	4,576	연도별 총 절감시간 신규 프로세스 기준(2,080시간 기준)
	RPA 연간 절감 FTE	1.99	2.2	연도별 총 절감 FTE
	병상스마트ID카드 이용 업무경감시간	343,342시간	345,000시간	수기로 이름표 출력 및 표기에 걸리는 소요시간 입원(10분)+퇴실(0.5분)+전실(10.5분)환자 수 * 21분
	병상스마트ID카드 이용 종이절감비용	1,482,304원	1,500,000원	수기로 이름표 출력시 사용되는 종이 비용 입원+전실환자 수 * 2장 *비용
연구역량	공동연구개발협약 건수	9	12	연도별 공동연구개발협약 건수
	디지털솔루션 데이터 기반 연구지원 건수	15	17	연도별 연구 지원 건수 (RTLS/생체정보/UK Biobank 분양)
	디지털트윈기반 모의 훈련 실시 건수	2	2	전산장애 모의훈련 진행
	디지털 관련 국책과제 수주 건수	1	2	연도별 국책과제 수주 건수
	매출액 대비 ICT 기관투자비율	0.9%	3%	ICT 투자비용 / 매출액 매출액 대비 ICT 투자 비율
	디지털솔루션 지식재산권 건수	2	3	연도별 특허/지식재산권 건수
지역사회 가치공유	지역사회 협업 활동건수	5	7	시 산업진흥원과 협업, 외부 기관 초청 세미나 개최 등
스마트병원 가치공유	연도별 irs 방문수	43	45	외부기관 IRS실 방문건수
	디지털 병원 벤치마킹 건수	13	15	연도별 벤치마킹 건수
	디지털 감수성 증진 활동 건수	5	5	연도별 행사 건수
	디지털관련 대외 수상 건수	2	2	연도별 대외 수상 건수
	국내외 디지털 관련 컨설팅 건수	1	2	연도별 컨설팅 건수
	국내외 디지털 관련 MOU 체결 건수	3	3	연도별 MOU 건수
	협력기업 채용 건수	2	3	협력기업 신규 채용 건 수 국책과제 공동연구개발기관들의 신규 고용률

표 8. 혁신적 평가 체계 지표

사람을 위한 디지털, 의료의 미래를 열다

업무 효율

RPA 운영 프로세스 건수는 자동화 기술을 기반으로 운영되는 업무 프로세스의 수를 의미한다. 2025년에는 40건의 자동화 프로세스가 운영되었으며, 2026년 목표는 50건이다. 이는 업무 효율화를 위해 RPA(Robotic Process Automation)의 도입이 지속적으로 확산되고 있다는 것을 보여준다. 자동화 프로세스의 수는 병원 내부의 행정 효율뿐만 아니라 환자 응대 속도 개선에도 직접적인 영향을 미친다.

RPA 최종 교육 수료율은 자동화 교육을 수강한 인원 중 최종적으로 교육을 마친 인원의 비율로 산출된다. 산출 공식은 '(최종 수료자÷입문 교육 수료자)×100'이다. 2025년 실적은 33%, 2026년 목표는 50%로 설정되어 있다. 교육 수료율은 단순히 교육에 참석했는지를 넘어 실제 현업에 적용 가능한 역량을 갖춘 인원의 비율을 의미하므로, 병원의 디지털 인프라 활용 수준을 간접적으로 가늠할 수 있는 핵심 지표다.

RPA 연간 절감 시간은 자동화 도입을 통해 절약된 시간을 나타낸다. 2025년에는 4,144시간이 절감되었으며, 2026년 목표는 4,576시간이다. 절감된 시간은 단순한 숫자 이상의 의미를 가지며, 환자 응대 및 의료진의 핵심 진료 활동에 더 많은 시간을 투입할 수 있는 여건을 마련한다는 점에서 의미가 크다.

RPA 연간 절감 FTE는 절감된 시간을 인력 자원으로 환산한 지표다. 2025년 실적은 1.99FTE이고, 2026년 목표는 2.2FTE이다. 이는 자동화 덕분에 실제 인력 2명에 가까운 효과를 거두고 있음을 보여준다. 이는 단순히 시간을 아낀 수준을 넘어, 병원 전체 인적 자원의 운영 효율성이 향상되었음을 보여주는 결과다.

병상 스마트 ID 카드 이용으로 절감된 업무 시간은 환자의 이름표 출력 및 교체에 소요되는 시간을 절약한 결과다. 산출 근거는 신규 이름표 출력과 표기 소요 시간(일일(0.5분)＋전실(10.5분) 환자 수×21일)이다. 이로 인해 병원 전반에서 단순 반복적인 수작업이 줄어들어, 의료진이 보다 전문적이고 중요한 진료 업무에 집중할 수 있는 환경이 조성된다.

병상 스마트 ID 카드 활용으로 인한 종이 절감 비용은 종이 인쇄 비용 절감 효과를 의미하며, 산출 근거는 '입원환자실 환자 수×2장×월 5회'다. 이 지표는 디지털화가 환경적 측면뿐만 아니라 재정적인 면에서도 긍정적인 효과를 거두고 있음을 보여준다.

연구 역량

공동 연구개발 협약 건수는 병원이 외부 연구기관이나 기업과 체결한 공동 협력 협약의 수를 의미한다. 이는 병원이 단독 연구에 머무르지 않고, 개방형 혁신을 통해 다양한 지식을 융합하고 새로운 기술을 발전시키려는 노력이 실질적 성과로 이어지고 있음을 보여준다.

디지털 솔루션 데이터 기반 연구 지원 건수는 병원 내 디지털 솔루션에서 생성된 데이터를 활용한 연구를 지원한 건수를 의미한다. 이는 RTLS, 생체정보, UK Biobank 등 다양한 분야에서 연구가 활발히 진행되고 있음을 보여주며, 실제 임상 현장에서 생성되는 데이터를 활용해 과학적 근거를 강화하는 연구가 확대되고 있다는 점에서 큰 의미를 갖는다.

디지털 트윈 기반 모의훈련 실시는 디지털 트윈 기술을 활용해 실시한 재난대응 모의훈련의 횟수를 의미한다. 2024년에는 디지털 트윈 기반 전산장애 대응 모의훈련을 하였고, 2025년에는 방사선 피폭 모의훈련을 하였으며, 입원환자 전산장애 모의훈련도 추가로 실시하였다. 이 훈련은 재난 상황에서 병원 시스템이 어떻게 작동하는지, 그리고 의료진이 얼마나 효과적으로 대응할 수 있는지를 디지털 트윈 기반에서 검증하는 데 목적이 있다.

디지털 관련 국책과제 수주 건수는 연도별로 수주된 헬스케어 ICT 국책과제의 수를 의미한다.

매출액 대비 ICT 기반 투자 비율은 단순한 지출 항목이 아니라, 병원이 디지털 전환을 위해 매출 대비 어느 정도의 자원을 투입하고 있는지를 보여주는 지표다. 해당 항목은 안정적인 수준에서 지속적으로 투자를 이어가고 있음을 의미한다.

디지털 솔루션 지식재산 건수는 연도별 특허와 지식재산권 출원 건수를 의미한다. 이는 병원 내에서 개발된 솔루션이 단순한 내부 활용을 넘어, 산업적 가치와 확산 가능성을 지닌다는 점을 보여준다.

지역사회 가치 공유

지역사회 협업 활동 건수는 병원이 외부 기관과 협력하거나 신산업 협의회, 초청 세미나 등을 개최한 횟수를 의미한다. 이 지표는 병원이 지역사회 및 산업 전반에서 중심축의 역할을 수행하고 있음을 나타낸다.

연도별 방문 건수는 외부 기관이나 단체가 병원을 방문한 횟수를 의미하며, 이는 병원이 의료기관을 넘어 디지털 혁신의 학습과 공유의 장으로 기능하고 있음을 보여주는 지표다.

스마트 병원 가치 공유

벤치마킹 건수는 병원의 운영 및 성과를 다른 기관이 학습하기 위해 벤치마킹한 사례의 수를 의미한다. 병원의 혁신 사례가 타 기관으로 확산되어 산업 전반의 수준을 향상시키고 있음을 나타낸다.

디지털 감수성 중심 활동 건수는 환자와 직원을 대상으로 한 워크숍, 세미나, 심포지엄 개최 등 디지털 문화 확산 활동을 의미한다. 이는 디지털 친화적 환경을 조성하고, 구성원들이 변화를 긍정적으로 받아들이도록 유도하는 활동이다.

디지털 관련 대외 컨설팅 건수는 외부 기관에 제공한 컨설팅 서비스 수를 의미한다. 병원이 축적한 디지털 역량을 외부 기관과 공유하는 동시에, 새로운 지식을 습득하는 상호 발전의 계기가 된다.

국내외 디지털 관련 MOU 체결 건수는 병원이 국내외 기관과 맺은 협약의 수를 의미하며, 이는 국내외 협력 네트워크 확장을 통한 디지털 생태계의 확산을 보여준다.

협력 기업 채용 건수는 병원과 협력하는 기업에서 발생한 신규 채용 인원 수를 의미한다. 산출 근거는 국제학회와 공동연구 개발 기관들의 신규 고용 창출 효과를 포함한다. 이는 병원의 디지털 혁신이 단순한 내부 성과에 그치지 않고, 사회적 고용 창출이라는 파급 효과를 낳고 있음을 보여준다.

이러한 평가 방식은 단순히 기술의 성능이나 도입 여부를 확인하는 수준을 넘어, 디지털 솔루션이 실제로 병원의 운영과 환자 경험에 어떤 긍정적 변화를 가져왔는지를 심층적으로 분석하는 데 목적이 있다. 예를 들어, 특정 AI 기반 진단 시스템이 얼마나 정확한 진단을 제공했는지뿐만 아니라, 그로 인해 의료진의 판단 시간이 얼마나 단축되었고, 환자의 치료 시작 시점이 얼마나 앞당겨졌는지까지 함께 고려된다.

또한 디지털 헬스케어 솔루션이 병원의 연구 역량 강화를 이끌었는지도 중요한 평가 요소다. 새로운 기술의 도입으로 이전에는 불가능했던 데이터 기반 연구가 가능해졌거나, 외부 연구기관과의 협업이 활발해졌다면, 이는 단순한 기술 활용을 넘어 지식 창출의 확장으로 해석할 수 있다.

지역사회와의 가치 공유 역시 디지털 헬스케어의 핵심 성과 중 하나다. 병원이 보유한 기술과 인프라를 지역 주민과 공유함으로써 공공의료의 역할을 강화하고, 디지털 격차 해소에 기여할 수 있다. 이는 병원이 단순한 진료기관을 넘어, 지역사회 건강 생태계의 중심축으로 자리매김하고 있음을 보여준다.

결국, 용인세브란스병원의 이러한 평가 체계는 디지털 헬스케어의 진정한 가치를 발굴하고, 기술 중심의 병원 운영에서 사람 중심의 스마트 병원으로 나아가는 전환점을 마련하는 데 큰 의미가 있다. 단순한 수치나 성능이 아닌 실질적인 변화와 개선, 그리고 사회적 가치 창출을 중심으로 한 이 평가 방식은 향후 국내외 병원들이 디지털 전환을 추진하는 데 있어 중요한 기준이 될 모델이 될 것이다.

환자 및 교직원 만족도 조사

- 기간 : 25.12.02.(화) ~ 25.12.19.(금)
- 대상 : 외래·입원환자(1,783명), 교직원(305명), 경영진(10명)
- 방식 : 환자(카카오 알림톡), 교직원(이메일 공지/QR/팀즈)
- 솔루션 : 14개
- 척도 : 5점
- 지표 : 편의성, 만족도, 효율성

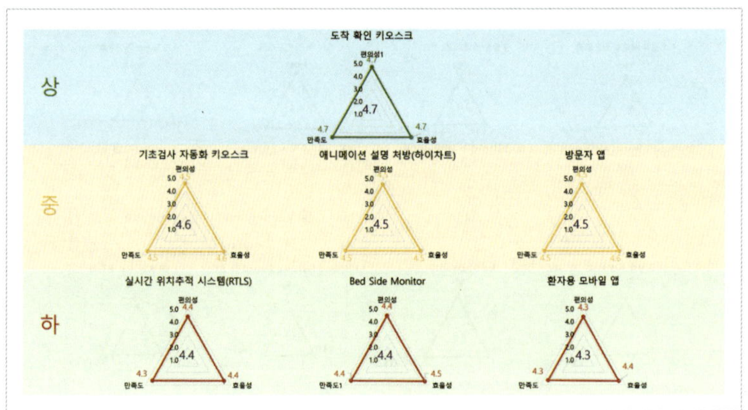

그림 5-1. 디지털 솔루션 만족도 조사(환자 대상)

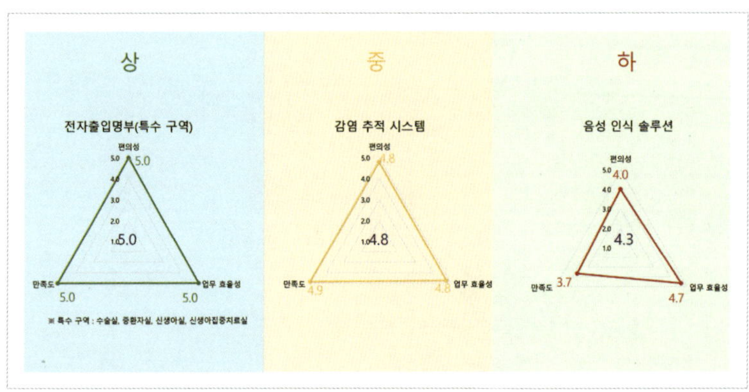

그림 5-2. 디지털 솔루션 만족도 조사(경영진, 실사용 부서 대상)

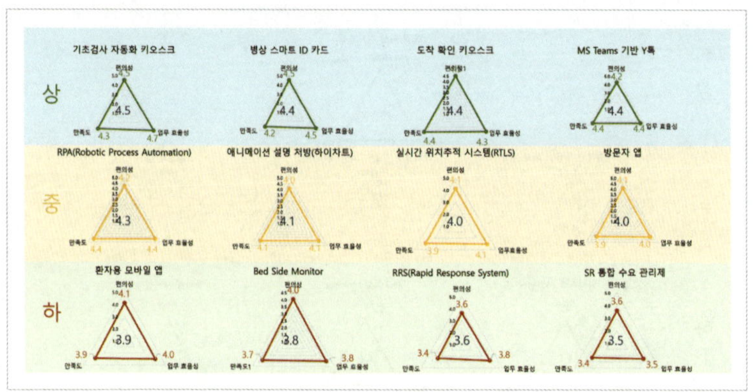

그림 5-3. 디지털 솔루션 만족도 조사(교직원 대상)

사람을 위한 디지털, 의료의 미래를 열다

선택과 집중:
현장에 가장 큰 도움이 되는 솔루션 vs
아쉽지만 종료한 솔루션의 교훈

큰 도움이 되는 솔루션 발견

21세기 의료 환경은 단순한 진료의 공간을 넘어, 기술과 데이터가 유기적으로 연결된 복합적 생태계로 진화하고 있다. 특히 팬데믹 이후 병원은 단순히 환자를 치료하는 공간이 아니라 위기 대응, 정보 분석, 예측 기반 의사결정이 동시에 이루어지는 디지털 플랫폼으로의 전환을 요구받고 있다. 이러한 변화의 중심에서 용인세브란스병원은 디지털 솔루션을 전략적으로 도입하며, 의료 서비스의 새로운 기준을 제시하고 있다.

실시간 위치 추적 시스템(RTLS): 병원 공간을 '보는' 방식의 혁신

병원은 수많은 환자, 의료진, 장비, 약품이 끊임없이 이동하고 상호작용하는 복잡한 공간이다. 이 안에서 '누가, 언제, 어디에 있었는가'를 정확히 파악하는 것은 감염병 대응뿐만 아니라 자산 관리, 환자 안전, 업무 효율성 측면에서도 매우 중요하다. RTLS는 이처럼 병원의 '보이지 않는 흐름'을 가시화하는 기술이다.

용인세브란스병원은 RTLS를 통해 병원 내 모든 움직임을 실시간으로 추적할 수 있는 체계를 구축했다. 특히 코로나19 팬데믹 당시 이 시스템은 확진자의 이동 경로를 신속하게 파악하고, 접촉자를 빠르게 식별하는 데 결정적인 역할을 했다. 감염병 대응은 시간과의 싸움이다. RTLS는 전통적인 CCTV나 수기 기록 방식으로는 불가능했던 초 단위의 위치 추적을 가능하게 함으로써, 병원 내 감염 확산을 선제적으로 차단할 수 있는 기반을 마련했다.

하지만 RTLS의 가치는 단지 감염병 대응에만 그치지 않는다. 예를 들어, 고가의 의료장비의 병원 내 위치를 실시간으로 파악함으로써 장비 활용률을 높이고, 응급 상황 발생 시 필요한 자원을 신속히 확보하는 데에도 유용하다. 또한 환자의 이동 경로를 분석해 병원 내 동선 설계를 최적화하고, 대기 시간을 줄이며, 환자 경험을 개선하는 데에도 활용된다. RTLS는 병원을 '보는 방식'을 바꾸고, 병원 운영의 패러다임을 전환시키는 기술이다.

AI 판독 보조 시스템: 의료진의 눈과 손을 확장하다

의료영상 판독은 고도의 전문성과 집중력을 요구하는 작업이다. 수많은 영상 속에서 미세한 이상 징후를 찾아내는 일은 숙련된 전문의에게도 큰 부담이 된다. 특히 영상 데이터의 양이 폭발적으로 증가하고 있는 오늘날, 의료진의 피로도는 점점 더 심화되고 있다. 이때 AI 판독 보조 시스템은 의료진의 '두 번째 눈'이 되어준다.

용인세브란스병원은 AI 기반 영상 판독 보조 시스템을 도입하여, 다양한 영상 데이터를 AI가 먼저 분석하도록 했다. AI는 수천, 수만 건의 학습 데이터를 바탕으로 영상 속 이상 징후를 빠르게 식별하고, 의심되는 부위를 표시한다. 전문의는 이를 참고해 최종 판독을 수행하며, 이 과정은 진단의 정확도를 높이는 동시에 판독 속도를 획기적으로 단축시킨다.

AI는 단순한 자동화 도구가 아니다. 반복적이고 시간 소모적인 작업을 대신함으로써, 의료진이 보다 창의적이고 복합적인 판단이 필요한 영역에 집중할 수 있도록 돕는다. 이는 단순한 효율성 향상을 넘어, 의료의 질 자체를 향상시키는 변화다. 환자 입장에서도 진단이 빨라지고, 치료 결정이 신속해지며, 결과적으로 더 나은 치료 결과를 기대할 수 있다.

데이터 기반 연구: 병원이 지식 생산의 중심이 되다

디지털 혁신병원의 진정한 가치는 '데이터'에서 나온다. 병원은 매일 수많은 환자 데이터를 생성한다. 진료 기록, 검사 결과, 영상 자료, 약물 반응, 치료 경과 등은 모두 의료 연구의 소중한 자산이다. 용인세브란스병원은 이러한 데이터를 단순히 저장하는 데 그치지 않고, 체계적으로 추출하고 분석하여 의료 지식의 생산과 확산에 활용하고 있다.

예를 들어 특정 질환의 치료 경과 데이터를 수년간 축적하고 분석함으로써, 어떤 치료법이 어떤 환자군에 더 효과적인지를 정량적으로 파악할 수 있다. 이는 맞춤형 치료 전략 수립에 결정적인 근거가 된다. 또한 이러한 데이터는 AI 학습용 데이터셋으로 활용되어, 새로운 진단 알고리즘 개발에도 기여할 수 있다.

이처럼 병원은 더 이상 단순한 진료의 공간이 아니다. 지식이 축적되고, 분석되며, 다시 임상에 환류되는 지식 순환 구조를 갖춘 연구 중심 병원으로 진화하고 있다. 디지털 솔루션은 이 순환의 속도와 정확도를 높이며, 의료의 미래를 앞당기고 있다.

디지털 혁신병원이 만들어가는 새로운 의료의 풍경

용인세브란스병원의 사례는 단순한 기술 도입의 성공 사례에 머물지 않는다. 이는 병원이 기술을 통해 조직의 문화와 운영 방식, 의료 서비스의 본질까지 어떻게 바꿀 수 있는지를 보여주는 살아 있는 증거다. RTLS는 병원 공간을 실시간으로 읽는 '눈'이 되었고, AI는 의료진의 판단을 보조하는 '지능'이 되었으며, 데이터는 병원을 지식 생산의 중심지로 만들었다.

   사람을 위한 디지털, 의료의 미래를 열다

이러한 변화는 병원 내부의 효율성 향상에만 국한되지 않는다. 환자는 더 안전하고, 더 빠르며, 더 정확한 의료 서비스를 경험하게 되고, 의료진은 반복적인 업무에서 벗어나 본질적인 진료에 집중할 수 있게 된다. 디지털 혁신병원이란 기술이 중심이 아니라, 사람을 중심에 두고 기술을 활용하는 병원이다. 그리고 그 중심에는 환자와 의료진 모두가 있다.

아쉽지만 종료한 솔루션

디지털 솔루션은 많은 이점을 제공하지만, 모든 솔루션이 성공적으로 도입되는 것은 아니다. 용인세브란스병원에서도 여러 디지털 솔루션 도입을 시도했으나, 다양한 이유로 중단된 사례들이 존재한다. 이러한 사례들은 디지털 혁신이 직면한 도전과제를 잘 보여준다.

수액 관리 시스템

수액 관리 시스템에 대한 검토는 병원 개원 전부터 2021년까지 이루어졌으며, 다양한 방식과 기술적 접근을 통해 도입 가능성을 탐색했다.

초기에는 무게추 방식의 수액 측정 시스템을 이해하기 위해 중국의 현지 병원을 견학했다. 이 방식은 수액의 중량 변화를 기반으로 주입량을 측정하는 기술로, 비교적 간단한 구조와 안정적인 측정 성능을 갖추고 있어 임상 현장 적용 가능성을 확인할 수 있었다. 이후, 국내 중소기업과 협약을 체결하여 병원 환경에 적합한 수액 관리 시스템을 공동 개발하는 방향으로 진행되었다. 개발 과정에서는 실제 병동 환경에서의 적용 가능성을 검증하기 위해 1개 병동에 3대의 장비를 설치하여 PoC(Proof of Concept)를 수행했다. 이를 통해 시스템의 기능적 안정성, 사용자 편의성, 간호 업무와의 연계성 등을 실질적으로 평가할 수 있었다.

검토 결과, 수액 관리 시스템은 여러 가지 장점을 지닌 솔루션임이 확인되었다. 가장 큰 장점은 수액 주입의 모든 내용을 하나의 통합 시스템에서 실시간으로 확인할 수 있다는 점이다. 이를 통해 환자에게 투여되는 수액의 종류, 용량, 속도 등을 정확하게 파악할 수 있으며, 이상 징후 발생 시 즉각적인 대응이 가능해져 환자의 안전성을 크게 향상시킬 수 있다. 또한 수액 투여 이력이 자동으로 기록되어 의료진의 업무 효율성과 데이터 기반 치료의 정밀성을 높이는 효과도 기대할 수 있다.

반면, 몇 가지 단점도 확인되었다. 특히 다중 수액을 동시에 투여하는 경우, 각각의 수액에 별도의 장비를 부착해야 하므로 장비 수가 증가하게 된다. 이로 인해 간호사는 장비 부착, 충전, 유지 관리 등의 추가 업무를 수행해야 하며, 이는 기존 간호 업무에 더해져 결국에는 업무 부담 증가로 이어질 수 있다. 또한 장비의 배터리 관리, 연결 상태 점검, 오류 대응 등도 간호사에게 부

  사람을 위한 디지털, 의료의 미래를 열다

담으로 작용할 수 있어, 시스템 도입 시 이러한 운영상의 문제를 충분히 고려한 개선이 필요하다는 지적이 있었다.

종합적으로 볼 때 수액 관리 시스템은 환자 안전성과 치료의 정밀성을 높이는 데 매우 유용한 도구이지만, 실제 병동 운영 환경에서는 간호사의 업무 부담을 최소화할 수 있는 사용자 중심 설계와 효율적인 장비 관리 체계가 함께 마련되어야 성공적인 도입과 확산이 가능할 것으로 판단된다.

낙상 방지 솔루션

낙상 방지 솔루션에 대한 검토 또한 병원 개원 전부터 이후까지 지속적으로 이루어졌으며, 환자의 안전을 확보하고 간호 업무의 효율성을 높이기 위한 다양한 기술적 접근이 시도되었다.

가장 중요한 핵심 과제는 예방적 조치를 위해 낙상환자 평가 도구와 낙상 보고서 데이터 학습 기반 예측 모델을 갖고 낙상 예방 활동을 해야 하지만, 당시 PoC한 내용은 환자가 낙상했을 때 즉각적으로 간호사에게 알릴 수 있는 시스템을 구축하는 것이었다. 이를 위해 센서 기반의 움직임 감지 기술을 활용하여 환자의 행동을 실시간 모니터링하고, 이상 징후가 감지되면 즉시 알림을 전송하는 구조를 마련하였다. 이러한 시스템은 환자의 침대 또는 병실에 설치된 센서를 통해 움직임을 감지하고, 낙상으로 판단되는 급격한 자세 변화나 위치 이탈이 발생했을 때 자동으로 간호 스테이션이나 모바일 기기로 경고 메시지를 자동 전송하는 방식

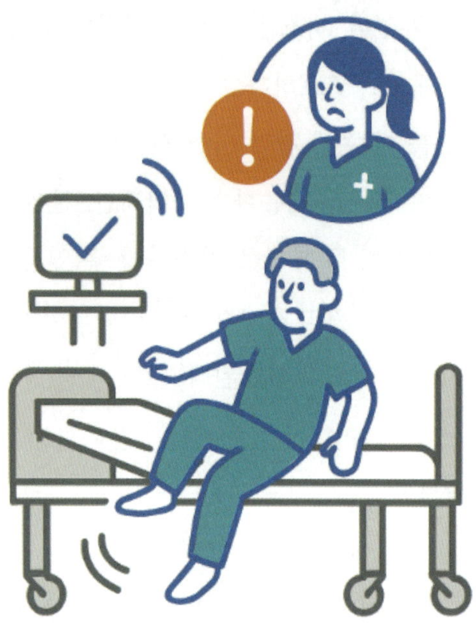

그림 5-4. 낙상 방지 솔루션의 한계점

으로 작동한다.

이 또한 타 병원의 유사 시스템을 견학하고 실제 운영 사례를 분석함으로써 현장 적용 시 발생할 수 있는 문제점과 개선 방향을 도출하는 과정도 병행되었다. 이를 통해 시스템의 기술적 안정성, 사용자 편의성, 병동 환경과의 적합성 등을 다각도로 검토할 수 있었다.

검토 결과, 낙상 방지 솔루션은 환자의 안전을 강화하는 데 매우 효과적인 도구로 평가되었다. 특히 환자가 침대에서 이탈하거나 급격한 움직임을 보일 경우, 이를 즉시 감지해 의료진에게 알

　사람을 위한 디지털, 의료의 미래를 열다

릴 수 있어 낙상 사고에 빠르게 대응할 수 있었으며, 중증 외상으로의 진행을 사전에 차단할 수 있다는 점이 큰 장점으로 꼽혔다. 또한 환자의 움직임을 지속적으로 감시함으로써, 야간이나 간호 인력이 부족한 시간대에도 안정적인 환자 관리가 가능해지는 효과도 기대할 수 있었다.

그러나 분명한 한계점도 확인되었다. 가장 큰 문제는, 환자가 단순히 침대에서 일어나거나 화장실을 가기 위해 움직이는 등 일상적인 행동을 할 때에도 시스템이 이를 낙상으로 오인하여 알림을 발생시키는 경우가 많았다는 점이다. 이러한 불필요한 알림은 간호사에게 지속적인 주의와 확인을 요구하게 되어 오히려 업무 부담을 증가시키는 결과를 초래했다. 알림의 빈도가 높아질수록 실제 낙상 상황에 대한 경고의 중요성이 희석될 수 있으며, 이는 시스템의 신뢰도 저하로 이어질 수 있다. 따라서 향후에는 환자의 행동 패턴을 보다 정밀하게 분석하고, 낙상과 일반적인 이동을 구분할 수 있는 알고리즘의 고도화가 필요하다는 점이 강조되었다.

결론적으로, 낙상 방지 솔루션은 환자 안전을 위한 필수적인 기술로서 도입 가치가 높지만 실효성을 높이기 위해서는 불필요한 알림을 최소화하고, 간호사의 업무 흐름을 방해하지 않도록 시스템을 정교하게 설계하는 것이 중요하다는 판단이 내려져 도입이 중단되었다.

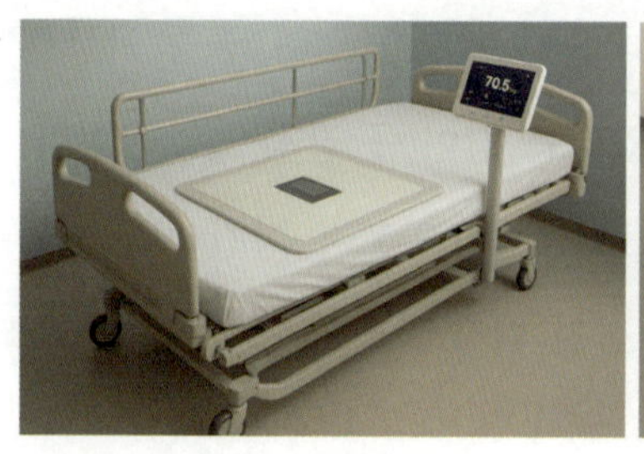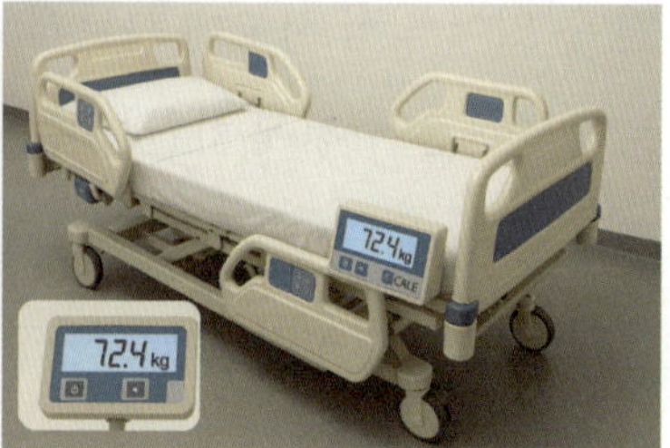

그림 5-5. 인베드 스케일

인베드 스케일(침대 자동 체중 측정 장비)

개원 준비 과정에서 중환자 및 거동이 어려운 환자의 진료 편의성을 높이기 위해 '인베드 스케일(In Bed Scale)' 기능이 탑재된 병원 침대의 도입이 검토되었다. 해당 장비는 환자가 침대에 누운 상태에서 별도의 이동 없이 체중을 측정할 수 있어, 의료진의 업무 효율성과 환자의 안전을 동시에 고려한 혁신적인 솔루션으로 평가받았다.

그러나 건강보험 수가 청구 기준을 면밀히 검토한 결과 자동 측정 기능만으로는 행위료 수가 청구가 불가능하며, 의료 인력이 직접 처치를 수반한 경우에만 제한적으로 인정된다는 점이 확인되었다. 수천만 원이 되는 체중 측정 침대 대신 침대 바퀴 무게 측정 센서 기반 체중 측정하는 기술을 보유한 기업과 함께 기존 침대에 바퀴만 바꿔서 인베드 스케일을 적용하려고 2개월간 PoC한 시간이 무산되었다.

이에 용인세브란스병원은 해당 장비의 도입을 최종적으로 중

사람을 위한 디지털, 의료의 미래를 열다

단하고, 보다 실용적이고 운영 효율성이 높은 대체 장비 중심으로 시스템을 구축하였다.

냉장고 온도 센서

입원환자 병상별 설치되어 있는 냉장고 고장 시 음식물이 상할 수 있기에 냉장고의 내부 온도를 실시간으로 모니터링할 수 있는 온도 센서 시스템의 도입이 검토되었다. 이 시스템은 냉장고 내부의 온도 변화를 자동으로 감지하고 기록함으로써, 보관 환경의 일관성을 유지하고 품질 관리 기준을 강화하는 데 기여할 수 있을 것으로 기대되었다.

그러나 검토 과정에서 냉장고 용량이 작아 문을 여닫을 때마다 내부 온도가 일시적으로 변동되는 특성이 문제가 되었다. 이로 인해 센서가 감지하는 온도 값이 실제 보관 상태를 정확히 반영하지 못할 수 있다는 우려가 제기되었다. 특히 빈번한 개폐가 이루어지는 환경에서는 측정값의 신뢰도가 떨어질 수 있으며, 이는 오히려 불필요한 경고 발생이나 오작동으로 이어질 가능성도 있다는 점과 당시 인건비 대비 고비용으로 실효성이 적다는 의견이 있었다.

이러한 기술적 한계와 운영상의 부담을 종합적으로 고려한 결과, 해당 온도 센서 시스템의 도입은 최종적으로 중단되었다. 대신, 보다 안정적이고 정확한 온도 관리 체계를 구축하는 방향으로 계획이 조정되었다.

그 밖의 솔루션

수많은 디지털 솔루션 및 시스템은 정확도가 낮아 신뢰성이 떨어지거나, 비용 문제로 인해 도입이 어려웠다. 또한 효율성 측면에서도 기대에 미치지 못한 경우가 있었으며, 수가 기준 미충족이나 투자 대비 업무 경감 효과가 미비해 최종적으로 도입이 중단된 사례도 있었다. 일부 업체는 사업을 포기하거나 도산하면서, 솔루션 유지·보수가 어려워진 경우도 있었다.

이처럼 디지털 솔루션은 많은 가능성을 제공하지만, 성공적인 도입을 위해서는 기술의 현실성, 현장에서의 실효성, 경제적 측면에서의 철저한 검토가 필수적이다. 용인세브란스병원의 사례들은 디지털 솔루션 도입 과정에서 발생할 수 있는 다양한 도전 과제를 잘 보여준다. 이러한 경험을 바탕으로, 병원은 더 나은 솔루션을 개발하고, 성공적인 디지털 혁신을 이루기 위해 지속적으로 노력하고 있다.

혁신의 주인공:
디지털 병원을 만든 주역들과
주목할 만한 파트너 기업들

혁신에 따른 성과

디지털 전환은 단순히 기술을 도입하는 차원을 넘어, 병원의 정체성과 경쟁력을 새롭게 정의하는 과정이다. 용인세브란스병원은 이러한 변화의 흐름 속에서 수동적인 수용자가 아니라, 디지털 의료 혁신을 선도하는 병원으로 자리매김했다. 특히 기술 개발과 시스템 구축에 있어 독창성과 실용성을 겸비한 결과물을 다수 창출해냈으며, 이는 지식재산권 등록이라는 구체적인 성과로 이어지고 있다.

병원이 기술을 '창조'하는 공간이 되다

전통적으로 병원은 기술을 '사용'하는 공간이었다. 의료기기, 소프트웨어, 진단 시스템 등은 주로 외부 기업이나 연구기관에서 개발한 것을 도입해 활용하는 방식이 일반적이었다. 그러나 용인세브란스병원은 이러한 틀을 깨고, 병원 내부에서 직접 기술을 '개발'하고 '보호'하는 전략을 택했다.

병원은 디지털 솔루션을 단순히 외부에서 도입하는 데 그치지 않고, 현장의 문제를 해결하기 위한 맞춤형 기술을 자체적으로 설계하고 구현했다. 예를 들어 '환자 동선 최적화 알고리즘', '의료진 업무 자동화 시스템', '감염병 대응을 위한 실시간 경로 추적 기술', 'AI 기반 영상 판독 보조 시스템' 등은 모두 병원 내부의 실제 요구에서 출발한 기술들이며, 단순한 응용 수준을 넘어 의료 현장에 특화된 독창적 기술로 발전했다. 그 결과 다수의 기술이 지적재산권 등록으로 이어지며, 병원 자체의 기술 경쟁력을 입증하고 있다.

특허 등록: 병원의 기술이 국가 자산이 되다

특허는 단순한 기술 보호 수단이 아니다. 그것은 해당 기술이 새롭고 유용하며, 산업적으로 활용 가능하다는 국가적 인증이다. 용인세브란스병원은 다양한 디지털 기술을 개발하고 이를 특허로 등록함으로써, 병원의 기술력이 단순한 내부 자산을 넘어 국가의 지식재산으로 인정받는 성과를 거두었다.

사람을 위한 디지털, 의료의 미래를 열다

이러한 특허는 병원의 경쟁력을 높이는 동시에, 향후 기술 이전, 공동 연구, 산업 협력의 기반이 된다. 실제로 병원은 의료기기 기업, 헬스케어 스타트업, IT 기업 등과의 협업을 통해 기술 상용화를 추진하고 있으며, 이는 병원 중심의 의료산업 생태계 형성에 중요한 역할을 하고 있다.

저작권 등록: 병원의 지식이 콘텐츠가 되다

특허가 기술을 보호하는 제도라면, 저작권은 지식과 콘텐츠를 보호하는 수단이다. 용인세브란스병원은 디지털 시스템의 매뉴얼, 교육 콘텐츠, 의료정보 시각화 자료, 환자용 앱 인터페이스, 의료진 교육용 시뮬레이션 자료 등 다양한 형태의 콘텐츠를 자체 제작하고 이를 저작권으로 등록해왔다.

이러한 저작권 등록은 병원의 지식 자산을 체계적으로 관리하고, 외부 유출이나 무단 사용으로부터 보호하는 역할을 한다. 동시에 병원 내부의 교육 시스템을 고도화하고, 환자와의 소통을 강화하는 데도 기여한다. 특히 디지털 콘텐츠는 온라인 기반의 비대면 진료, 환자 교육, 의료진 연수 등 다양한 분야에서 활용되며, 병원의 서비스 품질을 높이는 데 중요한 역할을 한다.

디지털 혁신병원으로서의 위상

특허 및 저작권 등록 활동은 단순한 숫자의 성과가 아니다. 이는 병원이 어떤 철학과 전략을 가지고 디지털 전환을 추진했는지를 보여주는 지표다. 용인세브란스병원은 국내 최고의 디지털 혁신병원으로서 기술을 단순히 '도입'하는 데 그치지 않고, 의료 현장의 문제를 스스로 정의하고 해결책을 창출하며 그 결과를 보호하고 확산하는 전 과정을 주도해왔다.

이러한 접근은 병원의 운영 방식뿐만 아니라, 의료진의 사고 방식, 조직 문화, 환자와의 관계까지도 변화시켰다. 의료진은 기술 사용자에서 기술 개발자로, 환자는 수동적 수혜자에서 능동적인 참여자로 변화하고 있다. 오늘날 병원은 더 이상 고립된 진료 공간이 아니라, 기술과 지식이 융합되고 사람이 중심이 되는 혁신의 허브로 진화하고 있다.

디지털 기술의 도입으로 병원의 의료 환경은 눈에 띄게 변화했다. 그러나 진정한 변화는 단순히 기술을 '사용'하는 것에 그치지 않는다. 기술을 통해 생성된 데이터를 어떻게 해석하고, 그것을 어떤 방식으로 의료 지식으로 전환하느냐에 따라 병원의 경쟁력은 극명하게 갈린다.

이 점에서 용인세브란스병원은 단연 돋보이는 행보를 보여주고 있다. 이 병원은 디지털 솔루션을 단순한 시스템 구축의 수준에 머무르지 않고, 의료 현장에서 발생하는 실시간 데이터를 기반으로 한 정밀 분석과 학술 연구로 확장시키고 있다. 그 결과, 용인세브란스병원은 의료의 미래를 선도하는 지식 생산기관으로 자리매김하고 있다.

 사람을 위한 디지털, 의료의 미래를 열다

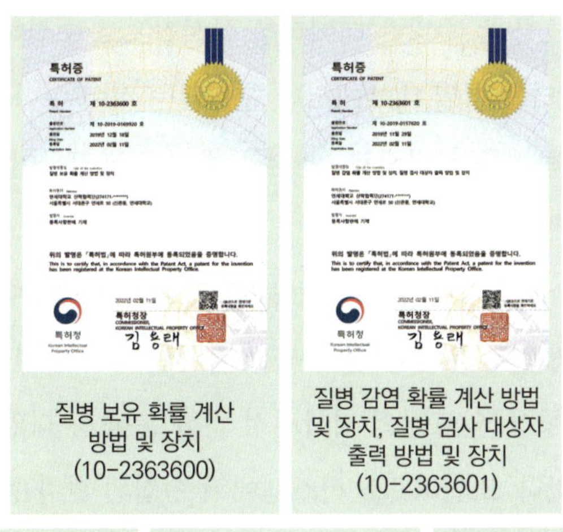

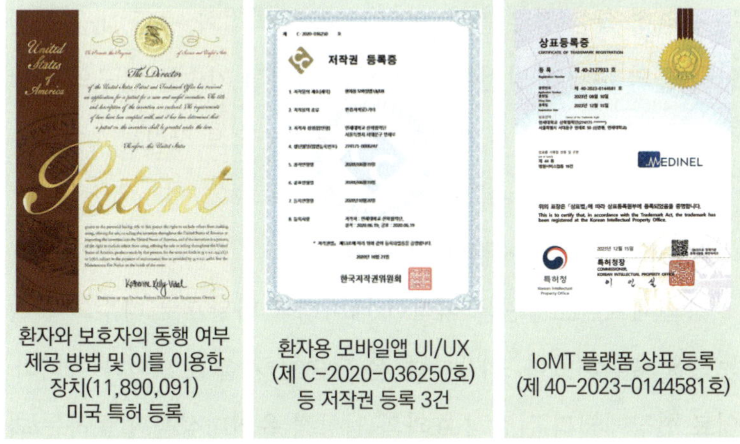

그림 5-6. 디지털 솔루션 지식재산권

디지털 기술이 연구의 출발점이 되다

용인세브란스병원이 자체적으로 개발하고 운영 중인 다양한 디지털 솔루션은 단순한 업무 효율화 도구가 아니다. 이 시스템들은 환자의 진료 기록, 검사 수치, 영상 데이터, 치료 반응, 의료진의 업무 흐름 등 수많은 데이터를 실시간으로 수집하고 축적한다. 이 데이터는 병원 내부에서만 활용되는 것이 아니라, 실제 의료 현장의 문제를 기반으로 한 연구 주제로 발전하여 학술 논문으로 외부에 발표되고 있다.

예를 들어, AI 기반 영상 판독 보조 시스템을 통해 수집된 데이터는 단순한 진단 보조를 넘어 특정 질환의 조기 발견 가능성, 판독 정확도 향상, 의료진의 의사결정 변화 분석 등 다양한 연구로 이어지고 있다. 또한 RTLS 시스템에서 수집된 환자 동선 데이터는 감염병 확산 경로 분석, 병원 내 동선 최적화, 응급 대응 시간 단축 등의 주제로 발전한다. 이처럼 디지털 기술은 연구의 출발점이자, 실증적 근거를 제공하는 핵심 자원으로 자리하고 있다.

논문으로 이어지는 데이터 기반 연구

용인세브란스병원은 이러한 데이터를 바탕으로 다수의 학술 논문을 출판해왔다. 이 논문들은 단순한 기술 보고서가 아니라, 의료 현장에서의 실질적 효과와 임상적 유의미성을 입증하는 과학적 결과물이다. 병원은 연구자 중심의 조직 문화를 조성하고, 데이터 분석 인프라를 구축하며, 의료진과 연구진이 협업할 수 있는 체계를 마련함으로써 디지털 기술들이 자연스럽게 연구로 이어지는 환경을 만들어냈다.

이러한 논문들은 국내외 다양한 학술지에 게재되었고, 일부는 국제 학술대회에서 발표되어 글로벌 의료계의 주목을 받기도 했

　　　　　사람을 위한 디지털, 의료의 미래를 열다

다. 특히 디지털 헬스케어, 의료정보학, 병원 경영, 감염병 대응 등 다양한 분야에서 용인세브란스병원의 연구는 현장 기반의 실용적 연구 모델로 평가받고 있다. 이는 병원이 단순한 진료 기관을 넘어, 새로운 지식 생산과 확산을 선도하는 중심지로 기능하고 있음을 보여주는 중요한 성과이자 지표다.

지속 가능한 연구 생태계 구축

용인세브란스병원의 연구 활동은 일회성에 그치지 않는다. 병원은 디지털 솔루션에서 생성되는 실시간 데이터를 기반으로 지속적인 연구 주제를 발굴하고 있으며, 이를 바탕으로 새로운 논문들이 꾸준히 작성되고 있다. 이는 단순한 연구 성과를 넘어, 지속 가능한 연구 생태계를 구축하고 있다는 점에서 더욱 의미가 깊다.

이를 위해 병원은 전담 데이터 분석팀, 임상연구 지원 조직, 윤리적 데이터 활용 가이드라인을 체계적으로 운영하며, 연구 기반을 제도적으로 뒷받침하고 있다. 또한 외부 연구기관 및 대학과의 협업을 통해 다학제적 연구를 확대하고 있으며, 이를 통해 더 정교하고 통합적인 연구 결과를 도출하고 있다. 이러한 구조는 병원 내부의 연구 역량을 강화하는 동시에, 의료계 전반의 학술 수준을 끌어올리는 데에도 기여하고 있다.

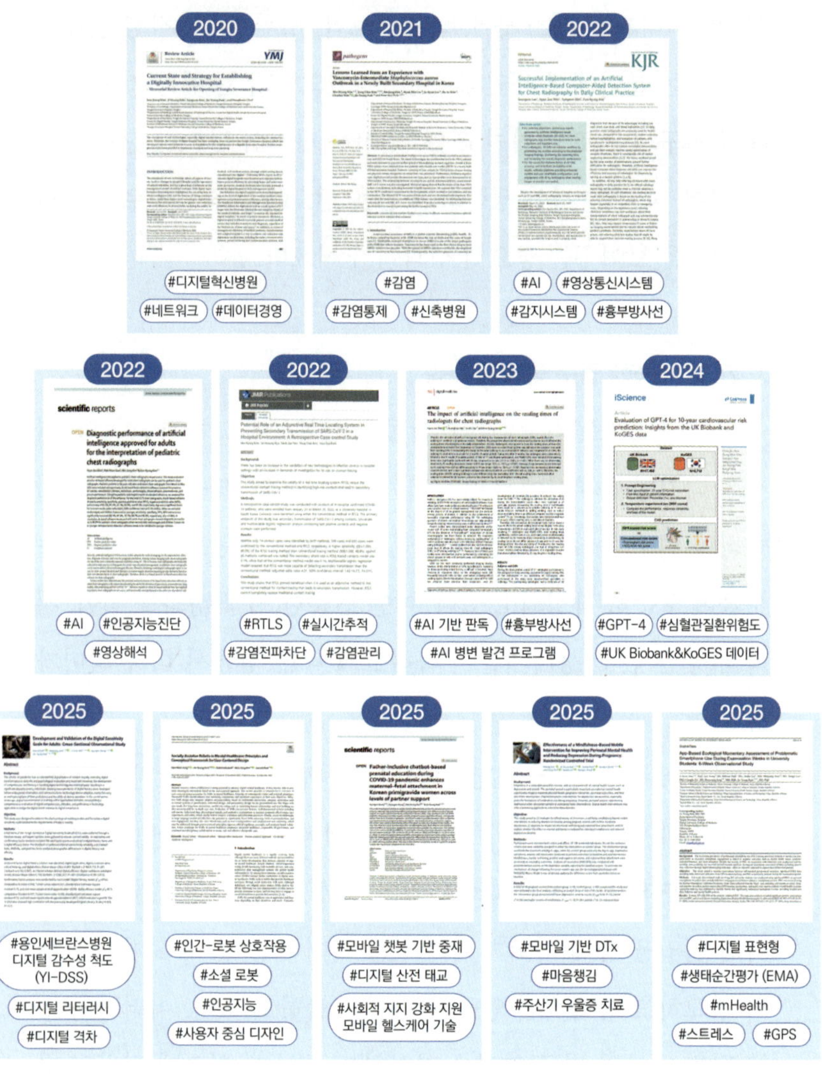

그림 5-7. 디지털 솔루션에 대한 논문 성과

사람을 위한 디지털, 의료의 미래를 열다

의료의 미래를 설계하는 병원

이처럼 용인세브란스병원의 논문 게재 활동은 단순한 학술적 성과를 넘어, 의료의 미래를 설계하는 전략적 행위로 볼 수 있다. 디지털 기술을 통해 수집된 데이터를 분석하고, 이를 학술적으로 체계화하여 외부에 공유하는 과정은 의료계 전체의 발전을 이끄는 지식 순환의 핵심축이 된다. 병원은 이러한 활동을 통해 의료 서비스의 질을 높이고, 환자 중심의 진료 환경을 구축하고자 한다.

앞으로도 용인세브란스병원은 디지털 기술과 데이터 기반 연구를 바탕으로 보다 정밀하고 예측 가능한 의료 서비스를 제공하고, 이를 학술적으로 검증하며, 의료의 새로운 기준을 제시해 나갈 계획이다. 병원이 기술을 넘어 지식을 창출하고, 그 지식을 다시 현장에 환류시키는 이 선순환 구조는 디지털 병원이 나아가야 할 가장 이상적인 방향을 보여준다.

디지털 구성원 자격 취득

용인세브란스병원의 디지털 솔루션 담당자들과 구성원들은 전문성과 역량 강화를 위해 지속적으로 노력하고 있다. 이들은 빠르게 변화하는 디지털 헬스케어 환경 속에서 최신 기술과 지식을 습득하고, 이를 실제 업무에 효과적으로 적용하기 위해 다양한 전문 자격 취득에 힘쓰고 있다. 이러한 노력의 결과로, 구성원들은 빅데이터 분석기사, 사회조사 분석사 등 여러 분야에서 의

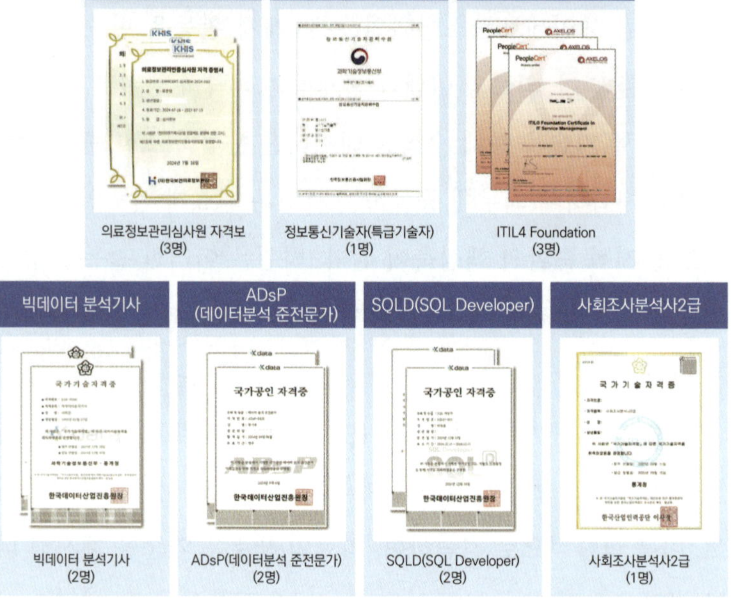

그림 5-8. 구성원 자격 취득 현황

미 있는 자격을 다수 취득하였으며, 이는 병원의 디지털 역량을 한층 더 강화하는 데 기여하고 있다.

특히 자격 취득은 단순한 개인의 성과를 넘어, 병원 전체의 디지털 전략과 연구 기반을 탄탄히 다지는 중요한 과정으로 인식되고 있다. 현재도 구성원들은 새로운 기술 트렌드에 발맞추어 지속적으로 학습하고 있으며, 보다 전문화된 신규 자격 취득을 위해 각종 전문 교육과정 이수, 스터디 그룹 운영, 외부 세미나 및 워크숍 참여 등 다양한 방식으로 자기계발에 힘쓰고 있다.

사람을 위한 디지털, 의료의 미래를 열다

이러한 지속적인 노력은 병원의 디지털 혁신을 뒷받침하는 핵심 동력이자, 앞으로도 병원 경쟁력 강화를 위한 중요한 기반이 될 것이다.

재무적 성과

용인세브란스병원은 디지털 솔루션과 다양한 DX 서비스를 적극적으로 도입함으로써 진료 수익 향상에 있어 눈에 띄는 성과를 이루어냈다. 단순한 기술 적용을 넘어 병원 운영 전반에 걸쳐 디지털 혁신을 실현했으며, 이는 곧 병원의 지속적인 성장의 견인차 역할을 하였다.

이러한 변화는 병원의 재무성과에도 긍정적인 영향을 미쳤으며, 진료 수익 증가와 함께 병원의 경쟁력 강화라는 두 마리 토끼를 동시에 잡는 데 성공했다.

디지털 전환이 병원 경영의 핵심 전략으로 자리 잡은 가운데, 용인세브란스병원은 이 흐름을 선도하며 미래형 의료기관의 모델을 제시하고 있다. 기술 도입이 선택이 아닌 필수가 된 오늘날, 용인세브란스병원은 디지털 혁신을 통해 괄목할 만한 성과를 거두었으며, 그 성과는 병원 성장의 전반적인 지표에 고스란히 반영되었다. 성과는 분명했고, 그 영향력은 기대 이상이었다.

용인세브란스병원은 의료 서비스의 질적 향상과 환자 안전

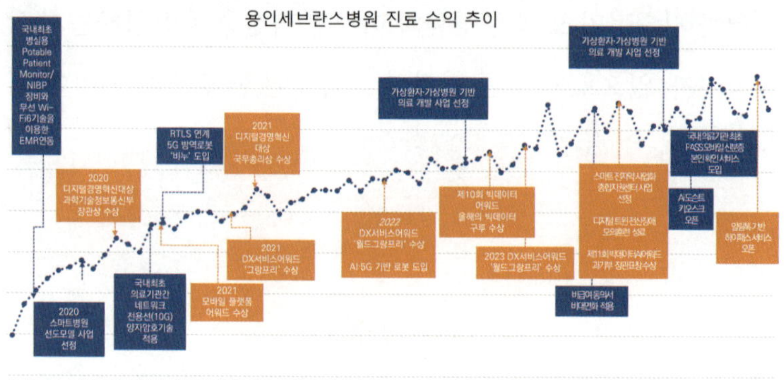

그림 5-9. 디지털 솔루션 도입과 관련된 진료 수익 추이

을 최우선 가치로 삼고, 지속적인 혁신과 개선을 통해 보건복지부로부터 의료기관 인증을 3주기(2020.12~2024.12)에 이어 4주기(2024.12~2028.12)까지 연속 획득하였다. 이는 병원이 제공하는 의료 서비스가 국가가 요구하는 기준을 충족할 뿐만 아니라, 환자 중심의 안전하고 적정한 진료 환경을 안정적으로 유지하고 있다는 점을 입증한 결과였다.

이와 더불어, 병원은 디지털 전환(DX) 분야에서도 눈에 띄는 성과를 거두었다. 한국표준협회(KSA)가 주관하는 DX 서비스 어워드에서 '월드 그랑프리' 부문을 4년 연속 수상하며, 국내외 디지털 헬스케어 분야에서 병원의 경쟁력을 대외적으로 인정받았다. 이러한 성과는 단순한 기술 도입을 넘어, 병원 전체의 운영 체계와 진료 프로세스를 근본적으로 혁신한 결과였다.

특히 디지털 기반 솔루션을 구축해 진료 및 행정 프로세스의

사람을 위한 디지털, 의료의 미래를 열다

보건복지부 의료기관 인증 획득

의료 서비스 제공 과정 환자 안전 보장 및 적정 수준의 의료 질 달성

- 3주기 : 2020.12.~2024.12.(4년)
- 4주기 : 2024.12.~2028.12.(4년)

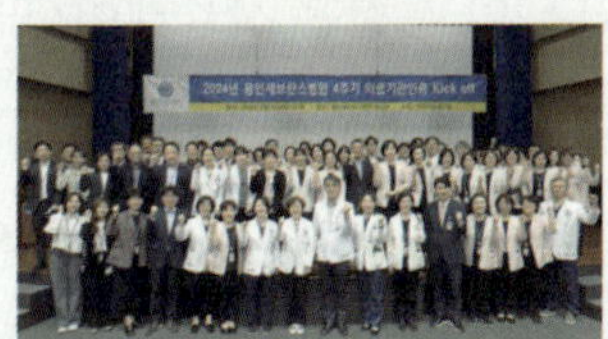

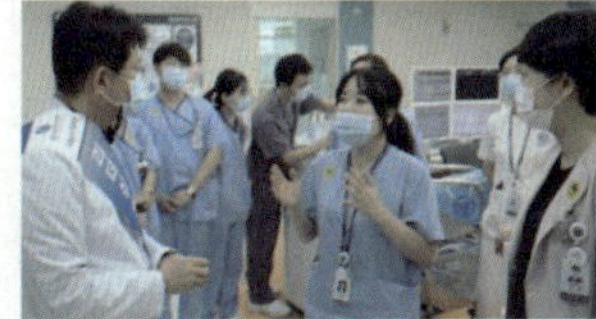
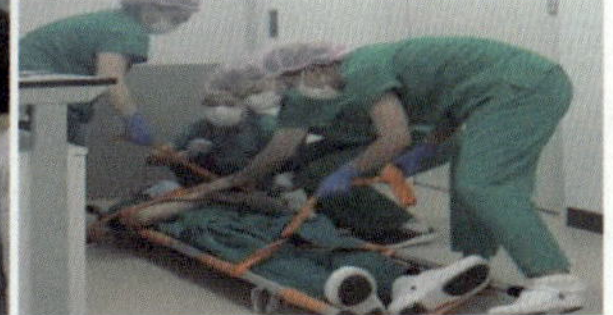

'월드 그랑프리' 4년 연속 수상

디지털 솔루션 구축·실증, 교직원 참여·공감대 형성 노력

- AI 가상현실 기반 솔루션 구축을 통한 프로세스 혁신
- 디지털 트윈 기반 전산장애 재난대응 모의훈련

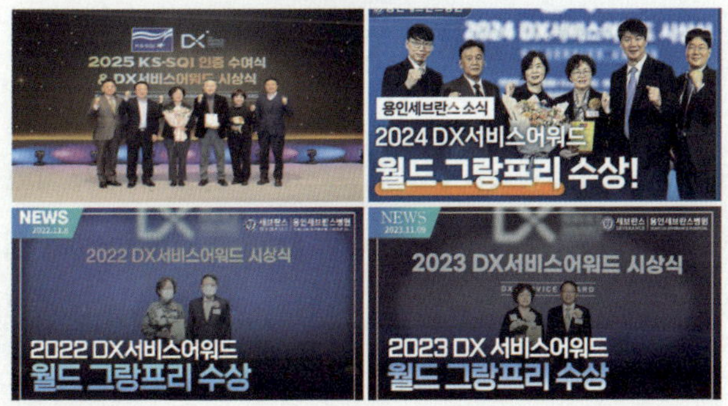

그림 5-10. 의료기관 인증 및 DX서비스 어워드 그랑프리 수상 내역

효율성을 극대화하였고, 이를 통해 의료진의 업무 부담을 줄이는 동시에 환자 경험을 개선하는 데 기여했다. 또한 디지털 트윈 기술을 활용한 전산장애 및 재난 대응 모의훈련을 실시함으로써, 실제 위기 상황에서도 병원이 신속하고 정확하게 대응할 수 있는 역량을 갖추게 되었다. 이 훈련은 시뮬레이션을 넘어, 병원 내 다양한 부서와 교직원이 함께 참여하고 공감대를 형성하는 과정을 통해 조직 전체의 대응력을 강화하는 데 중요한 역할을 하였다.

용인세브란스병원은 의료의 본질인 환자 안전과 치료의 질을 확보하는 동시에, 디지털 혁신을 통해 병원 운영의 새로운 기준을 제시하였다. 이 모든 과정은 교직원의 적극적인 참여와 지속적인 개선 의지를 바탕으로 이루어졌으며, 병원의 미래지향적 성장과 지속 가능한 발전을 위한 토대를 마련하는 데 결정적인 기여를 했다.

연도별 ICT 신규 사업 비율

용인세브란스병원은 디지털 헬스케어 분야의 선도적인 역할을 수행하기 위해 해마다 신규 ICT(정보통신기술) 사업에 대한 투자를 지속적으로 확대해왔다. 이러한 전략적 투자 기조는 단순한 기술 도입을 넘어 병원 전체의 운영 체계와 진료 환경을 근본적으로 혁신하는 데 목적을 두고 있으며, 실제로 연도별 사업비 총

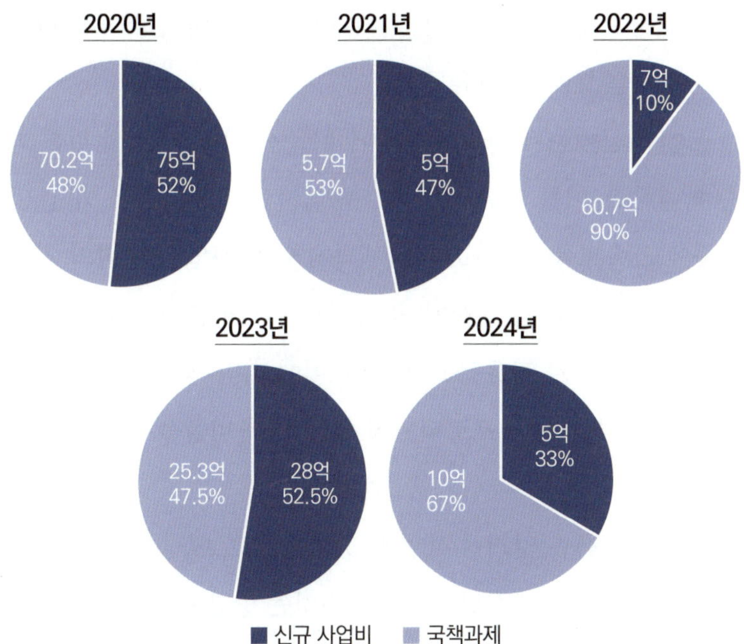

[신규 사업비]

(단위 : 억원)

구분 / 년도	2020	2021	2022	2023	2024
신규 사업비	75	5	7	28	5
국책과제	70.2	5.7	60.7	25.3	10
합계	145.2	10.7	67.7	53.3	15

[신규 수주 사업]

년도	사 업 명
2020	스마트병원 선도모델, 범부처 의료기기 연구개발사업(IoMT, SAVE-U), 전용선 양자암호, 데이터 중심병원 (참여)
2021	메디컬 AI 어시스턴트 개발, 데이터 중심병원(참여)
2022	AI·5G 기반 서비스로봇 융합모델 실증사업, AI 바우처 사업, 5개분야 빅데이터 센터, 산업 융합형 메타버스, 빅데이터 큐레이션 기술개발 사업, 데이터 중심병원 (참여)
2023	가상환자·가상병원 기반의 의료기술개발사업, 2023 스마트병원 선도모델 (4기), 디지털헬스케어 실증 및 도입 사업(웨어러블 재활 로봇), 데이터 중심병원(참여)
2024	전자약 기술개발 사업(스마트 전자약 종합지원 센터), AI 바우처 사업 데이터 중심병원 (참여)
2025	인공지능 특화 파운데이션 모델 프로젝트, 데이터 중심병원 (참여)

그림 5-11. 연도별 ICT 사업 비율

액은 일정 수준을 유지하며, 국책과제비 비중이 점차 늘어나고 있는 추세를 보이고 있다.

특히 최근에는 국책과제와의 연계를 통해 ICT 사업 범위를 한층 확대하고, 이를 기반으로 새로운 디지털 의료 서비스 개발 및 실증에도 속도를 내고 있다. 국책과제 연계 사업은 병원의 기술적 역량을 강화하는 동시에, 공공성과 혁신성을 동시에 확보할 수 있는 기반으로 작용하고 있으며, 이에 따라 병원은 해당 사업과 함께 다양한 신규 프로젝트에 대한 투자 비율을 점차 늘려가고 있다.

이러한 흐름은 일회성 사업에 그치지 않고, 매년 더 많은 헬스케어 ICT 기반 사업을 발굴하고 추진하는 방향으로 이어지고 있다. 병원은 디지털 전환을 단기적 성과가 아닌 장기적 성장 전략으로 인식하고 있으며, 이를 통해 의료 서비스의 질 향상은 물론, 환자 중심의 스마트 병원 실현이라는 궁극적 목표를 향해 나아가고 있다.

결국 용인세브란스병원의 이러한 지속적이고 체계적인 ICT 투자 전략은 디지털 혁신을 가속화하는 핵심 동력으로 작용하고 있으며, 앞으로도 다양한 기술 기반 사업을 통해 의료의 미래를 개척해 나갈 것으로 기대된다.

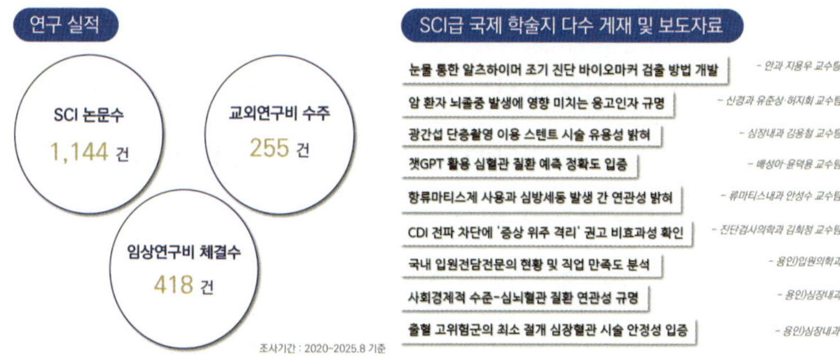

그림 5-12. 임상 및 디지털 분야 연구 실적

임상 및 디지털 분야 연구 역량 강화 및 활성화

용인세브란스병원은 디지털 기술의 적극적인 도입과 이를 기반으로 한 임상 및 연구 분야의 융합을 통해, 병원 고유의 연구 역량을 지속적으로 강화해오고 있다. 단순히 의료 현장에 기술을 적용하는 데 그치지 않고, 이를 학문적 성과로 연결시키기 위한 체계적인 노력을 병행하며 디지털 기반 연구의 활성화를 이끌고 있다.

특히, SCI급 국제학술지에 다수의 연구 논문을 게재함으로써 연구의 전문성과 신뢰성을 입증했으며, 다양한 분야에서 연구 과제를 안정적으로 수주하여 연구 기반을 더욱 공고히 다졌다. 임상연구비 체결 규모 또한 꾸준히 증가하고 있으며, 이는 디지털 인프라와 임상 현장의 경험이 유기적으로 결합된 결과로, 실질적인 연구 성과로 이어지고 있음을 보여준다.

이러한 성과는 국내외 주요 언론을 통해 보도되며, 병원의 디지털 연구 역량이 외부에서도 인정받고 있음을 방증한다. 실제로 AI 기반 진단 알고리즘 개발, 디지털 트윈을 활용한 시뮬레이션 연구, 가상현실을 접목한 치료 프로토콜 개발 등 다양한 분야의 연구가 활발히 진행 중이며, 이는 의료의 미래를 선도하는 데 있어 중요한 발판이 되고 있다.

용인세브란스병원은 디지털 기술을 단순한 도구가 아닌 학문적 탐구와 임상적 혁신을 위한 전략적 자산으로 활용하고 있으며, 이를 통해 국내 의료기관 중에서도 독보적인 연구 역량을 갖춘 기관으로 자리매김하고 있다. 앞으로도 이러한 흐름은 더욱 가속화될 것으로 기대되며, 디지털 기반의 연구 생태계를 지속적으로 확장해 나갈 계획이다.

디지털 트윈 모의훈련 성과

용인세브란스병원은 전산장애 대응 역량 강화와 훈련 효율성 제고를 목표로, 디지털 트윈 기반 전산장애 모의훈련 시스템을 도입하였다. 이 시스템은 병원 건물과 주요 시설을 가상 환경에 정밀하게 구현하여, 실제 전산장애 상황을 시뮬레이션하고 훈련할 수 있도록 설계되었다. 이를 통해 병원은 현실적인 훈련을 수행하면서도 시간과 인력 소모를 최소화할 수 있는 기반을 마련했다.

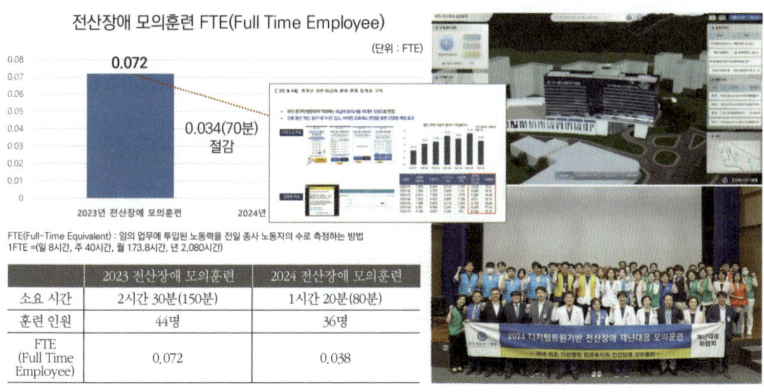

	2023 전산장애 모의훈련	2024 전산장애 모의훈련
소요 시간	2시간 30분(150분)	1시간 20분(80분)
훈련 인원	44명	36명
FTE (Full Time Employee)	0.072	0.038

그림 5-13. 전산장애 모의훈련에 따른 인력 절감 효과

2023년과 2024년의 훈련 데이터를 비교한 결과, 디지털 트윈 기술은 훈련의 효율성에 매우 긍정적인 영향을 미친 것으로 나타났다.

2023년에는 전산장애 모의훈련에 총 2시간 30분(150분)이 소요되었으며, 이에 따른 FTE(Full-Time Equivalent, 전일제 근무자 기준)는 0.072로 계산되었다. 반면, 2024년에는 디지털 트윈 기반 훈련을 통해 소요시간이 1시간 20분(80분)로 줄어들었고, FTE 역시 0.038로 감소하였다.

- 2023년 훈련 소요 시간: 2시간 30분(150분), FTE 0.072
- 2024년 훈련 소요 시간: 1시간 20분(80분), FTE 0.038

이는 실제 훈련 환경에 투입되는 인력의 약 47%가 절감되었음을 의미하며, 병원 운영의 효율성을 크게 향상시킨 성과로 평가된다.

해당 시스템은 디지털 트윈 기반 훈련 시스템의 실제 화면을 시각적으로 구현하여 병원 건물과 주요 시설을 가상 환경에서 재현하고, 다양한 전산장애 상황을 시뮬레이션할 수 있도록 구성되어 있다. 이를 통해 훈련 참가자들은 실제와 유사한 환경에서 전산장애 대응 능력을 기를 수 있으며, 반복적인 훈련을 통해 숙련도를 높일 수 있다.

2024 디지털 트윈 기반 전산장애 모의훈련에서는 참가자들이 역할에 따라 배분된 다양한 색상의 조끼를 착용하고 적극적으로 참여했으며, 이를 통해 병원 차원에서 전산장애 대응 역량을 체계적으로 강화하고자 하는 의지를 엿볼 수 있었다.

용인세브란스병원이 도입한 디지털 트윈 기반 전산장애 모의훈련 시스템은 훈련의 현실성과 효율성을 동시에 확보할 수 있는 혁신적인 접근 방식으로, 병원정보시스템의 안정성과 위기 발생 대응 역량 향상에 크게 기여하고 있다.

RPA 활용 성과

용인세브란스병원은 업무 효율성과 인건비 절감을 동시에 실현하기 위해 RPA를 도입하여 다양한 행정 및 임상 지원 프로세

사람을 위한 디지털, 의료의 미래를 열다

FTE(Full-Time Equivalent) : 전일제 근무자 1명의 근무 시간에 해당하는 인력 단위

$$(\text{※ FTE} = \frac{\text{총 근무 시간}}{\text{표준 근무 시간}})$$

✅ **연간 절감 시간**

4,144시간으로 전년 대비 10.4% 증가
→ 누적 50개 프로세스 (40개 운영중)

✅ **FTE**

1.99 FTE로 상승 –〉 절감된 시간 기준 약 1.99명의 전일제 업무 효율 확보

$$1.99 = \frac{4144}{2080}$$

✅ **연간 절감액(2025년도)**

사무원 1인 기준 연봉 : 4000만 원
→ **1.99 x 4000만 원 = 7960 만원**

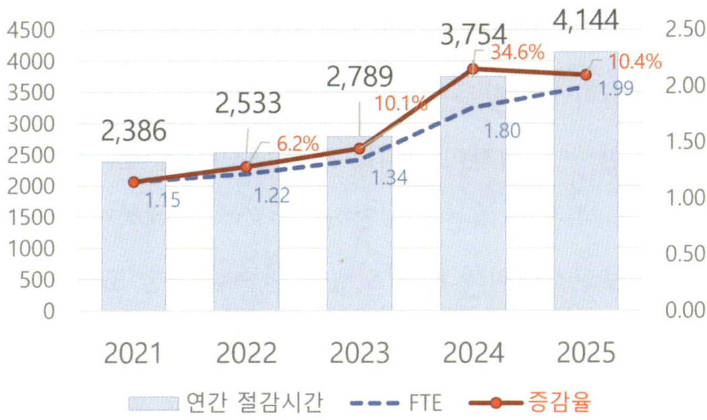

그림 5-14. RPA 활용 성과

스의 자동화를 지속적으로 추진해왔다. 그 결과, 현재까지 총 40 개 프로세스가 자동화되어 실제 업무에 적용되고 있으며, 이를 통해 연간 4,144시간의 업무 시간을 절감하는 성과를 거두었다.

이는 전년도 대비 약 10.39% 증가한 수치로, 자동화의 범위와 효과가 점점 확산되고 있음을 보여준다.

이러한 시간 절감 효과는 단순한 숫자 이상의 의미를 지닌다. 절감된 업무 시간을 FTE으로 환산하면 약 1.99명의 인력에 해당하는 업무 효율을 확보한 것으로 분석된다. FTE는 일반적으로 한 명의 전일제 근무자가 연간 2,080시간을 근무한다고 가정하여 계산되며, 이번 성과는 '4,144시간÷2,080시간=1.99FTE'로 나타난다. 이는 실제로 한 명 이상의 인력이 수행하던 업무를 자동화 시스템이 효과적으로 대체하고 있다는 것을 의미한다.

이러한 업무 절감은 인건비 측면에서도 상당한 효과를 가져왔다. 사무직 기준으로 연간 인건비를 4000만 원으로 가정할 경우 1.99명의 인력에 해당하는 절감 효과는 약 7960만 원에 달하며, 이는 단순한 비용 절감이 아니라 조직 내 자원을 보다 전략적으로 재배치할 수 있는 가능성을 열어주는 수치로 해석할 수 있다.

용인세브란스병원의 RPA 도입은 단순한 기술 도입을 넘어, 비효율적인 업무 시간 절감과 인건비 절감이라는 두 가지 측면에서 가시적인 성과를 창출하고 있다. 앞으로도 이러한 자동화 노력이 지속된다면 더 많은 프로세스에서 효율성이 확보되고, 조직 전체의 생산성 향상과 운영 효율 극대화에 기여할 것으로 기대된다.

- 고가 의료장비 사용 현황 및 사용 평가를 위한 프로그램
  (의료장비 누적 의료 이익, 감가상각비 등 고려로 BEP(손익분기점) 달성 예측 가능)
- 개원 초('20.3월) 대비('24.7월) 기준 의료장비 이익 연간 74.9억 수익 증대 기여
- 연 2회 고가 의료장비 사용 평가 실시

[고가 의료장비 도입 현황]

구분	대수	비고
10억 원 이상	18	전체 135대 중 BEP 달성 장비 61.48%
2억~10억 원	61	
1억~2억 원	32	
5천 만~1억 원	24	

[내용 년수 별 BEP 달성률]

2022년 이전 도입	2022년 이후 도입
전체 130대 중 BEP 달성 장비 80대 61.53%	전체 5대 중 BEP 달성 장비 2대 40.00%

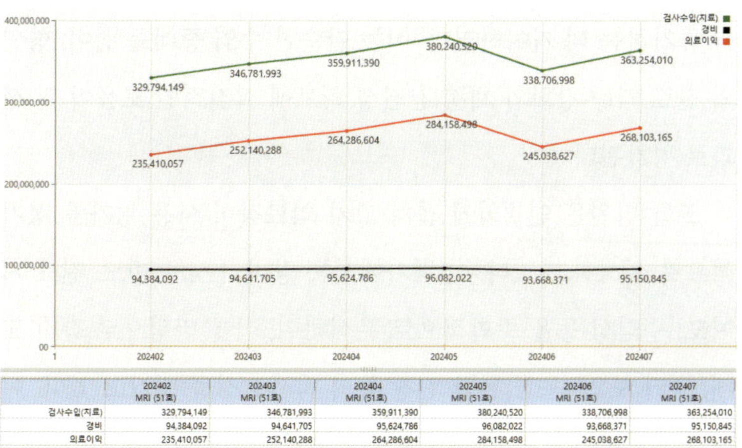

	202402 MRI (51호)	202403 MRI (51호)	202404 MRI (51호)	202405 MRI (51호)	202406 MRI (51호)	202407 MRI (51호)
검사수입(치료)	329,794,149	346,781,993	359,911,390	380,240,520	338,706,998	363,254,010
경비	94,384,092	94,641,705	95,624,786	96,082,022	93,668,371	95,150,845
의료이익	235,410,057	252,140,288	264,286,604	284,158,498	245,038,627	268,103,165

그림 5-15. 고가 의료장비 사용 현황 프로그램 도입에 대한 효과

고가 의료장비 사용 현황 시스템 성과

용인세브란스병원은 고가 의료장비의 효율적인 운영과 자원의 전략적 활용을 위해 '고가 의료장비 사용 평가 시스템'을 구축하였다. 이 시스템은 단순한 장비의 사용 현황을 파악하는 수준

을 넘어, 장비별 누적 의료 이익, 감가상각비, 유지 관리비 등을 종합적으로 고려해 손익분기점(BEP, Break-Even Point) 달성 여부를 예측할 수 있도록 설계되었다. 이를 통해 병원은 고가 장비에 대한 투자 대비 수익성을 정량적으로 분석하고, 장비 운영의 효율성을 극대화할 수 있는 기반을 마련하였다.

이 시스템은 병원 개원 초기부터 현재까지 지속적으로 운영되고 있으며, 그 결과 고가 의료장비를 통한 연간 의료 이익이 2998억 원 증가하는 데 기여하였다. 이는 단순한 수익 증대를 넘어, 병원의 진료 역량 강화와 재정 건전성 확보에 실질적인 도움이 된 성과로 평가된다

또한 병원은 연 2회에 걸쳐 고가 의료장비 사용 평가를 정기적으로 실시하고 있다. 이 평가에서는 장비의 사용 빈도, 진료 기여도, 수익성 등을 종합적으로 분석하며, 이를 바탕으로 장비 교체, 추가 도입, 운영 전략 변경 등의 의사결정을 내리고 있다. 이러한 체계적인 평가 절차는 병원이 고가 장비를 단순히 보유하는 데 그치지 않고, 실제 진료와 경영에 효과적으로 활용할 수 있도록 하는 핵심 관리 도구로 기능하고 있다.

용인세브란스병원의 고가 의료장비 사용 평가 시스템은 의료장비의 전략적 운영과 재정적 효율성을 동시에 달성하기 위한 혁신적인 접근 방식으로, 병원의 지속 가능한 성장과 의료 서비스의 질 향상에 중요한 역할을 하고 있다.

 사람을 위한 디지털, 의료의 미래를 열다

카카오 기반 비급여 환자 전자동의서 구축 성과

용인세브란스병원은 의료 현장의 디지털 전환을 적극적으로 추진하며, 특히 비급여 동의서 작성 방식에 있어 혁신적인 변화를 이루어냈다. 기존에는 환자들이 병원 유인 창구를 직접 방문해 손으로 동의서를 작성해야 했지만, 이를 디지털 방식으로 전환함으로써 진료 동선의 효율성을 높이고, 창구 대기 시간을 획기적으로 단축하는 데 성공했다. 이러한 비대면 프로세스의 도입은 단순한 편의성 향상을 넘어, 감염병 예방이라는 공공보건 측면에서도 긍정적인 효과를 가져왔다.

디지털 동의서 작성 방식은 크게 두 가지로 나뉜다. 하나는 병원 내 키오스크를 활용한 방식이며, 다른 하나는 모바일 알림톡을 통해 환자가 직접 작성하는 방식이다. 두 방식 모두 환자의 접근성과 사용 편의성을 고려해 설계되었으며, 실제 현장에서 높은 활용률을 보이고 있다.

실제 데이터를 살펴보면, 1월부터 8월까지 비대면 동의서의 월간 전체 작성률은 꾸준히 증가하는 추세를 나타냈다. 초기에는 57.1%였던 작성률이 점차 상승하여 8월에는 77.4%에 도달하였다. 이는 병원 내 디지털 시스템이 안정적으로 정착되고 있으며, 환자와 의료진 모두가 새로운 방식에 익숙해지고 있다는 것을 의미한다.

또한 진료과별로 비대면 동의서 작성 수와 작성률을 분석한

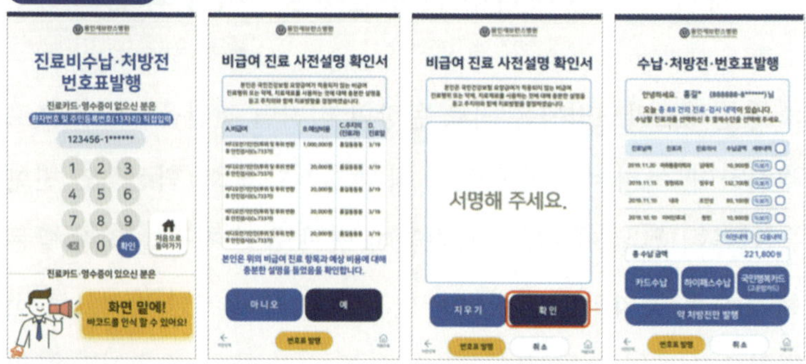

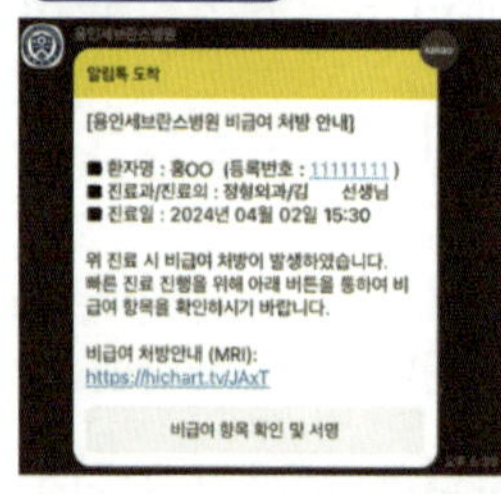

진료일	비급여 처방건수	진료 건수	① 키오스크 작성	② 알림톡 작성	동의서 작성 건수 (①+②)	작성률(%)
2025. 01.	7,853	6,664	3,713	1,105	4,818	72.3
2025. 02.	7,890	6,729	3,869	1,131	5,000	74.31
2025. 03.	8,814	7,535	4,375	1,275	5,650	74.98
2025. 04.	7,522	6,401	3,805	1,106	4,911	76.72
2025. 05.	7,988	6,803	4,119	1,044	5,163	75.89
2025. 06.	9,561	8,064	5,041	1,204	6,245	77.44
2025. 07.	8,188	6,961	4,265	971	5,236	75.22

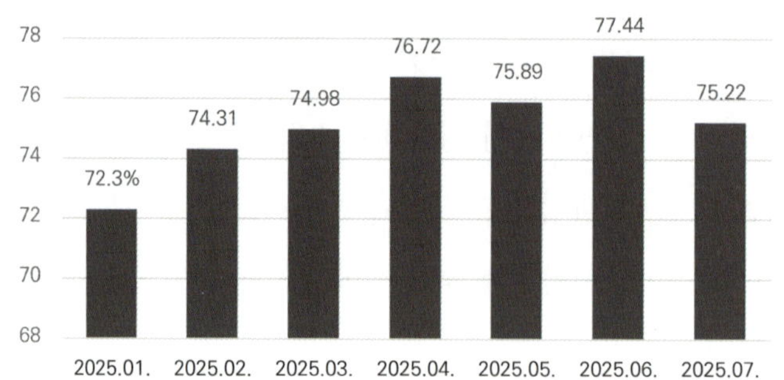

그림 5-16. 카카오 기반 비급여 환자 전자 동의서 구축

사람을 위한 디지털, 의료의 미래를 열다

결과, 대부분의 진료과에서 비대면 방식의 활용도가 높아지고 있으며 작성률도 전년 대비 증가한 것으로 나타났다. 이는 병원 전체가 디지털 전환에 대한 공감대를 형성하고 있으며, 실제 업무 프로세스에 효과적으로 적용되고 있음을 보여준다.

이러한 변화는 단순한 기술 도입을 넘어, 병원의 운영 효율성 향상과 환자 중심의 서비스 개선이라는 두 가지 목표를 동시에 달성하는 데 기여하고 있다. 용인세브란스병원은 앞으로도 디지털 기반의 의료 서비스를 지속적으로 확대해 나갈 계획이며, 이를 통해 더욱 안전하고 환자 중심의 진료 환경을 구축해 나갈 것으로 기대된다.

디지털 헬스케어 해커톤 행사 개최

용인세브란스병원은 디지털 헬스케어의 미래를 선도하기 위한 실질적인 시도로, 병원 안팎의 다양한 인재들이 의료 문제 해결에 직접 참여할 수 있도록 해커톤 행사를 개최하였다. 이 행사는 단순한 아이디어 경진대회를 넘어, 실제 의료 현장에서 활용 가능한 기술적 솔루션을 발굴하고 사회적 약자를 위한 포용적 서비스를 개발하는 데 중점을 두었다.

이 행사는 병원 개원 5주년을 기념하는 의미와 함께, 의료와 기술의 융합을 통해 환자 중심의 서비스를 구현하고자 하는 병원의 비전이 반영되었다. 참가 대상은 경기도 지역의 대학생, 대학원생, 병원 교직원으로 구성된 19개 팀이 참가하였으며, 다양한 배경의 참가자들이 팀을 이루어 각자의 전문성과 창의력을 발휘할 수 있는 기회를 가졌다.

해커톤은 총 세 가지 트랙으로 구성되었다. 첫 번째 트랙은 생성형 AI를 활용한 디지털 헬스케어 서비스 개발로, 고령자나 장애인 등 디지털 접근성이 낮은 사용자들을 위한 맞춤형 솔루션을 기획하고 구현하는 데 초점을 맞추었다. 두 번째 트랙은 병원 내 감염병 대응을 위한 항생제 처방 데이터 분석으로, 의료진의 의사결정을 지원할 수 있는 데이터 기반 도구를 개발하는 데 목적을 두었다. 세 번째 트랙은 정신건강 분야에 집중하여 모바일 기반 생태순간평가(EMA) 데이터를 활용한 우울 척도 분석 및 예측 모델 개발을 중심으로 진행되었다.

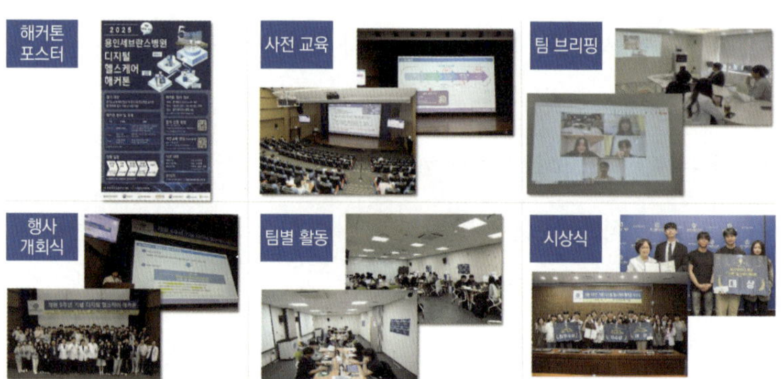

그림 5-17. 디지털 헬스케어 해커톤 행사 개최 사진

사람을 위한 디지털, 의료의 미래를 열다

참가자들은 무박 2일 동안 병원 내 마련된 공간에서 집중적으로 개발에 몰두하였으며, 각 트랙별로 배정된 멘토와 조교의 지원을 받아 기술적 문제를 해결하고 아이디어를 구체화해 나갔다. 병원은 식사와 휴식 공간을 제공하며, 참가자들이 창의적인 환경 속에서 자유롭게 협업할 수 있도록 배려하였다.

행사 종료 후에는 각 팀의 결과물을 발표하는 시간이 마련되었고, 창의성, 실현 가능성, 사회적 기여도 등을 기준으로 심사가 이루어졌다. 수상팀에게는 상금과 상품을 지급하였고, 향후 프로젝트의 지속 가능한 발전을 위한 동기부여를 제공했다.

이번 해커톤은 단순한 기술 개발을 넘어, 의료 현장의 실제 문제를 해결하고자 하는 실천적 접근이 돋보인 행사였다. 참가자들은 의료 데이터를 직접 다루며, 환자의 삶에 긍정적인 영향을 줄 수 있는 기술을 고민하고 구현하는 과정을 통해 한층 성장할 수 있었다고 평가한다. 병원 역시 이러한 행사를 통해 지역사회 및 외부 학계 기반을 강화하고, 이로써 디지털 헬스케어 생태계 조성에 기여할 수 있는 발판을 마련하였다.

개원 5주년 기념 디지털 전환 심포지엄 개최

2025년, 용인세브란스병원은 개원 5주년을 맞아 의료 혁신의 방향성과 성과를 조망하고 미래 디지털 헬스케어의 비전을 공유

하는 뜻깊은 자리를 마련했다. 바로 '2025 디지털 전환 심포지엄'
이다. 이 행사는 병원이 지난 5년간 구축해온 스마트 의료 인프
라와 디지털 기술의 성과를 되돌아보고, 앞으로의 발전 방향을
모색하기 위한 전문 지식 교류의 장으로 기획되었다.

심포지엄은 2025년 3월 13일, 병원 4층 대강당과 세미나실에
서 하루 일정으로 진행되었으며, 연세대학교 의과대학 용인캠퍼
스와 디지털의료산업센터가 공동 주관하였다. 병원 구성원뿐만
아니라 학계, 산업계, 공공기관 관계자들이 대거 참석하여 디지
털 헬스케어에 대한 다양한 관점을 나누는 자리가 되었다.

심포지엄의 핵심 주제는 '디지털 전환을 통한 스마트 병원의
미래'였다. 병원은 지난 5년간 5G 기반의 통신 인프라, 의료사물
인터넷(IoMT), 로봇수술 시스템, AI 기반 진료 지원 솔루션 등 다
양한 첨단 기술을 도입하며 디지털 혁신병원으로 자리매김해왔

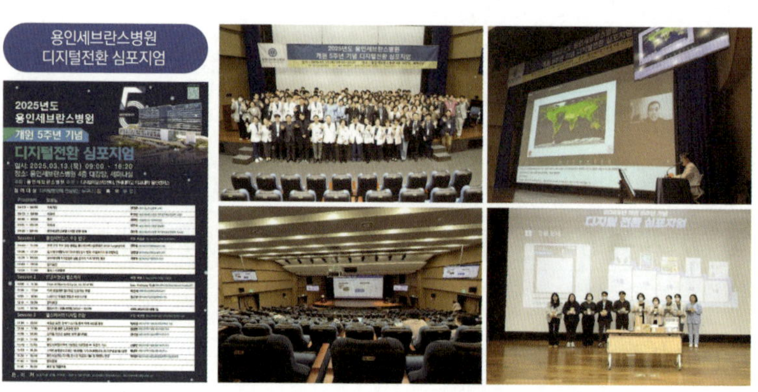

그림 5-18. 개원 5주년 기념 디지털 전환 심포지엄 행사

   사람을 위한 디지털, 의료의 미래를 열다

다. 이러한 기술적 성과는 단순한 시스템 도입을 넘어, 실제 환자 진료와 병원 운영에 깊이 통합되어 의료의 질과 효율성을 동시에 향상시키는 데 기여했다.

심포지엄에서는 병원 각 부서의 디지털 전환 사례 발표가 이어졌으며, 특히 임상 현장에서의 AI 활용, 환자 중심의 모바일 헬스케어 서비스, 데이터 기반 감염병 대응 시스템 등 실질적인 성과들이 공유되었다. 발표자들은 기술 도입 과정에서의 어려움과 극복 전략, 향후 확장 가능성에 대해 심도 깊은 논의를 펼쳤다.

또한 병원 전 구성원이 참여하는 패널 토론도 마련되었다. 이 자리에서는 디지털 전환이 의료진의 업무 방식과 환자 경험에 어떤 영향을 미쳤는지에 대한 생생한 의견이 오갔다. 간호사, 의사, 행정직원 등 다양한 직군의 목소리를 통해 기술 중심의 변화가 조직 문화와 협업 방식에 가져온 긍정적 변화를 확인할 수 있었다.

이번 심포지엄은 단순한 기술 소개를 넘어, 병원이 추구하는 '사람을 위한 디지털'이라는 철학을 되새기는 계기가 되었다. 기술은 도구일 뿐이며, 궁극적인 목적은 환자의 삶의 질을 높이고 의료진의 역량을 지원하는 데 있다는 점이 강조되었다.

AI·5G 의료 서비스 로봇 및 통합 관제 솔루션 설문

본 설문조사는 용인세브란스병원에 도입된 AI·5G 기반 의료 서비스 로봇 및 통합 관제 솔루션의 사용 현황과 만족도를 평가하고, 향후 개선 방향을 도출하기 위한 목적으로 실시되었다. 원내 서비스로봇 도입 이후 매년 사용자 경험(UX) 및 만족도 조사를 실시하여, 실제 사용자의 의견과 경험을 반영한 기술·서비스 질적 향상을 지속적으로 도모해왔다.

조사 대상은 크게 세 그룹으로 나뉘었다. 첫째, 병원 내에서 직접 로봇 및 솔루션을 사용하는 교직원들. 둘째, 병원을 방문하여 진료를 받는 외래환자 및 보호자. 셋째, 소아청소년과가 위치한 71병동의 입퇴원 환자들이다.

이처럼 다양한 사용자층을 대상으로 설문을 진행함으로써, 기술의 실제 활용성과 만족도를 다각도로 분석할 수 있는 기반이 마련되었다.

이미지에는 각 대상군에 맞춘 설문지의 일부가 시각적으로 제시되어 있으며, 각 설문 항목은 사용 경험, 편의성, 응대 만족도, 시스템 안정성 등 다양한 측면을 포함하고 있다. 특히, 반원형 막대 그래프를 통해 각 항목별 만족도 수치를 직관적으로 확인할 수 있으며, 주요 수치는 다음과 같다.

구분	1회차 (24.01)	2회차 (24.12)	3회차 (25.09)
전반적인 만족도 전체 평균	74.3%	80.6%	85.0%
교직원 대상	74.3%	77.9%	82.0%
외래환자 대상	83.1%	86.9%	86.5%
71병동 퇴원환자 대상	71.9%	77.2%	86.5%

표 9. 의료서비스로봇 만족도 조사 결과

- 의료 서비스로봇 및 통합 관제 솔루션 사용 현황 및 만족도 개선을 위한 성과 활용기간 내 만족도 조사 진행('24.01, '24.12, '25.09)
- 설문 대상 : 교직원, 외래진료환자 및 보호자, 71병동(소아청소년과) 입·퇴원환자

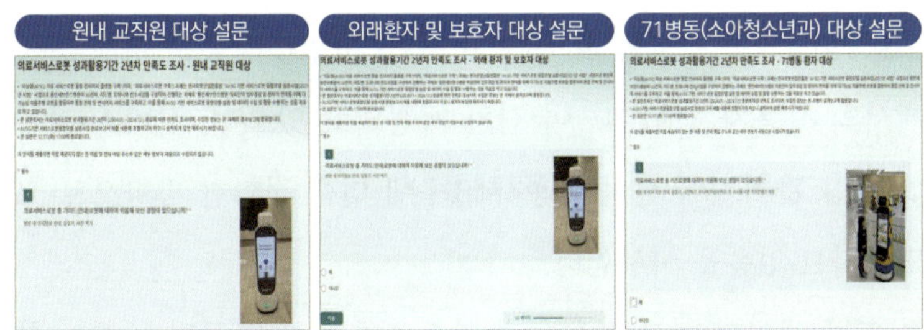

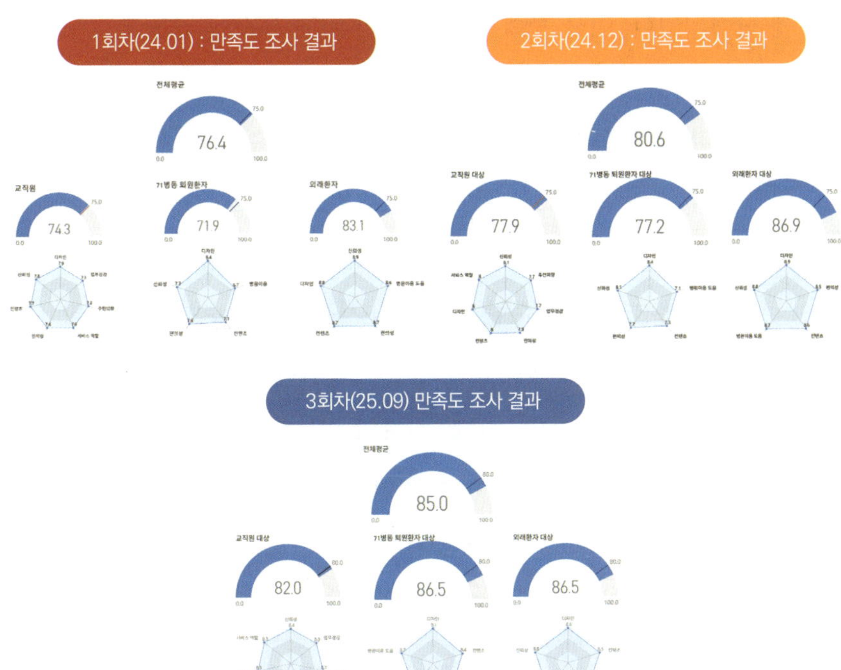

그림 5-19. 의료 서비스 로봇 만족도 조사 내용

설문조사 결과, 전반적인 만족도 평균은 1회차(24.01) 74.3%, 2회차(24.12) 80.6%, 3회차(25.09) 85.0%로 조사될 때마다 지속적으로 향상되는 추세를 보였다. 이러한 만족도 상승은 실제 현장에서의 사용자 경험(UX)이 점차 개선되고 있으며, 서비스 로봇 및 통합 관제 솔루션이 사용자 요구에 더욱 적합한 방향으로 고도화되고 있음을 시사한다.

또한 레이더 차트를 활용해 만족도의 세부 항목별 비교도 함께 진행되었다. 이를 통해 각 대상군이 어떤 요소에 높은 만족도를 보였는지, 혹은 개선이 필요한 영역은 무엇인지를 보다 구체적으로 파악할 수 있었다. 예를 들어 교직원들은 시스템의 안정성과 업무 효율성에 높은 점수를 준 반면, 외래환자들은 응대 속도와 안내 정확성을 더 중요하게 평가한 것으로 나타났다.

이번 설문조사는 단순한 만족도 조사를 넘어, 향후 의료 서비스 로봇 및 통합 관제 솔루션의 운영 전략 수립에 있어 중요한 참고 자료로 활용될 수 있다. 특히 사용자 피드백을 기반으로 한 기능 개선, 사용자 교육 강화, 시스템 인터페이스 개선 등의 방향성을 설정할 수 있으며, 이는 병원 전체의 디지털 전환과 스마트 헬스케어 구현에 있어 핵심적인 역할을 할 것으로 기대된다.

사람을 위한 디지털, 의료의 미래를 열다

로봇	운영부서	업무	이용 시간	운영횟수 평균/일	연동 엘리베이터
안내로봇 (1층)	총무팀	* 1층 순회 * 야간) 응급실→야간 약국 동행	08:00 ~ 16:00(8시간) 20:00 ~ 04:00(8시간)(1층, 지하2층)	- 16시간, 일 15건 - FTE 0.3	15호기
안내로봇 (2층)	총무팀	2층 순회	08:00 ~ 16:00(8시간)	- 8시간, 일 10건	
키즈로봇	입원간호팀 (71병동)	71 병동 안내	08:30 ~ 16:30(8시간)	- FTE 0.1	
약제이송 로봇	약제팀	외래환자 약품 이송	09:30, 15:00 인공신장실(1층) 11. :00~14:00 외래주사실(1층) 15:15 안과/이비인후과(2층) 15:30 척추관절센터(2층) 15:45 비뇨의학과(1층) 16:00~17:30 외래주사실(1층)	- 50회 이상 - FTE : 1.0	15호기
검체이송 로봇	병리팀	체크업, 내시경실 검체 이송	13:00 ~ 16:30(2층, 4층)	- 10회 - FTE : 0.13	3호기
혈액이송 로봇	진단검사 의학팀	체크업, 내시경실 혈액 이송	08:30 ~ 11:30(2층, 4층)	- 7회 - 0.25	3호기
수술도구 이송로봇	특수간호팀	수술 후 사용도구 이송	07:30 ~ 21:00	- 10회 내외 - FTE : 0.2	
의료소모 품이송로 봇	구매물류팀	외래 의료소모품이송	15:00 인공신장실(B1층) 16:00 초음파실(B1층), 핵의학과(B1층), 비뇨의학과(1층)	- 4회 - FTE : 0.2	15호기
벨보이 로봇	원무팀	병동 제증명 서류 이송	08:30 ~ 10:30(병동부 전층, 6~13층)	- 1회 - FTE : 0.2	3호기
간호카트 로봇	입원간호팀 (91병동)	간호 카트(레이더추적)	간호사 추적기능,자율주행 기술성 부족	미사용	

* FTE(Full Time Equivalent) : 인력이나 업무량을 나타내는 표준 단위, 풀타임 근무자를 기준으로 환산한 인력 수, FTE가 높을수록 일하는 총량이 많음.
1FTE = 주 40시간 근무 직원(하루 8시간 X 주 5일 = 40시간/주)

표 10. 의료서비스 로봇 운영현황

RRS를 이용한 신속대응팀 환자 안전 보장 활동

용인세브란스병원은 환자 안전을 최우선 가치로 삼는 의료 환경을 구축하기 위해 신속대응팀(RRT)을 운영하고 있다. 신속대응팀은 RRS를 기반으로 환자의 상태 악화를 조기에 감지하고, 위험 상황 발생 시 즉각 출동하여 전문적인 평가와 처치를 실시

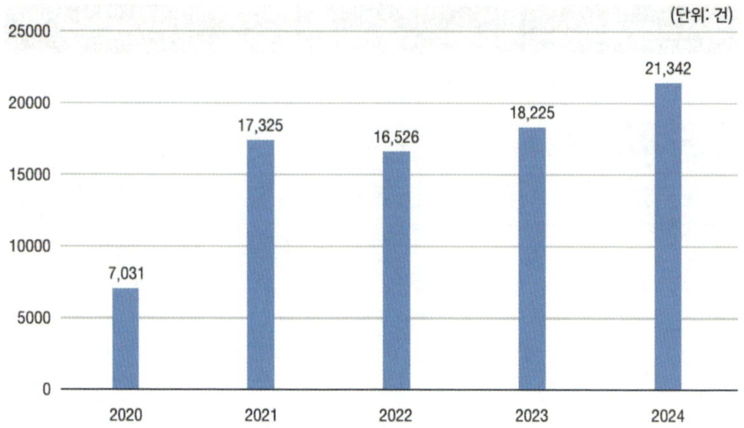

그림 5-20. 신속대응팀 스크리닝 환자수(일반병동 입원환자)

한다. 이를 통해 응급 상황에서 골든타임을 확보하고, 심정지나 중환자실 전원과 같은 중대한 사건을 예방할 수 있다.

RRS는 환자의 활력 징후와 임상 데이터를 실시간으로 모니터링하며, 위험 신호를 자동으로 분석해 신속대응팀에 알림을 전달한다. 의료진은 이를 바탕으로 빠르고 정확한 의사결정을 내리고, 환자 상태를 안정적으로 관리한다. 이러한 체계적인 대응을 통해 일반 병동의 순사망률을 낮은 수준으로 유지하고 있으며, 이는 환자 안전 향상에 있어 매우 중요한 성과로 평가된다.

신속대응팀은 단순한 응급 대응을 넘어, 병동 의료진과의 긴밀한 협력을 통해 환자 관리의 질을 높이는 역할도 수행하고 있다. 팀은 정기적인 교육과 시뮬레이션 훈련을 통해 대응 역량을 강화하고 있으며, 의료진이 위험 신호를 조기에 인지하고 적절히

사람을 위한 디지털, 의료의 미래를 열다

대응할 수 있도록 적극 지원한다. 또한 RRS 시스템을 통해 수집된 데이터를 분석하여 위험 요인을 사전에 파악하고, 이를 바탕으로 예방적 조치를 시행하고 있다.

용인세브란스병원은 앞으로도 RRS와 신속대응팀 간의 유기적 협력을 강화하고, 최신 기술과 데이터를 활용한 환자 안전 관리 체계를 지속적으로 발전시켜 나갈 계획이다. 이를 통해 환자 중심의 안전한 의료 환경을 실현하고, 국내 의료기관의 모범 사례로 자리매김하는 것을 목표로 하고 있다.

디지털 병원을 만든
주역들

용인세브란스병원이 디지털 병원으로 자리매김하기까지의 여정은 단순한 기술 도입의 연속이 아니었다. 병원 전체가 하나의 생명체처럼 유기적으로 움직이며 변화와 혁신을 수용한 결과였다. 이 병원이 디지털 의료의 선도기관으로 평가받는 데에는 여러 요인이 있지만, 그 중심에는 사람들의 헌신과 협력, 그리고 기술을 넘어선 비전과 철학이 자리하고 있다.

'디지털 병원'이라는 개념은 단순히 전자 시스템을 사용하는 병원을 의미하지 않는다. 의료의 전 과정에 디지털 기술을 활용함으로써 환자 중심의 서비스를 제공하고, 의료진의 업무 효율을 극대화하며, 병원 운영의 전반적인 품질을 향상시키는 병원을 말한다. 이러한 목표를 달성하기 위해서는 단순한 기술 도입을 넘어, 병원 조직 전체의 구조적 변화와 문화적 수용이 필수적이다.

용인세브란스병원은 이러한 디지털 전환을 실현하기 위해 '디지털의료산업센터'라는 핵심 조직을 중심으로 전략을 수립하고 실행해왔다. 이 센터는 병원의 디지털화를 위한 기술적 기반을 마련하는 동시에, 다양한 부서와 협력하여 실제 의료 현장에서 기술이 효과적으로 작동할 수 있도록 조율하는 역할을 수행하고 있다.

예를 들어, 병원 내 5G 인빌딩 통신망은 실시간 데이터 전송과 원활한 연결을 가능하게 하며, RTLS(실시간 위치 추적 시스템)는 환자와 의료진의 위치를 정확히 파악해 응급 상황 시 대응 속도를 높인다. 또한 IRS(통합반응상황실)는 병원 내 다양한 센서와 시스템을 통합하여, 위기 상황에 대한 즉각적인 대응 체계를 구축하고 있다. 이러한 인프라는 단순한 기술적 성과를 넘어, 실제 의료 현장에서의 업무 효율성과 환자 안전성을 동시에 향상시키는 데 기여하고 있다.

디지털의료산업센터의 운영위원과 워킹그룹, 연구원들은 병원의 디지털 전환(DX)을 위한 전략 수립부터 기술 검증, 실증, 운영에 이르기까지 전 과정을 주도하며 병원의 미래를 설계하고 있다. 이들은 단순한 기술 도입에 그치지 않고, 병원 내 다양한 부서와 협력하여 업무 프로세스를 재설계하고, 의료진의 의견을 반영한 사용자 중심의 시스템을 개발하며, 지속적인 피드백과 개선을 통해 디지털 솔루션을 고도화하고 있다.

예를 들어 AI 기반 영상 판독 보조 시스템은 의료진의 진단을 보조하여 정확도를 높이고, 환자용 모바일 앱은 진료 예약, 검사 결과 확인, 실시간 상담 등 다양한 기능을 제공하여 환자의 편의성과 만족도를 극대화한다. 또한 병원 내 협업 메신저 'Y톡'은 의료진과 행정직원 간의 커뮤니케이션을 실시간으로 연결함으로써 정보 전달의 정확성과 속도를 향상시키고 있다.

디지털 병원으로의 전환은 단순한 기술적 변화가 아니라 조직 문화의 변화, 법적·제도적 장벽의 극복, 기술 격차 해소라는 복합적인 과제를 동반한다. 용인세브란스병원은 이를 극복하기 위해 다양한 전략을 펼쳤다.

예를 들어, 의료진 대상의 디지털 역량 강화 교육을 비롯해 기술 도입 이전 단계에서의 사용자 테스트 및 피드백 수렴, 그리고 법률 자문을 통한 제도적 리스크 관리 등이 이에 해당한다. 특히 기존 의료 시스템과 디지털 시스템 간의 인터페이스 문제, 데이터 보안 및 개인정보보호, 의료진의 기술 수용도 등은 지속적인 개선과 협업을 통해 해결해 나가고 있다. 이러한 과정은 단순한 기술 도입을 넘어 병원 전체의 문화와 사고방식을 변화시키는 여정이었다.

용인세브란스병원은 현재에 안주하지 않고, 디지털 병원으로서의 정체성을 더욱 공고히 하기 위한 노력을 계속하고 있다. 디지털 헬스케어 시장의 급속한 성장에 발맞춰 병원은 최신 기술을 선제적으로 도입하고, 이를 병원 환경에 맞게 최적화하여 환자에

사람을 위한 디지털, 의료의 미래를 열다

게 보다 정밀하고 개인화된 의료 서비스를 제공하고자 한다.

예를 들어, 웨어러블 디바이스와 연동된 건강 모니터링 시스템, 환자 맞춤형 치료 계획을 제안하는 AI 기반 진료 지원 시스템 등 다양한 프로젝트가 진행 중이다. 이러한 전략은 단순히 병원의 경쟁력을 높이는 것을 넘어, 의료 서비스의 질 향상과 의료 접근성 개선, 의료비 절감 등 더 큰 사회적 가치 창출에도 기여하고 있다.

디지털의료산업센터는 병원 내부의 기술 역량을 강화하는 동시에, 외부 기관과의 협력을 통해 개방형 혁신(Open Innovation)을 추진하고 있다. 국내외 대학, 연구소, 스타트업, 글로벌 IT 기업들과의 공동 연구를 통해 새로운 기술을 실증하고, 이를 병원 환경에 맞게 최적화하는 프로젝트가 활발히 진행 중이다. 이러한 협력은 병원 내부의 한계를 극복하고, 다양한 관점과 기술을 융합하여 새로운 의료 패러다임을 창출하는 데 기여하고 있다.

특히 디지털 헬스케어 분야는 기술 발전 속도가 매우 빠르기 때문에 병원은 외부와의 협력을 통해 최신 기술을 신속하게 수용하고, 이를 실제 의료 현장에 적용할 수 있는 역량을 확보하고 있다.

용인세브란스병원이 디지털 병원으로 자리 잡을 수 있었던 가장 큰 이유는 기술을 단순히 도입하는 데 그치지 않고, 그 기술을 통해 의료의 본질을 되돌아보며, 환자 중심의 가치를 실현하고자 했던 사람들의 철학과 비전 덕분이다. 디지털 전환(DX)은 단순한

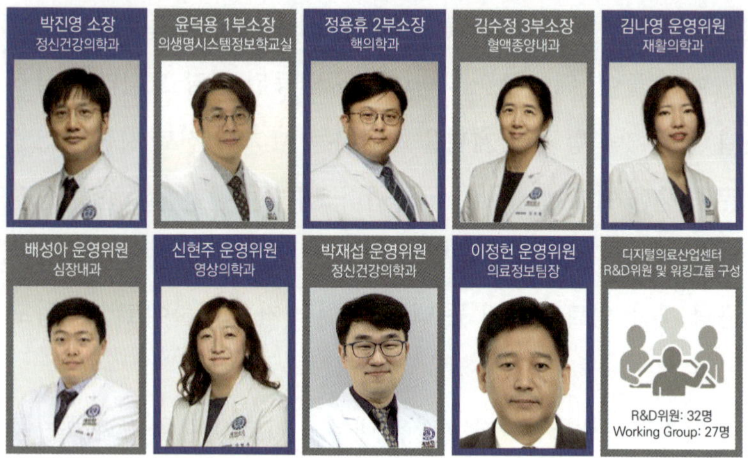

그림 5-21. 디지털의료산업센터 운영위원

효율성 향상이 아니라 의료의 질을 높이고, 환자의 삶을 개선하며, 의료진의 전문성을 존중하는 방향으로 나아가야 한다는 신념이 병원 전체에 공유되어 있었기에 가능한 일이었다. 이러한 철학은 병원의 모든 구성원에게 내재화되어 있으며, '사람을 위한 디지털'이라는 원칙 아래 모든 디지털 전략이 수립되고 실행되고 있다.

앞으로도 용인세브란스병원은 디지털 혁신의 선두주자로서, 기술과 사람의 조화를 통해 미래 의료의 새로운 기준을 제시할 것이다. 그리고 그 여정은 지금 이 순간에도 계속되고 있다. 병원은 끊임없이 변화하는 기술 환경 속에서 환자와 의료진 모두에게 더 나은 경험을 제공하기 위해 노력하고 있으며, 이러한 노력은 단순한 병원 운영의 개선을 넘어 의료의 본질을 재정의하는 과정

사람을 위한 디지털, 의료의 미래를 열다

분류	업무
국책과제	국책과제 사업제안서 및 보고서 작성
	국책과제 평가지표 관리
	국책과제 제안 접수·운영
	국책과제 행정 운영 / 연구 인력 모집 및 관리
디지털	정기 회의 진행 및 관리
	디지털 솔루션 발굴 및 기획
	디지털의료산업센터 조직/내규 구성
	디지털의료산업센터 예산 관리
	연구 데이터(YIRS-DB) 관리·분석 및 큐레이션 지원
	생체정보 데이터 검증 및 관리(필립스,민드레이, MUSE)
	빅데이터 사업 관리 및 UK Biobank 데이터 분양 지원
	디지털의료산업센터 Working Group 관리 운영
	NDA/MOU/공동연구개발협약/기술 이전
	디지털의료산업센터 특허/상표권 등록 관리
	디지털의료산업센터 연구세미나
	디지털의료산업센터 홍보 (SNS/홈페이지 등)
	디지털의료산업센터 연구과제 공모, 모집
	디지털의료산업센터 내/외부 행사 기획 및 진행
	디지털의료산업센터 공간 관리/ 자산 관리
	디지털의료산업센터 인력 관리 및 지원 체계 구축
기타	국내외 대내외 협력체계 구축 및 네트워킹
	연구 데이터 수집 및 분석
	국책과제 예산 집행 및 정산

표 11. 디지털의료산업센터 업무

이기도 하다.

디지털 병원이라는 개념은 이제 단순한 트렌드를 넘어 의료의 미래를 결정짓는 핵심 요소로 자리 잡고 있으며, 용인세브란스병원은 그 중심에서 새로운 길을 열어가고 있다.

No	선정년도	공고 사업명	과제명	사업전문기관	사업 기간	연구책임자	구분
1	2020	2020년도 스마트병원 선도모델 시범사업	용인세브란스병원 스마트병원 선도모델 시범사업	한국보건산업진흥원	2020.10.29.~2021.04.30.	최동훈	주관
2	2020	범부처 전주기 의료기기 연구개발사업	병원중심 IoMT 기반 스마트병원 모델 개발 및 검증	범부처	2020.09.01.~2023.12.31.	박진영	주관
3	2020	선도기술 개발	AI기반 ICU 환자 위험도 예측 솔루션 개발과 검증 및 사업화 : SAVE-U Project	범부처	2020.09.01.~2024.12.31.	윤덕용 라세희	주관, 공동
4	2020	양자암호통신 시범 구축 운영	양자암호통신 시범과제	한국정보화진흥원 (NIA)	2020.08.31.~12.31.	김수정	공동
5	2020	2020년 보건의료데이터 중심병원 지원사업	2020년 보건의료데이터 중심병원 지원 사업	한국보건의료정보원	2020.08.03.~11.30.	박진영	공동
6	2021	2021년도 공익적 의료 기술연구사업	병원 업무 프로세스의 혁신적 개선을 위한 메디컬 AI 어시스턴트 솔루션 개발 및 실증	한국산업기술평가관리원	2021.04.01.~2024.12.31.	김수정	공동
7	2021	2021년 의료데이터 중심병원 지원사업	2021년 의료데이터 중심병원 지원 사업	한국보건의료정보원	2021.03.18.~12.15.	박진영	공동
8	2022	AI·5G 기반 서비스로봇 융합모델 실증사업	AI·5G 기반 서비스로봇 융합모델 실증사업	한국로봇산업진흥원	2022.01.24.~12.31.	박진영	주관
9	2022	2022 AI 바우처 지원사업	스마트병원 AI 진단보조 솔루션 플랫폼 고도화 실증	정보통신산업진흥원	2022.04.01.~10.31	김은경	주관
10	2022	감염 환자 대응 시스템 최적화 기술 개발	원내감염확산의 다수준·다중 위험요인 데이터와단계별 방역 대응 표준 프로세스가 반영된 의료현장 감염병 대응 의사결정지원 시스템 개발	(재)방역연계범부처 감염병 사업단	2022.04.01.~2024.12.31.	박진영	주관
11	2022	보건의료 빅데이터 큐레이션 기술개발	"LYDUS (Leave Your Data to US) 컨소시엄"	한국보건산업진흥원	2022.04.01.~2026.12.31.	윤덕용	주관
12	2022	산업융합형 메타버스 서비스 실증	원격지 외래환자 케어를 위한 의료 메타버스 서비스	보건복지부	2022.06.01.~2023.12.31.	김태형	공동
13	2022	실사용 (RWD) 기반의 임상연구 지원사업	임상현장 활용 활성화 촉진을 위한 의료 인공지능 임상실증 연구 지원	한국보건산업진흥원	2022.07.01.~2026.12.31.	윤덕용	공동
14	2022	2022 5개분야 빅데이터 센터 구축 사업 (감염병 분야)	항생제 기반 감염병 임상 데이터 센터 구축 운영	한국정보화진흥원 (NIA)	2022.09.19.~2024.12.31.	박윤수	공동
15	2022	2022년 의료데이터 중심병원 지원사업	2022년 의료데이터 중심병원 지원 사업	한국보건의료정보원	2022.03.01.~12.31.	박진영	공동
16	2023	가상환경 기반 병원 운영 기술개발 및 실증	디지털트윈 플랫폼 기반 환자중심의 병원운영관리 최적화 모델 개발	한국보건산업진흥원	2023.04.01.~2027.12.31.	박진영	주관
17	2023	2023 스마트병원 선도모델 시범사업	2023 스마트병원 선도모델 시범사업	한국보건산업진흥원	2023.05.01.~12.31.	박진영	공동
18	2023	의료기관 기반 디지털 헬스케어 실증 및 도입 (R&D)	착용형 보행보조로봇 및 스마트 모니터링 시스템을 이용한 재택 기반 보행재활 서비스 모델 개발 및 실증	한국보건산업진흥원	2023.07.01.~2025.12.31.	김나영	주관
19	2023	2023년 의료데이터 중심병원 지원사업	2023년 의료데이터 중심병원 지원 사업	한국보건의료정보원	2023.03.01.~12.31.	박진영	공동
20	2024	2024 AI 바우처 지원사업	환자의 안전한 CT 검사를 위한 조영제 사용량·방사선량 저감 AI 솔루션 구축	정보통신산업진흥원	2024.05.01.~11.30	황신혜	주관
21	2024	전자약 개발 사업	스마트 전자약 사업화 종합지원 센터	한국보건산업진흥원	2024.07.01.~2027.12.31.	박진영	공동
22	2024	2024년 의료데이터 중심병원 지원사업	2024년 의료데이터 중심병원 지원 사업	한국보건의료정보원	2024.03.01.~12.31.	박진영	공동
23	2025	인공지능 특화 파운데이션 모델 프로젝트	인공지능 컴퓨팅 자원 활용 기반 강화 -GPU 임차	정보통신산업진흥원	2025.11.01.~2026.09.09	정용휴	공동
24	2025	2025년 의료데이터 중심병원 지원사업	2025년 의료데이터 중심병원 지원 사업	한국보건의료정보원	2025.03.01.~12.31.	박진영	공동

표 12. 디지털의료산업센터 주요 국책과제 실적

사람을 위한 디지털, 의료의 미래를 열다

디지털의료산업센터 연구원 · 의료정보팀

강혜선, 고성훈, 김경덕, 김예림, 김예지, 김은영, 김정은, 김주연, 김창용, 김필원, 김훈, 김서정, 노지혜, 문상준, 라희진, 류운형, 성민영, 서해연, 신동영, 신용한, 이단비, 이보연, 이민우, 이세정, 이정민, 이정헌, 이종호, 임지현, 전가훈, 조수진, 최린, 홍경표

협력과 파트너십의 중요성

앞서 여러 번 언급했지만 의료 분야는 AI, 빅데이터, IoT, 디지털 헬스케어 솔루션 등 다양한 기술의 발전으로 빠르게 변화하고 있다. 이러한 변화는 진단의 정확도를 높이고, 치료의 효율성을 향상시키며, 환자 중심의 서비스를 가능하게 한다. 그러나 이처럼 발전된 기술이 실제 의료 현장에서 효과적으로 작동하기 위해서는 단순한 기술 개발을 넘어, 병원과 기업 간의 긴밀한 협력과 파트너십이 반드시 필요하다.

기술과 의료의 만남, 협력의 본질

디지털 혁신은 단순히 새로운 기술을 도입하는 것이 아니라, 의료의 본질을 이해하고 이를 기술로 구현하는 과정이다. 병원과 기업은 서로 다른 전문성을 가지고 있으며, 다음과 같은 강점을 가지고 있다.

- 병원: 환자와 직접 마주하는 임상 경험과 의료적 통찰
- 기업: 기술 개발과 시스템 구축에 대한 전문성

이 두 영역이 유기적으로 연결될 때, 기술은 의료 현장에서 의미 있는 변화를 만든다. 예를 들어 병원이 새로운 디지털 솔루션을 기획하면, 기업은 이를 실현할 수 있는 기술적 기반을 제공한다. 이 과정은 기획부터 구축, 검수, 운영까지 병원과 기업이 함께 고민하고 설계하는 구조여야 한다. 이러한 협력은 기술의 완성도를 높이고, 현장에서의 수용성과 지속 가능성을 확보하는 핵심 요인이다.

상호 이해와 지식 공유

기업이 의료 분야에 대한 이해가 부족할 경우, 병원은 병원정

보시스템 구조, 규제 환경, 환자 안전 기준 등을 공유해 이해를 돕는다. 반대로, 기업은 최신 기술 동향과 적용 사례를 제공함으로써 병원이 새로운 가능성을 탐색하고, 미래 지향적 전략을 수립할 수 있도록 지원한다. 이러한 지식 공유와 상호 이해는 단순한 협업을 넘어, 디지털 의료 혁신의 출발점이 된다.

공동 연구와 R&D 협력

병원의 임상 데이터와 기술적 분석 역량이 결합되면 질병 예측, 맞춤형 치료, 예방 중심 서비스 등 고부가가치 의료 혁신이 가능해진다. 특히 AI 기반 진단 보조 시스템이나 디지털 치료제 개발은 병원의 임상 경험과 기업의 기술력이 결합될 때 더욱 신뢰성 있는 결과를 도출할 수 있다.

또한 R&D 단계에서 병원은 임상시험을 통해 기술의 안전성과 효과를 검증하고, 기업은 그 결과를 반영해 제품을 개선한다. 이 과정은 단순한 기술 검증을 넘어 의료 혁신의 방향성을 함께 설정하는 의미 있는 협력이다.

용인세브란스병원의 사례

용인세브란스병원은 기업과의 협력과 파트너십을 핵심 전략으로 삼고, 선도적인 디지털 의료 환경을 구축해 나가고 있다.

- 5G 기반 병원 시스템: 초고속·초저지연 통신 환경을 통해 실시간 데이터 전송, 원격 진료, 고해상도 영상 공유 등 다양한 디지털 서비스 구현
- AI 및 음성 인식 시스템 도입: 진료 기록 자동화, 영상 분석, 환자 모니터링 등 진료 행정 업무 전반에 디지털 기술을 활용
- 공동 개발 협약 체결: 병원은 임상적 요구와 테스트 환경을 제공하고, 기업은 기술 개발을 맡아 실제 의료 현장에 적합한 솔루션 구현 → 현장 적용성과 실효성 강화

이러한 협력은 단순한 기술 도입을 넘어, 환자 중심의 디지털 환경 구현에 기여한다. 앞으로도 병원과 기업 간의 파트너십은 의료 혁신을 이끄는 핵심 동력이 될 것이다.

주목할 만한
헬스케어 기업/솔루션

　　용인세브란스병원은 디지털 솔루션을 도입할 때, 다양한 디지털 기술을 보유한 기업들과 긴밀한 협력 관계를 맺어왔다. 병원은 디지털 전환을 단순한 유행으로 받아들이지 않고, 의료 서비스의 본질적 혁신을 위한 필수 과정으로 인식해왔다. 이러한 인식은 병원 전체의 전략적 목표로 자리 잡았고, 그 목표에 부합하는 기술과 철학을 가진 기업을 찾아 협력하는 방식으로 접근해왔다.

　　병원은 기술을 선택할 때 단순히 기능적인 측면만 고려하지 않았다. 실제 의료 현장에서 적용 가능 여부, 병원 환경과의 적합성, 환자와 의료진 모두에게 실질적인 도움이 되는지를 기준으로 검증 과정을 거쳤다. 이러한 과정은 병원 내 모든 부서와 구성원이 디지털화의 필요성과 방향성에 공감하게 만들었고, 각자의

사람을 위한 디지털, 의료의 미래를 열다

업무에 기술을 어떻게 반영할 수 있을지를 함께 고민하는 계기가 되었다.

결국 병원은 기술을 받아들이는 입장이 아니라 기술을 함께 만들어가는 주체로 자리매김하게 되었고, 협력 기업들과 함께 병원 환경에 최적화된 솔루션을 개발해 나가는 구조를 형성하게 되었다. 이러한 접근은 병원이 디지털 병원으로서 자리 잡는 데 중요한 기반이 되었다.

병원은 기술을 단순히 받아들이는 수동적인 위치에 머물지 않고, 기술 개발과 실증 과정에 능동적으로 참여해왔다. 이는 병원이 기술 기업들과의 협력에서 단순한 고객이 아닌 공동 개발자로서의 역할을 수행해왔음을 의미한다. 예를 들어 SK텔레콤과의 협력을 통해 도입된 복합 방역로봇 '비누(BINU)'는 단순한 방역 기능을 수행하는 로봇이 아니라, 병원 내 감염 예방을 위한 전략적 기술로 설계되었다. 이 로봇은 5G 네트워크와 RTLS을 기반으로, 병원 내 사람들의 이동 경로를 분석하고 감염 위험이 높은 구역을 자동으로 파악하여 방역을 수행한다. 이를 통해 병원은 감염병 대응 역량을 강화하고, 환자와 의료진의 안전을 확보하는 데 큰 성과를 거두었다.

이러한 기술은 단순히 외부에서 개발된 제품을 병원에 적용하는 것이 아니라, 병원의 실제 운영 환경과 진료 흐름을 반영하여 맞춤형으로 구현되었다. 병원은 로봇의 이동 경로, 방역 시간, 센서 민감도 등 세부적인 요소에 대해 지속적으로 피드백을 제공했고, 기술 기업은 이를 바탕으로 제품을 개선해 나갔다. 이 과정은 단순한 기술 도입이 아닌, 병원과 기업이 함께 문제를 정의하고 해결책을 설계해 나가는 공동 혁신의 일환이었다.

이와 유사하게 "LG전자", "리드앤", "트위니" 등과 협력하여 추진된 AI·5G 기반의 서비스 로봇 융합 모델 실증사업도 병원의 디지털 전환에 중요한 역할을 했다. 이 사업을 통해 병원은 다양한 형태의 의료 서비스 로봇을 실제 진료 환경에 적용하고, 그 효용성과 실효성을 검증했다. 예를 들어 약품 배송 로봇은 약제부와 병동 간의 물류 흐름을 자동화하여 약사와 간호사의 업무 부담을 줄였고, 검체 이송 로봇은 병리팀과 내시경실, 체크업, 초음파실 간의 검체 이동 시간을 단축하여 진단 속도를 높였다. 안내 로봇은 병원 내 길 찾기 및 진료 안내 기능으로 환자의 편의성을 높였으며, 순찰 로봇은 야간 병동의 안전을 확보하는 데 기여했다.

이러한 로봇들은 단순한 기계적 기능을 수행하는 것이 아니라, 병원의 운영 흐름과 진료 프로세스에 깊이 통합되어 있었다. 병원은 각 로봇의 역할을 정의하고, 실제 현장에서 파악된 문제점에 대해 기술 기업에 개선 방향을 제시했다. 기업은 병원의 요구사항을 반영해 로봇의 소프트웨어와 하드웨어를 지속적으로 개선했고, 병원은 이를 현장에 다시 적용하여 검증하는 순환 구조를 구축했다. 이 과정은 병원이 기술 혁신의 중심에 서 있음을 보여주는 대표적인 사례였다.

병원 내부 시스템의 고도화와 디지털 전환은 디지털 솔루션과

사람을 위한 디지털, 의료의 미래를 열다

AI 기반 진단 예측·보조 시스템부터 환자 서비스 개선까지 다양한 혁신을 이끄는 핵심 축으로 자리 잡았다. 디지털 인프라 위에 AI 기술을 접목한 대표적인 분야는 영상 진단이다. 병원 개원 초기부터 AI 친화적인 의료영상 정보시스템(PACS)과 판독 보조 프로그램을 구축해 AI의 영상 분석 결과를 진단 보조용으로 활용하고 있다. AI 분석 솔루션은 흉부 X선, 유방촬영 및 초음파 검사에서 중요한 비정상 소견을 빠르게 탐지하여 진단 정확도를 높이고 판독 우선순위를 정하는 데 도움을 주며, 뇌 자기공명영상(MRI) 촬영 시에는 미세출혈 및 뇌 전이를 검출해 병변을 보다 정확하고 신속하게 진단과 치료에 기여한다.

환자용 모바일 앱은 병원 이용 경험을 획기적으로 변화시켰다. 이 앱은 진료 예약, 검사 결과 확인, 병원 내 길 찾기, 실시간 대기 시간 안내, 진료비 결제 등 다양한 기능을 통합 제공하여 환자의 편의성을 크게 향상시켰다. 특히 고령 환자나 외래 방문이 잦은 환자에게는 앱을 통한 정보 접근이 진료의 질을 높이는 데 중요한 역할을 했다. 앱은 환자의 진료 이력을 기반으로 맞춤형 건강 정보를 제공하거나, 복약 알림 기능을 통해 치료의 지속성을 높이는 데도 활용되고 있다.

의료진 간 협업을 위한 메신저 Y톡은 병원 내 커뮤니케이션의 효율성을 획기적으로 개선했다. Y톡은 단순한 메시지 전달을 넘어 환자 정보 공유, 긴급 상황 대응, 다학제 협진 회의 등 다양한 의료 커뮤니케이션을 지원하며, 의료진 간 정보 흐름을 빠르고 정확하게 유지할 수 있도록 돕는다. 특히 응급 상황에서의 신속한 의사소통은 환자의 생명을 좌우할 수 있기 때문에, Y톡의 실시간 소통 기능과 체계는 병원의 진료 안전성을 높이는 데 중요한 역할을 한다.

이러한 디지털 솔루션들은 단순히 기술 도입을 넘어, 병원의 실제 운영과 진료 환경에 맞게 맞춤화되었다는 점에서 큰 의미가 있다. 병원은 기술의 수용자가 아니라 기술의 설계자이자 검증자로서 역할을 수행하고 있으며, 이는 병원과 기업 간 긴밀한 협업 없이는 불가능한 일이다. 병원은 기술의 적용 가능성을 판단하고 현장의 문제점을 파악하여 개선 방향을 제시하며, 기업은 이를 반영해 기술을 고도화하는 구조를 통해 디지털 혁신병원의 정체성을 확립해 나가고 있다.

또한 병원은 디지털의료산업의 발전을 위해 관련 기술을 보유한 기업들을 정기적으로 초청하여 간담회를 개최하고 있다. 이 간담회에서는 각 기업이 개발한 솔루션과 서비스에 대해 소개하고, 병원 현장에서 실제로 적용이 가능한지에 대한 논의도 함께 이루어진다.

혁신기업들은 인공지능 기반 진단 보조 시스템, 환자 모니터링 기술, 의료 데이터 분석 플랫폼 등 다양한 디지털 솔루션을 제안하며, 병원은 이러한 기술들이 의료 서비스의 질 향상 및 업무 효율화에 어떤 기여를 할 수 있을지 검토한다. 간담회에서는 기술 소개뿐만 아니라 공동 연구개발이나 시범사업 추진 등 실질적

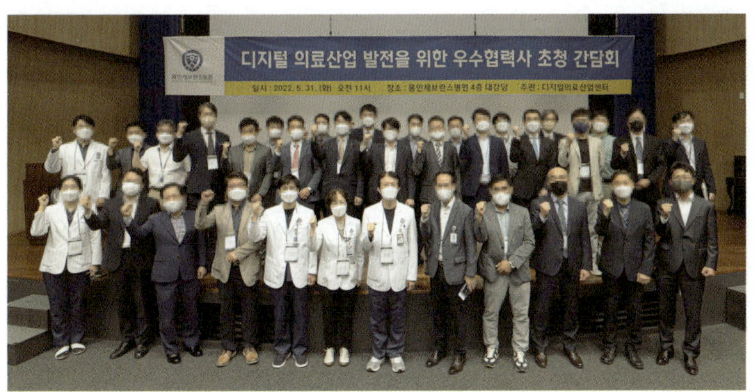

그림 5-22. 디지털의료산업 발전을 위한 우수 협력사 초청 간담회

인 협력 방안에 대해서도 심도 있는 논의가 이루어지고 있다.

간담회는 단순한 정보 교류를 넘어서, 병원과 기업 간의 신뢰를 구축하고 장기적인 파트너십을 형성하는 데 기여하고 있다. 이를 통해 디지털 의료기술의 상용화 가능성을 높이고, 의료 현장의 문제를 함께 해결해 나가는 기반을 마련하고 있다.

결과적으로 이러한 교류는 디지털의료산업의 생태계를 강화하고, 다양한 주체들이 함께 성장할 수 있는 환경을 조성하는 데 효과적이다. 병원은 간담회를 통해 새로운 기술을 빠르게 파악하고, 병원 운영에 필요한 맞춤형 솔루션을 발굴할 수 있기 때문에 이러한 자리를 지속적으로 마련하는 것이 매우 중요하다.

결국 디지털의료산업을 단일 기관의 노력만으로는 발전하기 어렵다. 산·학·연·병과 공공기관 등 많은 기관이 협력하여 각자의 역량을 결합하고, 새로운 가치를 창출하는 것이 필수적이다. 따

솔루션명	업체명
통합 병원정보시스템	헤론헬스정보시스템
EMR AI 자동생성(Y-KNOT)	파이디지털헬스케어
Main PACS	태영소프트
Cardiology PACS	인피니트헬스케어
EKG	GE헬스케어
서버인프라	하이미르
네트워크	이테크(구축), 에어키(유지보수)
환자용 모바일 앱	포씨게이트
스피드게이트	에스원
방문자 앱	피플앤드테크놀러지
도착 확인 키오스크	엔에스스마트
병상 스마트 ID 카드	씨아이즈
기초검사 자동화 키오스크	엔에스스마트
하이차트	헬스브리즈
베드사이드 모니터	씨아이테크
의료진 메신저 Y톡	인사이트365
RTLS	피플앤드테크놀러지
감염 경로 추적 솔루션	피플앤드테크놀러지
신속대응 시스템(RRS)	엠시스텍
전자출입명부	피플앤드테크놀러지
인프라 통합 관제 솔루션(EMS)	싸이크로스
스마트 안심케어 병실	자체구축
임상 통합 관제 솔루션(IRS)	리드앤
스마트 환자케어 시스템	피플앤드테크놀러지
스마트 환자케어 시스템(스마트 인솔)	길온
AI 판독, 영상 분석, 영상 질 향상, 촬영 속도 감소 시스템	루닛, 뷰노, 필립스, 테라리컨, CLARIFY, DYNAPAX, GE 등
음성 인식 솔루션	퍼즐에이아이
디지털 병리	필립스코리아
AI 도슨트	마음AI
음성 인식 및 텍스트 분석 시스템	인텔로이드
디지털 기반 가상 모의훈련	IOE소프트
디지털 트윈 가상 병원	헬리오센
RPA	미스터봇소프트
VR 간호교육	브이알애드
AI 의료 서비스로봇	리드앤, LG전자, 트위니
PMS (Patient Management Service)	디지털메딕
AI 실시간 환자 모니터링	에이아이트릭스
재활로봇	엔젤로보틱스
돌봄로봇	효돌

표 13. 솔루션별 협력 업체 목록

사람을 위한 디지털, 의료의 미래를 열다

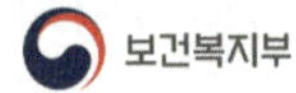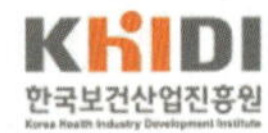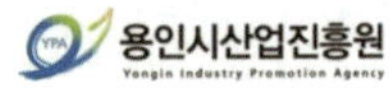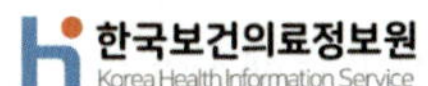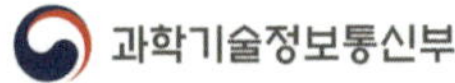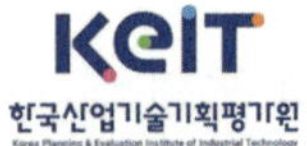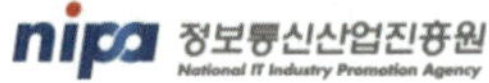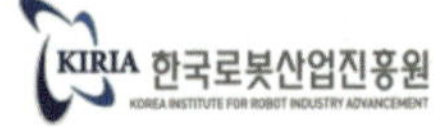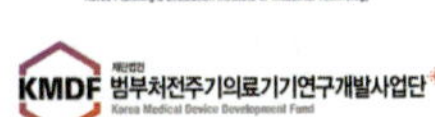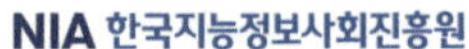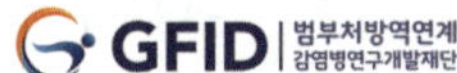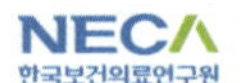

그림 5-23. 협력한 정부 및 공공기관

라서 간담회를 정기적으로 개최하고, 이를 실질적인 협력으로 이어가는 것이 바람직한 방향이라 할 수 있다.

앞으로도 용인세브란스병원은 디지털 헬스케어 분야의 선도적 위치를 유지하며, 지속적인 기술 도입과 혁신을 통해 환자 중심의 의료 서비스를 실현해 나갈 계획이다. 병원은 단순한 의료기관을 넘어, 디지털 의료 생태계의 중심으로 성장하고 있으며, 이를 위해 병원 내 혁신 부서인 디지털의료산업센터를 중심으로 다양한 연구와 개발을 추진하고 있다. 이 센터는 의료 데이터 분석 및 관리, 디지털 치료제 개발, 원격의료기술 검증, 의료 AI 알고리즘 고도화 등 다양한 프로젝트를 주도하며, 국내외 기업 및 연구기관과의 협력을 통해 글로벌 수준의 디지털 헬스케어 모델을 구축해 나가고 있다.

이처럼 용인세브란스병원이 디지털 혁신병원으로 자리 잡을 수 있었던 배경에는 병원의 조직적 노력과 더불어, 다양한 기업

들과의 협력이 든든한 기반이 되었다. 병원은 기술의 수용자가
아닌 기술 혁신의 공동 창출자로서 역할을 수행하며, 의료의 미
래를 함께 설계하고 있다. 앞으로도 이러한 협력 모델이 더욱 확
장되고 발전함으로써, 환자에게 더 나은 의료 경험을 제공하는
디지털 병원의 미래가 더욱 기대된다. 용인세브란스병원의 사례
는 디지털 전환을 고민하는 다른 의료기관들에게도 지향해야 할
선도 모델이 될 수 있으며, 기술과 의료가 어떻게 조화를 이루며
발전할 수 있는지를 보여주는 모범 사례로 자리매김하고 있다.

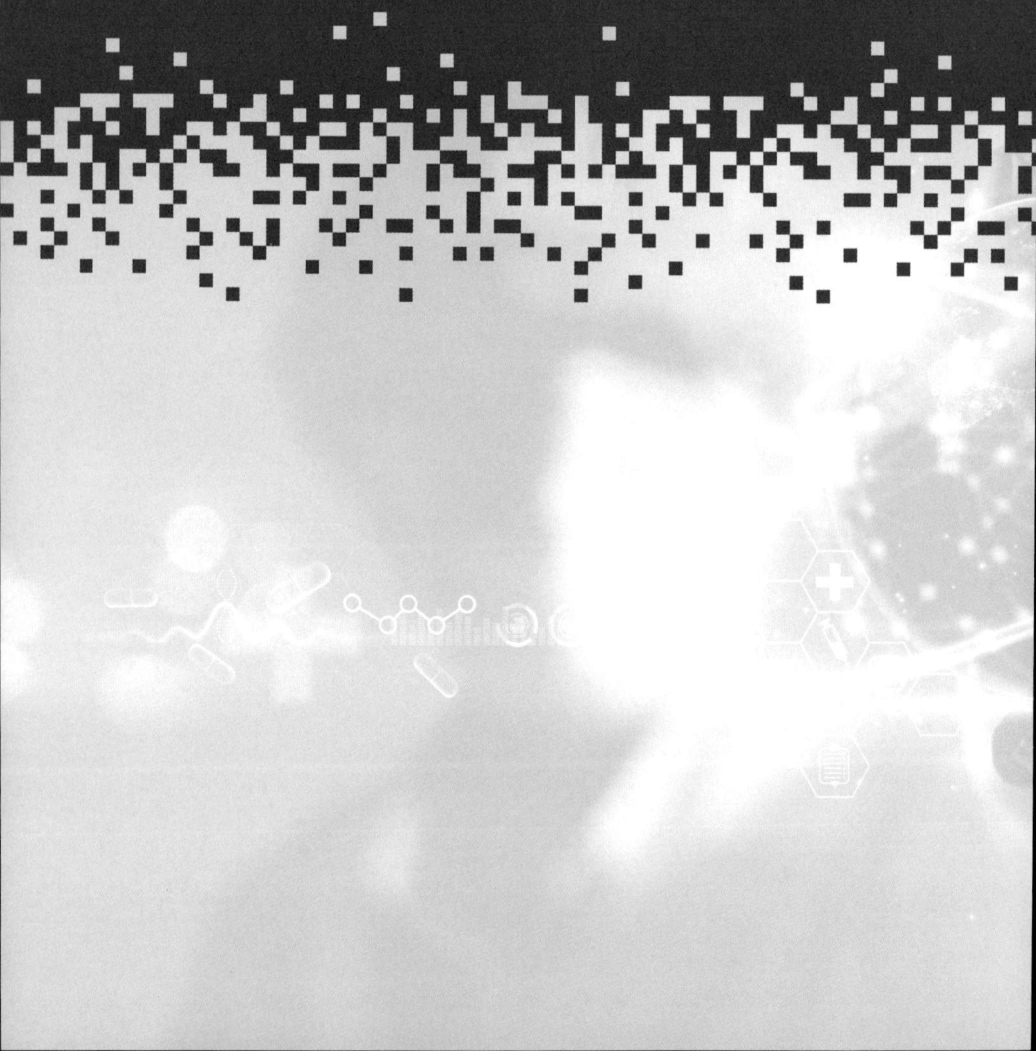

Chapter 6

가치의 확산:
더 나은 미래 의료 생태계를 향해

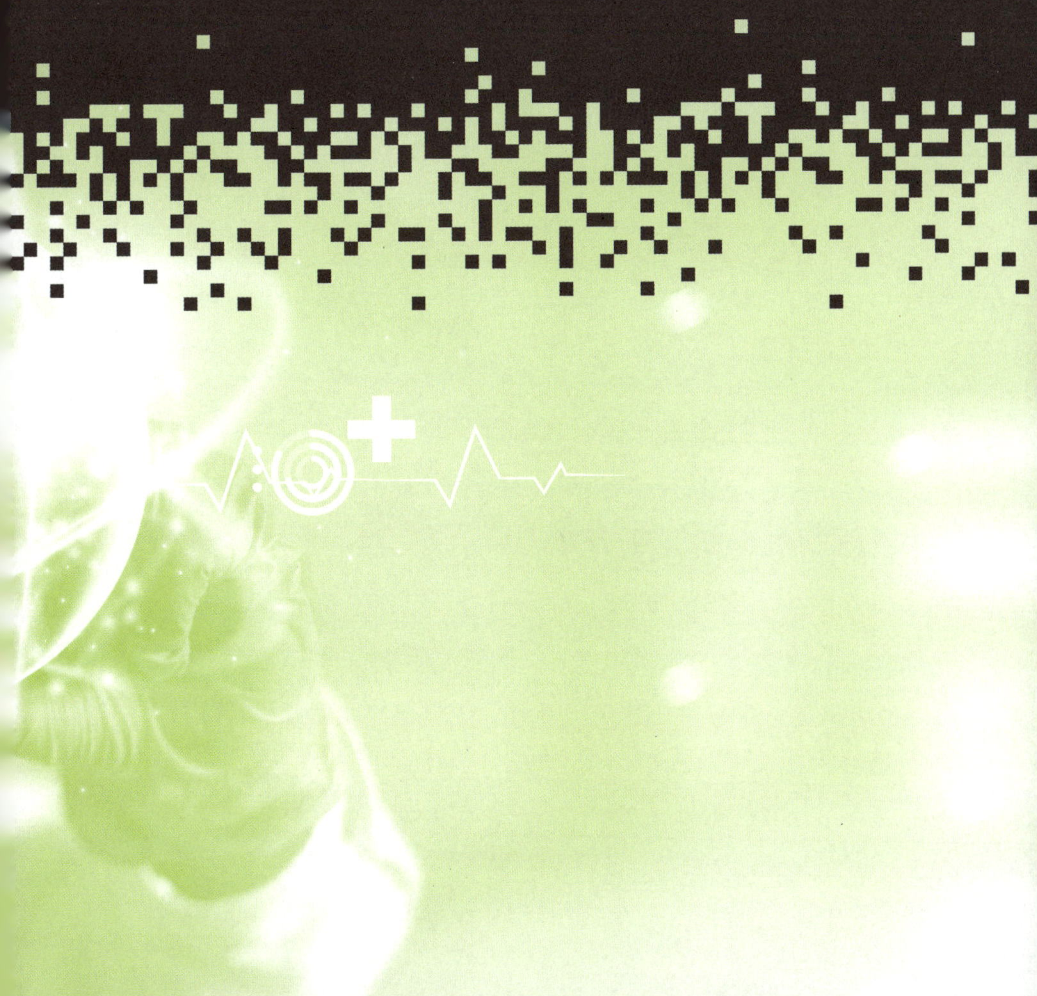

글로벌 표준:
세계가 찾는 혁신 현장,
국내외 협력 네트워크의 구축

국내외 기관들의 방문

용인세브란스병원의 디지털 혁신은 국내를 넘어 해외에서도 큰 주목을 받고 있다. 세계 각국의 해외 병원뿐만 아니라 주요 대학교, 정부 공공기관 등 다양한 해외 기관들이 병원을 직접 방문해 디지털 솔루션의 도입 배경과 운영 방식, 실질적인 성과를 면밀히 살펴보고 있다. 이러한 교류는 혁신 사례를 관찰하는 차원을 넘어 각국의 보건의료 체계와 환경에 맞춘 전략 수립의 핵심 모델로 활용되고 있다.

특히 RTLS, IRS와 같은 병원의 대표 솔루션은 의료진의 업무 효율성과 환자 안전성을 동시에 향상시킨 모범 사례로 평가받으

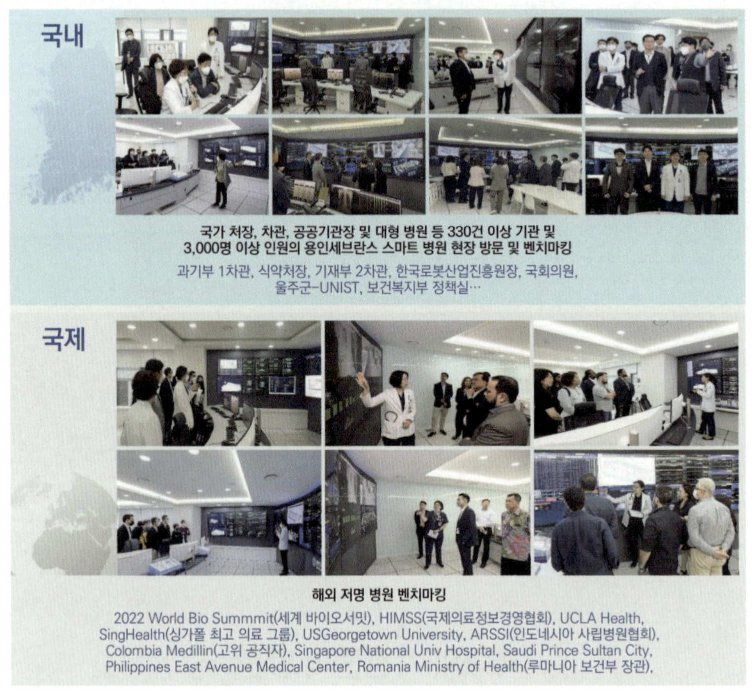

그림 6-1. 국내외 주요 방문 현황

며, 국제적으로도 많은 기관들의 벤치마킹 대상이 되고 있다.

이처럼 해외 기관의 꾸준한 관심과 교류는 용인세브란스병원이 글로벌 디지털 헬스케어 모델로 자리매김하는 데 중요한 기반이 되고 있으며, 동시에 한국형 디지털 병원의 우수성을 세계에 알리는 계기가 되고 있다.

사람을 위한 디지털, 의료의 미래를 열다

노하우 및 전문 경험 공유 협력 네트워크 구축

이러한 관심은 실제 자문 요청과 협력 제안으로도 이어지고 있다. 용인세브란스병원은 디지털 병원으로서의 선도적 입지를 바탕으로, 국내외 다양한 외부 기관으로부터 꾸준히 자문 요청을 받고 있다. 이러한 자문은 단순한 기술적 조언을 넘어 병원이 축적해온 디지털 전환의 경험과 노하우를 공유하고, 타 기관들이 자신들의 환경에 맞는 디지털 헬스케어 시스템을 성공적으로 구축할 수 있도록 지원하는 협력의 형태로 이루어진다. 자문 대상은 국가기관, 공공의료기관, 병원, 헬스케어 관련 기업 등으로 매우 다양하며, 이는 용인세브란스병원이 디지털 의료 분야에서 신뢰받는 파트너로 자리매김하고 있음을 보여주는 사례다.

특히 국가기관의 경우, 디지털 헬스케어 정책을 수립하거나 공공의료 시스템을 개선하는 과정에서 용인세브란스병원의 실무 경험과 전략적 통찰을 적극적으로 참고하고 있다. 병원은 실제 임상 현장에서 디지털 기술이 어떻게 적용되며, 환자 안전과 의료진의 업무 효율성을 어떻게 높이는지를 보여주는 구체적인 사례를 제공함으로써 정책 수립의 실효성을 높이는 데 기여하고 있다.

병원과 기업들 역시 용인세브란스병원의 자문을 통해 디지털 전환의 방향성을 설정하고, 기술 도입 및 운영 전략을 구체화하고 있다. 예를 들어 'EMR 시스템의 고도화', '인공지능 기반 진단

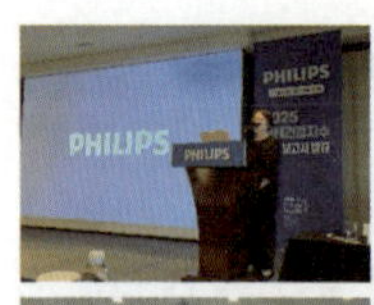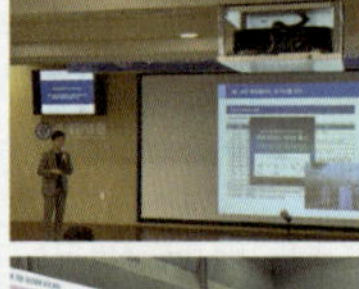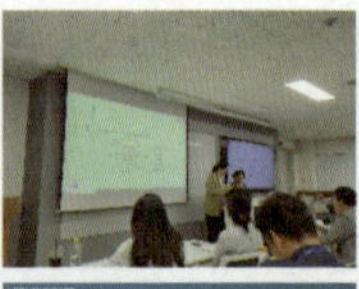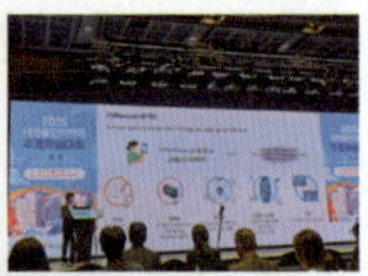
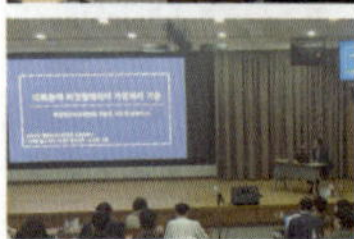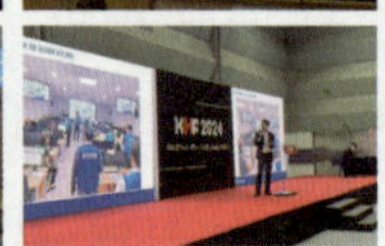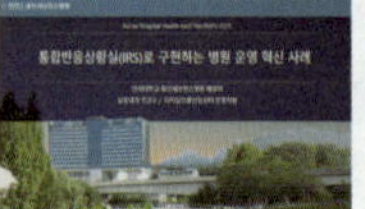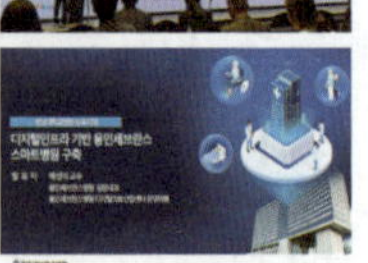

일자	내용	일자	내용
2021. 11.	대한의료정보학회 추계학술대회 강연	2024. 02	융복합 의료기술센터 심포지엄 강연
2021. 01.	복지부 및 국방부 스마트병원 벤치마킹 강연	2024. 03	2024 대한의료영상정보관리학회 학술대회 특강
2022. 04.	화순전남대학교 병원 강연	2024. 04	The 15th Korea Healthcare Congress 2024 강연
2022. 05.	대한의료관련감염관리학회 학술대회 강연	2024. 05	연세대학교 보건대학원 특강
2022. 05.	순천향대병원 강연	2024. 06	디지털치료학회 강연
2022. 06.	한국표준협회 서비스미래혁신심포지움 강연	2024. 06	2024 춘계 대한의료정보학회
2022. 06.	대한병원정보협회 춘계학술세미나	2024. 07	건강보험심사평가원 디지털치료기기 강연
2022. 07.	군 보건의료 발전계획 수립을 한 워크숍 강연	2024. 07	NATIONAL SEMINAR XI & HEALTHCARE EXPO IX ARSSI 2024
2022. 09.	해군본부 강연	2024. 09	전남대학교병원 심포지엄 강연
2022. 10.	KAIST 스마트병원 관련 강연	2024. 09	병원행정 관리자 협회 강연
2023. 05.	SingHealth E-Meeting	2025. 03.	2025 대한디지털임상의학회 춘계학술대회 강연
2023. 06.	HiPex 2023 의료기관로봇활용사례 강연	2025. 03	한국경영인학회 오픈 심포지엄 강연
2023. 06	의료질향상학회 학술대회 강연	2025. 06.	국제성모병원 의과학연구원 RGR(Research Grand Round) 강연
2023. 06	대한병원정보협회 춘계학술세미나	2025. 07	의료인공지능 분야 전문가 간담회
2023. 07	환자안전전담자보수교육 강연	2025. 06	가톨릭 관동대학교 의과학 연구원 학술연구회 강연
2023. 09.	연세대학교 미주동창회 스마트병원 강연	2025. 08.	Future Health Index 기자간담회
2023. 09.	국립재활원 교직원 대상 강연	2025. 09.	K-hospital Fair 스마트병원 관련 강연
2023. 09.	K-hospital 심포지엄 스마트병원 관련 강연	2025. 09.	'국민이 원하는 진짜 의료혁신' 토론회
2023. 10.	2023 Medical Korea in UAE	2025. 10.	[용인시산업진흥원] 바이오 헬스 생태계 강화를 위한 전략 포럼 강연
2023. 12	양산부산대학교병원 개원 15주년 기념 심포지엄	2025. 12.	한국의료복지건축학회 강연
2023. 12	병·의원 행정네트워크 간담회 강연		

그림 6-2. 주요 강연 진행 내용

   사람을 위한 디지털, 의료의 미래를 열다

보조 시스템 도입', '환자 중심의 스마트 병동 설계' 등 다양한 분야에서 병원의 자문이 실제 프로젝트로 이어지고 있으며, 국내 디지털 헬스케어 산업 전반의 수준을 끌어올리는 데 긍정적인 영향을 미치고 있다.

이러한 자문 활동은 단순한 지식 전달에 그치지 않는다. 용인세브란스병원 역시 다양한 기관과의 교류를 통해 새로운 시각과 아이디어를 얻고, 자문 과정에서 도출된 피드백을 바탕으로 병원의 디지털 시스템을 더욱 정교하게 발전시켜 나가고 있다. 다시 말해 자문은 상호 학습과 공동 성장의 과정이며, 병원은 이를 통해 디지털 병원으로서의 역량을 지속적으로 강화하고 있다.

무엇보다 중요한 점은, 이러한 자문 활동이 병원의 핵심 철학인 '사람을 위한 디지털'을 실현하는 하나의 방식이라는 것이다. 병원은 기술을 통해 더 많은 사람들이 안전하고 효율적인 의료 서비스를 누릴 수 있도록 돕고자 하며, 자문을 통해 그 가치를 외부로 확장하고 있다. 이는 용인세브란스병원이 단순한 의료기관을 넘어, 디지털 헬스케어 생태계를 이끄는 지식 공유의 허브로서 기능하고 있음을 보여주는 대표적인 사례라 할 수 있다.

앞으로도 용인세브란스병원은 축적된 경험과 전문성을 바탕으로, 국내외 다양한 기관들과 협력하며 디지털 의료의 미래를 함께 설계해 나갈 것이다. 그리고 그 중심에는 언제나 '사람을 위한 디지털'이라는 변함없는 철학이 자리하고 있을 것이다.

상생의 철학:
국가 헬스케어 ICT 사업 기여와
디지털 의료 생태계 구축

국가 헬스케어 ICT 사업 확산

용인세브란스병원은 디지털 혁신을 통해 의료 서비스의 질을 향상시키고 환자 안전을 강화하는 데 있어 국내 의료계에서 선도적인 역할을 수행하고 있다. 이러한 변화는 단순히 병원 내부의 시스템을 개선하는 수준을 넘어, 국가적 차원의 디지털 헬스케어 정책 및 산업 발전에도 실질적인 영향을 미치고 있으며, 그 중심에는 병원이 수행해온 다양한 국책과제와 실증사업들이 자리하고 있다. 특히 병원은 보건복지부가 주관한 '스마트 병원 선도 모델 개발 지원사업'에 선정되어, 디지털 뉴딜 정책의 핵심 과제를 성공적으로 수행함으로써 스마트 병원의 실현 가능성과 효과성

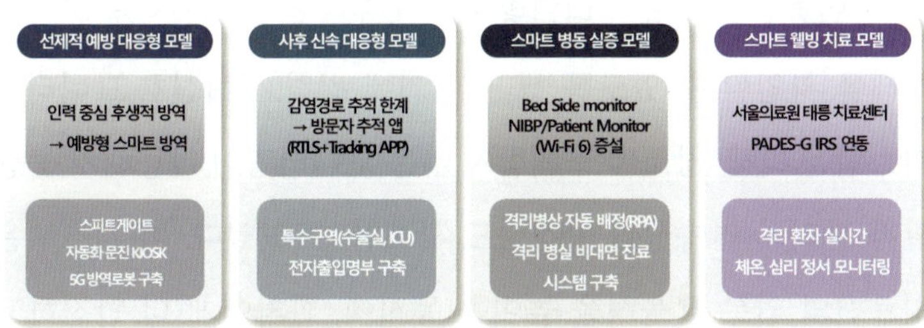

그림 6-3. 2020년도 스마트병원 선도 모델 개발 지원사업 목표

을 입증하였다.

이 사업은 감염병으로부터 의료진과 환자를 보호하고, 의료 서비스의 편의성과 안전성을 동시에 확보하는 스마트 의료 인프라 구축을 목표로 하였다. 용인세브란스병원은 이 과제 수행을 통해 출입 단계부터 병동 운영, 환자 모니터링에 이르기까지 전 과정을 디지털화하였으며, 감염 확산을 차단할 수 있는 구조를 설계했다.

대표적 성과로는 병원 출입구에 설치된 스피드게이트 시스템이 있다. 이 시스템은 환자와 방문자의 체온을 자동 측정하고, 이상 징후가 감지되면 즉시 알람을 전송해 감염병 확산을 사전 차단할 수 있도록 설계되었다. 이는 출입 통제의 효율성을 높이는 동시에, 의료진의 감염 위험을 낮추는 데 크게 기여하였다.

또한 스마트 병동을 구축해 환자의 생체신호를 실시간으로 모니터링하고, 응급 상황 발생 시 신속하게 대응할 수 있는 체계를 마련하였다. 병동 내 병상마다 설치된 장비로 생체신호를 수집하고, 의료진은 중앙 모니터링 시스템을 통해 실시간으로 환자의 상태를 확인할 수 있도록 했다. 여기에 원격 생체신호 모니터링 시스템을 더해, 장소에 구애받지 않는 모니터링이 가능해져 중증 환자 관리의 연속성과 안정성도 확보할 수 있었다. 이 시스템은 의료진의 업무 효율성을 높이는 동시에, 환자에게 더 안전하고 신뢰할 수 있는 진료 환경을 제공하였다.

이처럼 '스마트 병원 선도 모델 개발 지원사업'의 성공적 수행은 병원 내부의 디지털 역량 강화를 넘어, 다른 의료기관으로의 확산을 가능하게 하는 기반이 되었다. 이에 따라 용인세브란스병원은 이후 '스마트 병원 확산사업'에도 참여하여 자문과 기술 지원을 통해 타 병원들이 디지털 솔루션을 도입하고, 환자 안전과 의료 서비스의 질을 높일 수 있도록 적극 지원하고 있다. 이러한 활동은 병원이 단순히 기술을 보유한 기관을 넘어, 디지털 헬스케어 생태계를 선도하는 지식 공유의 허브로서 기능하고 있음을

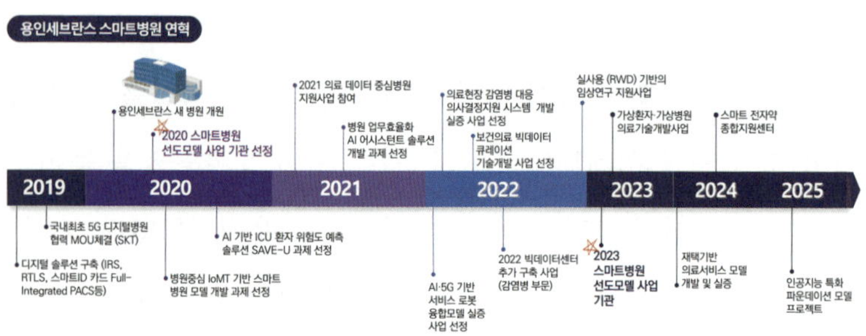

그림 6-4. 용인세브란스 스마트 병원 연혁

사람을 위한 디지털, 의료의 미래를 열다

보여준다.

또한 병원은 범부처 전주기 의료기기 연구 개발사업에도 참여하고 있다. 이 사업은 의료기기의 기초 연구부터 임상시험, 인허가, 상용화에 이르기까지 전 과정을 지원하는 프로젝트로, 병원은 실제 임상 환경에서 의료기기의 성능을 검증하고 사용자 피드백을 반영해 제품 완성도를 높이는 데 기여하고 있다. 이는 의료기기 산업의 발전뿐만 아니라, 환자에게 보다 정밀하고 안전한 진료 환경을 제공하는 데에도 크게 기여하고 있다.

또한 병원은 AI와 5G 기술을 활용한 서비스 로봇 융합 모델 실증사업에 참여하며 의료 서비스를 고도화하고 교직원과 환자의 편의성과 효율성을 입증했다. 이 사업을 통해 병원 안내, 물품 운반, 감염 예방 등 다양한 업무에 로봇을 적용하여 의료진의 반복적·비대면 업무 부담을 줄이고, 환자가 보다 편리하고 안전한 환경에서 진료를 받을 수 있도록 운영 시스템을 체계화했다. 특히 감염병 대응이 중요한 의료 현장에서, 로봇을 통한 비대면 업무 프로세스는 새로운 운영 방식의 가능성을 제시하며 실효성을 인정받고 있다.

이처럼 용인세브란스병원은 다양한 디지털 헬스케어 과제를 성공적으로 수행하며, 스마트 병원의 선도 모델로 자리매김하고 있다. 병원은 기술을 단순히 도입하는 데 그치지 않고, 실제 임상 환경에 효과적으로 적용하여 환자와 의료진 모두에게 실질적인 가치를 제공하는 방향으로 발전시켜왔다. 또한 이러한 경험을 바탕으로 다른 의료기관의 디지털 전환을 지원함으로써, 국내 디지털 헬스케어 산업 전반에 작게나마 기여하고 있다. 이러한 노력은 용인세브란스병원이 환자 중심의 디지털 혁신병원으로서 앞으로도 기술과 사람의 조화를 바탕으로 지속 가능한 혁신을 이어가며, 미래 의료의 새로운 기준을 제시하는 병원으로 성장해 나갈 것이다.

디지털 의료 생태계 구축

용인세브란스병원은 디지털 혁신병원으로서의 비전을 실현하기 위해, 국내 토종 ICT 기업들과의 협력 관계를 전략적으로 강화하고 있다. 디지털 헬스케어 산업은 단일 기관의 역량만으로는 한계가 있는 복합적이고 융합적인 분야로, 병원, 기업, 학계, 연구기관이 함께 참여하는 개방형 혁신(Open Innovation) 생태계가 마련되어야 지속 가능하고 안정적인 발전이 가능하다. 이러한 인식 속에서 병원은 ICT 기업과의 동반 성장을 통해 실제 의료 현장에서 적용 가능한 디지털 솔루션을 공동 개발하고, 이를 사회 전체가 공유할 수 있는 가치로 확장하는 것을 핵심 목표로 삼고 있다.

용인세브란스병원은 다양한 기업들과 MOU를 체결하고, 공동 연구 및 신기술 검증을 위한 협력 체계를 구축해왔다. 이를 통

사람을 위한 디지털, 의료의 미래를 열다

해 ICT 기업들이 보유한 기술을 실제 임상 환경에서 실증 지원 (Clinical Validation)할 수 있는 기회를 제공하고 있으며, 병원은 현장 적합성을 검토하고 기업은 상용화를 위한 신뢰할 만한 데 이터를 확보할 수 있게 되었다. 이러한 실증 과정은 단순한 시험 단계를 넘어, 실제 환자 진료와 연계된 피드백을 기반으로 기술 고도화와 사업화 가능성을 동시에 높이는 핵심 절차로 기능하고 있다.

또한 병원과 ICT 기업은 공동으로 새로운 기술을 연구·개발 하고, 이를 법적으로 보호하기 위해 특허를 공동으로 출원한다. 이는 연구 과정에서 발생할 수 있는 지식재산권 분쟁을 사전에 예방할 뿐만 아니라, 병원과 기업 모두에게 공정하고 투명한 권 리를 보장한다. 동시에 이러한 협력적인 지식재산권 체계는 기업 이 신뢰할 수 있는 파트너십 환경 속에서 안정적으로 기술을 발 전시킬 수 있도록 돕고, 병원은 현장 맞춤형 혁신 솔루션을 확보 할 수 있는 발판을 마련한다.

더불어, 병원은 임상 환경을 기반으로 한 기술 실증 지원을 체 계화하였다. ICT 기업이 보유한 기술이 실제 의료 현장에서 안전 하고 효과적으로 작동하는지를 검증하고, 그 결과를 바탕으로 기 술이전 체계를 통해 산업계로 확산시킨다. 이는 연구 성과를 논 문이나 프로토타입에 머무르게 하지 않고, 시장에서 활용 가능한 제품과 서비스로 발전시킬 수 있는 중요한 연결고리가 된다.

아울러 병원은 ICT 기업들의 사업화 과정 전반을 다각도로 지원하고 있다. 의료 데이터 제공, 현장 피드백, 전문가 자문, 네트워크 연계 등 다양한 방식으로 시장성 있는 솔루션 개발을 뒷받침하고 있으며, 특히 스타트업과 중소기업에는 사업화 초기 단계에서 겪는 사업화 역량 및 경험 부족의 한계를 극복할 수 있는 실질적 협력 기회를 제공하고 있다. 이를 통해 기업의 시장 진입 장벽을 낮추고, 성장의 발판을 마련하는 상생 구조를 구축하고 있으며, 이는 병원과 기업 모두가 윈-윈(Win-Win) 할 수 있는 협력 모델로 작용한다.

이와 함께 병원은 ICT 기업들과 함께 심포지엄, 학술대회, 워크숍 등을 정기적으로 공동 개최하고 있다. 이러한 학술 교류의 장은 최신 기술 동향을 공유하고, 협력 과제를 발굴하며, 정책적 지원 방향을 논의하는 플랫폼으로 기능한다. 기업 입장에서는 병원 현장의 구체적인 수요와 실질적 문제 상황을 직접 청취할 수 있고, 병원은 산업계에서 개발 중인 최신 기술과 디지털 혁신 동향을 빠르게 파악할 수 있다. 이러한 상호 교류는 단순한 연구 협력을 넘어, 병원이 국가 차원의 디지털 헬스케어 산업을 선도할 수 있는 혁신 허브로서의 역할로 확장되고 있다.

결과적으로, 이와 같은 협력 활동들은 단순한 병원-기업 간 파트너십을 넘어, 국내 ICT 기업 전체의 글로벌 경쟁력 강화를 견인하는 디지털 헬스케어 생태계 조성으로 확장되고 있다. 공동 특허를 통한 지식재산 보호, MOU를 기반으로 한 실증 협력, 기술이전 및 사업화 지원, 심포지엄 공동 개최를 통한 지식 교류는 모두 유기적으로 연결되어, 국내 디지털 헬스케어 산업의 근간을 강화하는 데 기여하고 있다.

용인세브란스병원은 앞으로도 이러한 상생 모델을 더욱 발전시켜 나갈 계획이다. 병원이 보유한 임상 데이터와 노하우, ICT 기업이 가진 혁신 기술과 실행력, 학계 및 연구기관의 전문 지식이 유기적으로 결합될 때 환자 중심의 스마트 의료라는 미래 가치가 현실로 다가올 수 있다. 국내 토종 ICT 기업과의 상생 협력은 병원의 혁신을 넘어, 국가 의료의 미래를 함께 열어가는 전략적 선택이며, 디지털 헬스케어 산업의 지속 가능한 성장을 이끄는 핵심 토대가 될 것이다.

세계로 뻗어나가는 디지털 혁신

용인세브란스병원은 디지털 혁신을 통해 의료 서비스의 질을 향상시키고 환자 안전을 강화하는 데 있어, 국내를 넘어 글로벌 무대에서도 주목받는 병원으로 자리매김하고 있다. 병원이 추구하는 디지털 전환은 단순한 기술 도입을 넘어, 환자 중심의 가치 실현과 의료진의 효율적인 업무 환경 조성을 동시에 달성하고자 하는 철학적 기반 위에 세워져 있다. 이러한 철학은 국내에서 다양한 실증사업과 과제 수행을 통해 구체화되었으며, 이제는 그 경험과 노하우가 해외로 확산되며 국제 협력의 장을 넓혀가고 있다.

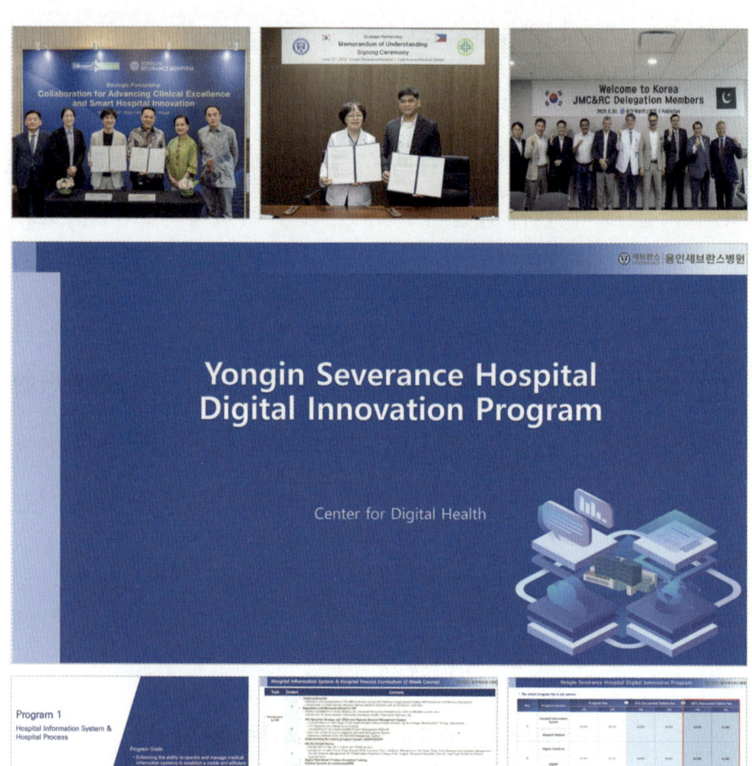

그림 6-5. 해외 MOU 체결 및 용인세브란스병원 디지털 혁신 연수 프로그램

대표적인 사례로, 용인세브란스병원은 인도네시아의 대형 민간병원 그룹과 스마트 병원 구축을 위한 양해각서(MOU)를 체결하였다. 이 협약은 한국형 스마트 병원 모델을 해외에 전파한 첫 사례로, 단순한 기술 수출을 넘어 디지털 혁신의 철학, 운영 전략, 의료진 교육까지 포함하는 포괄적 협력 모델로 평가받고 있다.

병원은 디지털 혁신병원 구축 경험과 운영 노하우를 전수하며

사람을 위한 디지털, 의료의 미래를 열다

단계별 디지털 전환 모델을 공유함으로써, 자국 내에서 스마트 병원으로 발전할 수 있도록 실질적인 지원을 제공하고 있다. 이 과정에서 양 기관은 임상 및 연구 협력 프로그램을 공동 개발하고, 의료진 간의 교육과 연수 프로그램을 통해 최신 기술과 지식을 상호 교류하고 있다.

이러한 협력은 단순한 기술이전을 넘어, 의료 시스템 전반의 디지털화를 위한 전략적 파트너십으로 확장되고 있다. 용인세브란스병원이 보유한 디지털 솔루션은 AI 기반 진단 보조 시스템, 실시간 환자 모니터링, 스마트 병동 운영, 감염병 대응 시스템 등 다양한 분야에 걸쳐 있으며, 이러한 기술들은 여러 해외 의료기관으로부터 높은 관심을 받고 있다. 실제로 각국의 병원 관계자들이 용인세브란스병원을 방문해 디지털 혁신병원의 노하우와 솔루션 운영 방식의 효과를 직접 확인하고 있으며, 이를 자국의 의료 환경에 맞춰 적용하기 위한 협의가 활발히 이루어지고 있다.

이러한 국제적 관심은 용인세브란스병원이 단순히 국내에서 성공한 디지털 혁신병원이 아닌, 글로벌 헬스케어 시장에서 디지털 혁신의 선도 모델로 자리매김하고 있음을 보여주는 증거다. 병원은 이러한 흐름을 일회성 교류에 그치지 않고 지속 가능한 협력으로 발전시키기 위해 다양한 연구와 교육 활동을 병행하고 있다. 디지털 헬스케어 해커톤, 국제 워크숍, 기술 세미나 등을 정기적으로 개최해 최신 기술을 공유하고, 의료진과 연구자들이 함께 새로운 솔루션을 개발할 수 있는 장을 마련하고 있다. 이러한 활동은 병원의 디지털 역량을 강화하는 동시에, 글로벌 의료계와의 연결고리를 더욱 견고히 다지는 데 기여하고 있다.

무엇보다 중요한 점은, 용인세브란스병원의 디지털 혁신이 기술 중심이 아니라 사람 중심이라는 철학에 기반하고 있다는 것이다. 병원은 기술이 환자와 의료진 모두에게 실질적인 가치를 제공해야 한다는 원칙을 최우선에 두고, 모든 디지털 솔루션을 설계하고 운영하고 있다. 이러한 철학은 해외 협력에서도 그대로 적용되어, 단순한 기술을 수출하는 것이 아니라 환자 중심의 의료 서비스 모델을 함께 설계하고 구현하는 데 초점을 맞추고 있다.

결과적으로 용인세브란스병원의 디지털 혁신은 국내외 의료 기관들이 자문을 구하는 모범 사례로 자리 잡고 있으며, 병원이 구축한 첨단 디지털 솔루션은 의료 서비스의 질을 향상시키고 환자 안전을 강화하는 데 실질적인 기여를 하고 있다. 이러한 성공 사례는 디지털 헬스케어의 미래를 고민하는 많은 기관에 귀중한 참고 자료가 되고 있으며, 병원은 앞으로도 혁신기술과 사람의 조화로움을 바탕으로 글로벌 의료 환경 변화의 중심축으로서 역할을 지속해 나갈 것이다.

지속 가능한 미래:
미래 의료기술 전망과
용인세브란스병원의
디지털 혁신 기부제도

미래 의료기술 전망

미래 의료는 인간의 생명과 직결된 가장 본질적인 분야다. 과거에는 질병 치료가 중심이었지만 이제는 예방과 예측, 삶의 질 향상으로 초점이 이동하고 있다. 인공지능, 유전자 분석, 사물인터넷, 디지털 헬스케어 등 다양한 기술이 융합되면서 의료는 더 이상 병원에만 국한되지 않는다. 우리는 지금 의료 패러다임이 근본적으로 변화하는 전환점에 서 있다.

디지털 헬스케어의 일상화

스마트 워치, 생체신호 측정 패치, 스마트글라스 등 웨어러블 기기는 심박수, 혈압, 혈당, 수면 패턴 등 다양한 생체 데이터를 실시간으로 수집한다. 이 데이터는 클라우드에서 AI가 분석해 개인 맞춤형 건강 관리 솔루션을 제공한다. 이러한 변화는 단순한 모니터링을 넘어 질병의 조기 발견과 예방, 치료 이후 회복 관리까지 확장된다. 특히 고령자, 만성질환자, 정신건강 취약군에게는 의료 접근성을 크게 높이는 생명선 역할을 한다. 미래의 디지털 헬스케어는 단순한 기술을 넘어, 개인의 건강을 설계하는 플랫폼으로 자리 잡고 있다.

원격의료와 비대면 진료의 고도화

팬데믹 이후 급속히 확산된 원격의료는 이제 의료의 새로운 표준이 되고 있다. 환자는 집에서 스마트 디스플레이를 통해 의사와 상담하고, AI 기반 진단 보조 시스템이 증상을 분석해 진단 정확도를 높인다. 이후 약은 드론으로 배송되며, 가상 간호사가 복약을 관리한다. 이러한 시스템은 의료 접근성이 낮은 지역이나 고령자, 장애인에게 특히 유용하며, 병원 내 감염 위험을 줄이고 의료진의 업무 부담도 완화한다. 미래에는 원격 수술, 재활, 심리 치료까지 포함하는 완전한 디지털 병원 생태계가 구축될 것으로 전망된다.

정밀의료와 유전자 기반 치료

정밀의료는 개인의 유전체, 단백질체, 대사체 정보를 기반으

사람을 위한 디지털, 의료의 미래를 열다

로 질병을 예측하고 맞춤형 치료를 제공한다. 유전자 분석 기술이 상용화되면서 사람들은 자신의 질병 위험을 미리 파악하고 식단, 운동, 약물 복용을 조절할 수 있게 되었다. 같은 질병이라도 환자마다 약물 반응이 다르기 때문에 정밀의료는 불필요한 약물 사용을 줄이고 치료 효과를 극대화할 수 있다. 유전자 치료는 질병 원인이 되는 유전자의 결함을 직접 수정하거나 대체하는 방식으로, 유전병·암·희귀질환의 근본적 치료를 가능하게 한다.

인공지능과 의료 자동화의 융합

AI는 영상 진단, 병리 분석, 약물 반응 예측, 응급 대응 등 의료 전반에 걸쳐 활용되고 있으며, 특히 영상 진단 분야에서는 AI가 인간보다 더 높은 정확도를 보이는 사례도 많다. 병원 운영 역시 자동화되고 있다. 예약, 검사 결과 분석, 보험 청구, 병상 배정 등 다양한 과정이 자동화되며, 의료진은 기술 관리자이자 인간 중심의 의사결정자로서의 역할로 변화하고 있다. 수술실에서는 로봇이 정밀 수술을 수행하고, 병동에서는 자동 약제 분배 시스템을 통해 복약을 관리한다.

사물인터넷(IoT) 기반의 건강 생태계

IoT 기술은 병원이라는 물리적 공간에 갇혀 있던 의료의 한계를 허물고, 그 경계를 환자의 평범한 일상 속으로 무한히 확장한다. 예를 들어 스마트 화장실은 소변을 분석해 신장 질환을 조기 감지하고, 스마트 침대는 수면 중 호흡 패턴을 분석해 수면 무호흡증을 경고한다. 스마트 냉장고는 식습관을 분석하고, 스마트 거울은 피부 상태를 진단한다. 수집된 데이터는 개인의 헬스 클라우드에 축적되고, 사용자가 이를 의료기관에 전송함으로써 진료 체계와 긴밀히 연동되며, 미래에는 생활 공간이 곧 진료실이 되고 일상이 치료의 연장이 되는 시대가 올 것이다.

의료산업의 구조적 변화와 투자 확대

의료기술의 발전은 산업 구조에도 큰 변화를 일으킨다. 헬스테크 기업은 글로벌 경제를 주도하는 핵심 산업으로 성장하고 있으며, 바이오 스타트업은 유전자 특허와 AI 알고리즘을 기반으로 막대한 투자를 유치하고 있다. 정부와 민간은 고령화에 대응하기 위해 노인 친화형 의료기술, 만성질환 관리 플랫폼, 정신건강 AI 솔루션 등에 집중 투자 중이다. 의료는 이제 단순한 치료산업을 넘어 삶의 질을 설계하는 미래산업으로 자리매김하고 있다.

윤리와 규제: 기술 발전의 그림자

기술 발전과 함께 윤리적 문제도 대두되고 있다. 생명 윤리적 가이드 라인, AI 진단의 책임 소재, 의료 데이터 프라이버시 등은 여전히 해결이 필요한 과제들이다. 특히 건강 정보가 보험·취업·복지 등에 영향을 미치는 시대에는 정보 기반의 차별이 새로운 사회 갈등을 유발할 수 있다. 따라서 기술 발전과 더불어 윤리 기준과 법적 규제의 정비가 필수적이다. 의료는 인간의 생명과 직결된 분야이므로, 기술 중심이 아닌 인간 중심의 의료 철학이 함께 발전해야 한다.

결론: 기술과 인간의 조화

미래 의료는 기술이 주도하지만, 그 중심에는 여전히 인간이 있다. AI, 유전자 치료, 디지털 헬스케어, 원격의료는 모두 인간의 건강과 삶의 질 향상을 위한 도구일 뿐이다. 기술은 의료를 더 정밀하고 신속하게 만들지만, 치유의 본질은 공감과 신뢰에서 비롯된다. 앞으로의 의료는 기술과 인간이 조화를 이루는 방향으로 진화해야 하며, 의료는 단순한 생명 연장이 아니라 삶의 질을 높이고 인간다운 삶을 지켜주는 사회적 기반이 되어야 한다.

지속 가능한 디지털 혁신

서론: 변화가 아닌 전환(transition)

의료는 인간의 삶과 직결되기에, 변화에 신중할 수밖에 없다. 그러나 AI, 빅데이터, 클라우드, 원격의료의 비약적인 성장은 의료 체계의 작동 방식은 물론 그 철학까지도 바꾸고 있다. 특히 고령화, 만성질환 증가, 의료 인력 부족이라는 삼중 난제 속에서 디지털은 지속 가능성을 담보하는 핵심 수단으로 부상하고 있다.

OECD와 EU의 최근 분석은 고령화 심화와 인력난이 구조적 과제로 고착되고 있음을 지적하며[*], 이에 대응하기 위한 정책과 기술 혁신의 필요성을 강조한다.

정밀의료: 데이터에서 치료로

과거의 '질병 중심 표준치료'에서 유전체(Genomics), 단백체(Proteomics), 대사체(Metabolomics), 생활 데이터(Lifelog), 실시간 생체신호 등 다중 데이터를 통합 분석하는 정밀의료로 전환되고 있다. 세계 유수의 기관들은 이미 임상-오믹스-클라우드를 연계한 디지털 오믹스 인프라를 구축하여 진단 시간을 단축하고, 표적치료 선택을 가속화하고 있다. 예를 들어, 메이요클리닉(Mayo Clinic)의 Omics Data Platform과 MINERVA, AI 기반 유전체 분석 도구는 이러한 흐름을 보여준다.

또한 방사선 영상과 텍스트 데이터를 결합한 멀티모달 생성형 AI가 판독 지원, 리포트 자동 생성, 변화 탐지 등 워크플로 개선 가능성을 입증하며, 환자 맞춤 의사결정으로 연결된다.

상호운용성: 지속 가능성의 기술적 기초

디지털 혁신이 지속되기 위해서는 시스템 간 상호운용성이 반

---

[*] OECD, 'Health at a Glance: Europe 2024. Executive Summary', Paris: OECD Publishing; 2024. Available from: https://www.oecd.org/en/publications/health-at-a-glance-europe-2024_b3704e14-en.html

　　　　사람을 위한 디지털, 의료의 미래를 열다

드시 확보되어야 한다. WHO와 HL7은 2023년, 개방형 상호운용 표준 채택을 촉진하는 협력 체계를 발표했다. 또한 WHO의 SMART Guidelines는 임상 권고를 '계산 가능한(Computable)' 형태로 표준화해 배포하는 접근을 확산시키고 있다. 상호운용의 핵심인 HL7 FHIR는 API 기반의 데이터 교환을 통해 모바일 및 클라우드 환경에 적합하며, 다기관·다벤더 간 데이터 흐름을 가속화한다(단, 기존 시스템과의 연계 및 의미적 표준화는 여전히 해결 과제로 남아 있다).

- 표준: FHIR R4/R5, SNOMED CT/LOINC/ICD, DICOM 등

- 거버넌스: 용어 관리, 버전 관리, 데이터 품질 지표 등

- 보안·프라이버시: 동의·용도 제한·마스킹 정책, 접근 통제 등

- 성능: 지연 시간·가용성 SLO, 장애 복구 RTO/RPO 등

의료 접근성의 확장: 원격의료·모니터링

1) 원격의료의 성장성과 한계

팬데믹을 계기로 원격의료는 진료 연속성을 유지하는 실효적 수단으로 자리 잡았다. 글로벌 시장 역시 향후 높은 성장세가 전망되며, 리포트에 따라 2025~2030년 연평균 성장률(CAGR)은 13.9~19.0%로 예측된다.** 다만 임상 적합성, 개인정보보호, 수

** Global Market Insights, 'Telehealth Market Size & Share | Trends Report, 2034', Published September 2025, Available from: https://www.gminsights.com/industry-analysis/telehealth-market

가·규제 체계 등은 지속적인 관리가 필요한 과제로 남아 있다.

2) 원격 모니터링과 디지털 치료의 효과

원격 모니터링과 디지털 치료의 연계는 만성질환 관리, 퇴원 후 재입원률 감소, 행동 중재 순응도 개선 등에 긍정적인 영향을 미친다는 근거가 확대되고 있다(체계적 고찰 및 정책 보고 기반). 다만 질환·도구·프로토콜에 따라 효과 크기는 이질적이며, 데이터 품질·인력 워크플로 통합·보상 체계가 성과에 영향을 준다.

또한 EHR 기반 전자 개입(CDS, 리스크 알림, 케어 경로)이 30일 및 90일 재입원 위험 저감과 연계된다는 메타분석도 보고되었다(단, 대상군 및 개입 방식의 이질성은 고려되어야 한다).[*]

용인세브란스병원의 실행: 사람을 위한 디지털

용인세브란스병원은 개원 초기부터 '사람을 위한 디지털'이라는 철학을 바탕으로, 기술·조직·문화를 통합 설계해왔다. 최신 기술을 가치 중심으로 선별·도입하고, 교직원 디지털 리터러시 강화, 현장 실습형 세미나, 부서 간 데이터 협업 등을 통해 병원 전체가 유기적으로 작동하는 디지털 생태계를 구축해왔다.

---

[*] Kripalani S, Theobald CN, Anctil B, Vasilevskis EE. Electronic Health Record Interventions to Reduce Risk of Hospital Readmissions: A Systematic Review and Meta-Analysis. JAMA Netw Open. 2024;7(3):e2836552. doi:10.1001/jamanetworkopen.2024.36552.

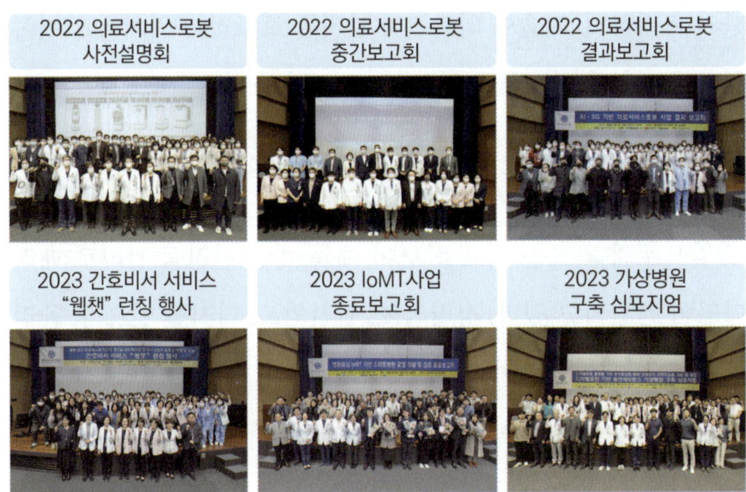

그림 6-6. 함께 만들어가는 스마트 병원

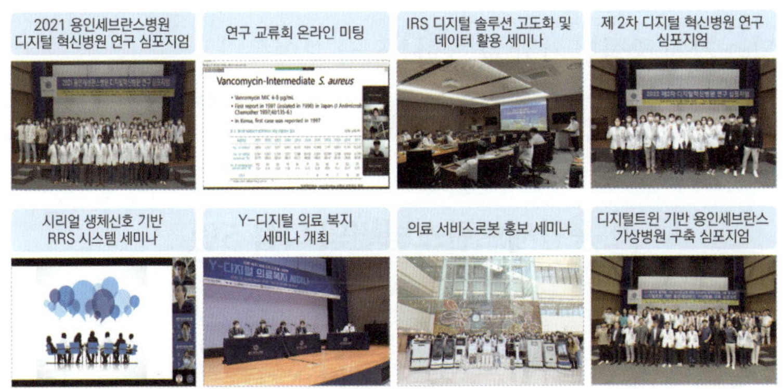

그림 6-7. 교직원들의 디지털 리터러시 증진을 위한 노력

특히 고령층이나 디지털에 익숙하지 않은 환자들을 위해, AI 기반 가상 인간 외래 안내 시스템 등 UX 중심의 솔루션을 개발·운영하고 있다. 이러한 솔루션은 정보 전달을 넘어 정서적 교감

까지 고려하며, 기술이 의료진과 환자를 보조하는 위치에 있어야 한다는 철학을 반영하고 있다.

결론: 기술은 수단, 사람은 중심

앞으로의 의료는 치료를 넘어 예측·예방·전인적 관리로 패러다임이 전환되고 있다. 정밀의료, 원격의료, 디지털 인프라, 윤리적 AI가 상호작용하며 의료는 더 정밀하고 포용적이며, 지속 가능한 방향으로 진화하고 있다. 그러나 이러한 전환이 성공하기 위해서는 '사람 중심'이라는 원칙이 흔들려서는 안 된다. 용인세브란스병원의 경험은 디지털 혁신이 단순히 '최신 기술의 적용'이 아니라, 환자와 의료진의 가치를 중심에 두고 설계되고 운영되는 가치 중심의 가감 없는 실천임을 보여준다.

용인세브란스병원의 다음 5년

용인세브란스병원은 향후 5년간 디지털 혁신을 핵심 전략으로 삼아, 의료 서비스의 질을 한층 높이고 환자 안전을 철저히 보장하는 데 주력할 계획이다. 국내 디지털 헬스케어 분야를 선도하는 디지털 혁신병원으로 자리매김하기 위해 다양한 프로젝트와 중장기 계획을 추진하며, 지속 가능한 성장과 미래 의료의 새로운 표준을 제시하는 것을 목표로 하고 있다.

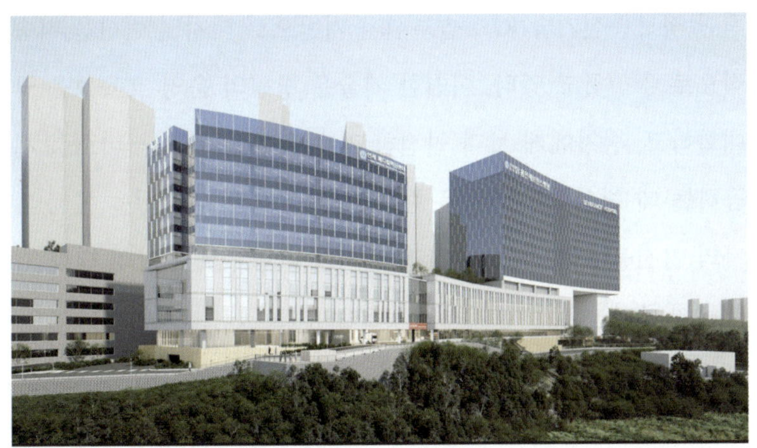

그림 6-8. 연세메디컬혁신센터(YMIC) 조감도

연세메디컬혁신센터(YMIC) 건립

용인세브란스병원은 약 4,200평 규모의 연세메디컬혁신센터 건립을 추진하고 있다. 이 센터는 병원의 진료 역량을 강화하고 재정 기반을 공고히 하는 핵심 거점이 될 예정이다. 특히 암센터를 비롯한 주요 진료 구역의 확장 및 재배치, 병상 수 확대, 의료 질 평가 향상, 교수실 확보 등 진료·연구·교육 전반에 걸쳐 획기적인 변화를 이끌어낼 계획이다. 이를 통해 병원은 상급종합병원 진입이라는 도전에 과감히 나서며, 미래 의료의 새로운 기준을 제시하고자 한다.

디지털 혁신 및 정보통신기술(ICT) 솔루션 도입

용인세브란스병원은 5G와 의료사물인터넷(IoMT)을 비롯한 첨단 정보통신기술(ICT) 솔루션을 기반으로 디지털 혁신을 지속적으로 추진하고 있다. 이러한 기술은 병원의 운영 효율성을 극대화하고, 환자에게 보다 안전하고 수준 높은 의료 서비스를 제공하는 데 핵심적인 역할을 한다. 병원은 디지털 혁신을 통해 환자의 안전을 보장하고, 공감과 신뢰를 바탕으로 최상의 의료 경험을 제공하는 것을 궁극적인 목표로 삼고 있다.

진료 역량 강화 및 연구 확대

용인세브란스병원은 로봇 수술과 장기이식 등 고난도 수술을 성공적으로 수행하며, 정밀하고 복잡한 수술 분야에서 눈에 띄는 성장세를 보이고 있다. 앞으로도 이러한 진료 역량을 지속적으로 강화하고, 연구 활동을 확대하여 의료 서비스의 질을 한층 높이는 데 주력할 계획이다. 특히, 입원의학과를 신설하여 입원전담 전문의 중심 진료를 통해 의정 갈등 등 외부 환경에 영향을 받지 않고 최상의 진료의 질을 유지하고 있다.

교육 및 인재 양성

용인세브란스병원은 교육과 인재 양성 분야에서도 중추적인 역할을 수행하고 있다. 의료진에게 최신 디지털 혁신기술에 대한 체계적인 교육을 제공함으로써 진료 역량을 한층 강화하고, 다양한 인재 양성 프로그램을 통해 의료 현장에서 디지털 기술의 활용도를 높여 지속적인 의료 혁신을 추진하고 있다.

지역사회와의 협력

용인세브란스병원은 지역사회와의 긴밀한 협력을 통해 지속 가능한 성장을 도모한다. 용인 시민의 관심과 격려를 바탕으로 '존중·영감·협력·최선'의 문화를 실현하며, 대내외적인 화합을 성장의 원동력으로 삼는다. 앞으로도 지역사회와의 유대와 협력을 더욱 강화해, 병원의 지속적인 발전과 지역 건강 증진을 함께 이루어 나갈 것이다.

디지털 혁신을 위한 조직 참여

2024년 1월, 용인세브란스병원은 제2차 디자인씽킹 워크숍을 개최하여 디지털 혁신을 위한 다양한 아이디어를 논의하고 발전시켰다. 이번 워크숍에는 약 80명의 교직원이 참여했으며, 병원의 중장기 발전 로드맵을 수립하고, 교직원의 디지털 문해력(리터러시)을 향상시키기 위한 실질적인 방안을 모색하는 자리였다. 이러한 조직적 참여와 협업은 병원의 디지털 전환을 가속화하고, 미래 의료 환경에 능동적으로 대응하는 기반이 된다.

워크숍의 주요 내용

디자인씽킹 워크숍은 병원의 디지털 혁신을 위한 창의적인 아이디어 도출과 이를 실현하기 위한 구체적인 실행 계획 수립에 중점을 두었다. 다양한 직종의 교직원들이 팀을 이루어 협력하며, 병원의 운영 효율성과 환자 경험을 동시에 향상시킬 수 있는

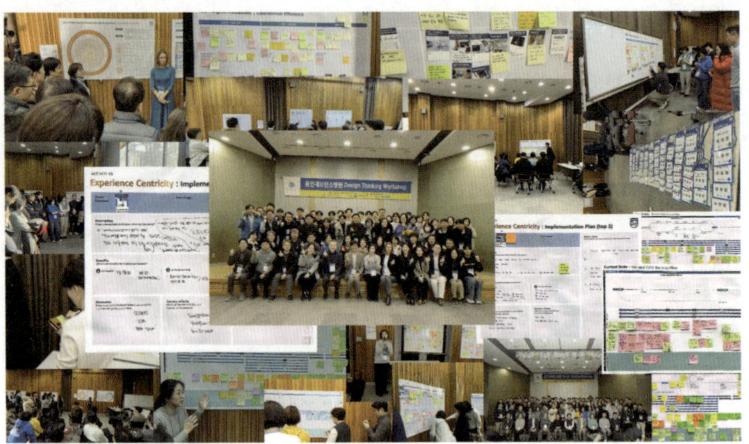

그림 6-9. 용인세브란스병원 2차 디자인씽킹 워크숍

방안을 함께 고민했다. 특히 AI 기반 외래 안내 솔루션, 병동 AI 간호비서 솔루션 등 다양한 디지털 솔루션에 대한 논의가 활발히 이루어졌다.

주요 성과

워크숍을 통해 도출된 아이디어는 병원의 디지털 혁신을 위한 중요한 밑거름이 되었다. 교직원들은 병원의 운영 효율성을 극대화하고, 환자에게 최상의 의료 서비스를 제공하기 위한 다양한 방안을 제시했다. 예를 들어, AI 기반 외래 안내 솔루션은 환자가 병원 내에서 원하는 장소를 쉽게 찾을 수 있도록 돕고, 병동 AI 간호비서 솔루션은 간호사의 업무를 지원하는 역할을 한다.

제2차 디자인씽킹 워크숍은 병원의 디지털 혁신을 위한 중요

사람을 위한 디지털, 의료의 미래를 열다

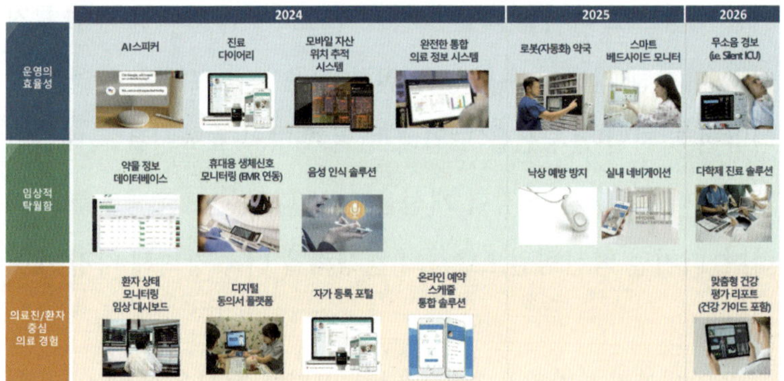

그림 6-10. 2차 디자인씽킹 워크숍 로드맵

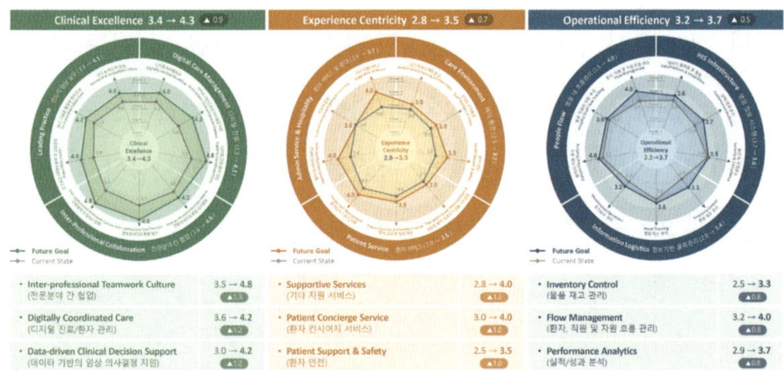

• Inter-professional Teamwork Culture (전문분야 간 협업)	3.5 → 4.8 ▲1.3		• Supportive Services (기타 지원 서비스)	2.8 → 4.0 ▲1.2		• Inventory Control (물품 재고 관리)	2.5 → 3.3 ▲0.8	
• Digitally Coordinated Care (디지털 진료/환자 관리)	3.6 → 4.2 ▲1.2		• Patient Concierge Service (환자 컨시어지 서비스)	3.0 → 4.0 ▲1.0		• Flow Management (환자, 직원 및 자원 흐름 관리)	3.2 → 4.0 ▲0.8	
• Data-driven Clinical Decision Support (데이터 기반의 임상 의사결정 지원)	3.0 → 4.2 ▲1.2		• Patient Support & Safety (환자 안전)	2.5 → 3.5 ▲1.0		• Performance Analytics (실적/성과 분석)	2.9 → 3.7 ▲0.5	

그림 6-11. 2차 디자인씽킹 워크숍 결과 요약

한 이정표가 되었으며, 교직원들의 협력과 창의성이 병원 운영의
혁신으로 이어졌다.

향후 계획

용인세브란스병원은 디자인씽킹 워크숍에서 도출된 아이디

어를 바탕으로 디지털 혁신을 지속적으로 추진할 예정이다. 교직원의 디지털 리터리시 향상을 위한 교육 프로그램을 운영하고, 다양한 디지털 솔루션을 도입해 병원 운영의 효율성을 극대화할 계획이다. 또한 환자 경험 개선을 위한 다양한 프로젝트를 추진하며, 디지털 혁신병원으로서의 경쟁력을 더욱 강화해 나갈 계획이다.

용인세브란스병원은 향후 5년간 디지털 혁신을 통해 의료 서비스의 질을 높이고, 환자의 안전을 더욱 철저히 보장하는 데 주력할 방침이다. 이를 위해 연세메디컬혁신센터 건립을 비롯하여, 첨단 정보통신기술 솔루션 도입, 진료 역량 강화 및 연구 확대, 교육과 인재 양성, 지역사회와의 협력 등 다양한 전략을 추진할 계획이다. 이러한 노력을 통해 병원은 지속 가능한 성장을 이루고, 미래 의료를 선도하는 기관으로 자리매김할 것이다.

미래 의료를 위한 디지털 혁신 기부제도

용인세브란스병원은 디지털 혁신병원으로서의 비전을 실현하고, 나아가 환자와 지역사회가 실질적으로 체감할 수 있는 가치를 창출하기 위해 '디지털 혁신 기부제도'를 신설하였다. 이 제도는 단순한 재정적 후원을 넘어, 미래 의료를 선도할 디지털 헬스케어 생태계 조성을 위한 기반을 마련하고, 혁신의 성과를 사

사람을 위한 디지털, 의료의 미래를 열다

회와 함께 나누고자 하는 철학을 담고 있다.

그동안 병원은 스마트 의료기술, 디지털 트윈 기반 가상병원 플랫폼, AI 기반 진료 지원 시스템 등 다양한 디지털 헬스케어 프로젝트를 추진해왔다. 이러한 사업들은 연구개발 및 시스템 구축 단계에서 상당한 재원과 인적·물적 자원이 요구되며, 장기적인 관점에서 안정적인 투자 구조가 마련되어야 지속 가능하다. 이에 병원은 기부금을 통해 디지털 혁신의 재원을 마련하는 체계를 갖추었으며, 이를 통해 교직원과 환자, 더 나아가 지역사회가 직접 참여할 수 있는 열린 혁신의 길을 마련하였다.

디지털 혁신 기부제도는 크게 세 가지 목적을 지닌다.

첫째, 병원 내 디지털 인프라 확충을 지원한다. 환자 안전과 편의성을 높이는 스마트 솔루션, 인공지능 기반 의료 시스템, 차세대 데이터 플랫폼 등을 구축하고 고도화하는 데 기부금이 활용된다.

둘째, 연구 및 교육 지원을 강화한다. 디지털 헬스케어 분야의 전문 인재를 양성하기 위한 교육 프로그램, 산학연 협력 연구 과제, 국제 공동 연구 활동 등에 기부금이 투입되어 미래 의료를 이끌 차세대 인재를 육성하는 데 기여한다.

셋째, 지역사회 가치 공유를 실현한다. 고령자, 취약계층, 만성질환자 등 사회적 약자를 위한 디지털 헬스케어 서비스 개발 및 보급에 기부금이 쓰이며, 이는 지역사회 보건 향상과 공공적 가치 확산으로 이어진다.

이 제도는 투명성과 신뢰성을 확보하기 위해 체계적으로 운영된다. 기부금은 디지털 혁신을 위한 명확한 사용 목적에 따라 관리되며, 주요 사업의 성과는 정기적으로 공개되어 기부자가 직접 그 결과를 확인할 수 있다. 이를 통해 기부금은 단순히 모금과 집행을 넘어, 지속적인 디지털 혁신을 촉진하는 선순환 구조를 형성하게 된다.

궁극적으로 디지털 혁신 기부제도는 용인세브란스병원이 국내 스마트 병원의 선도 모델로 자리매김하는 데 중요한 역할을 할 뿐만 아니라, 지역사회와 국가 의료 발전에도 실질적으로 기여하는 의미 있는 발걸음이 된다. 이는 단순한 재정 지원을 넘어, 미래 의료의 가치와 비전을 함께 나누고 실현해 나가는 참여형 혁신 플랫폼으로 자리할 것이다.

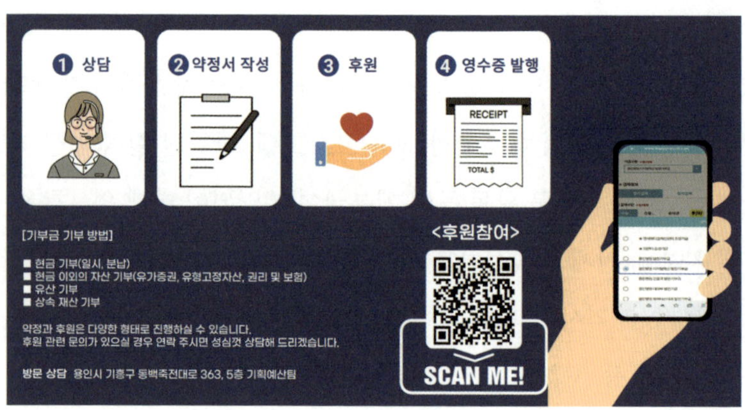

그림 6-12. 용인세브란스병원 기부방법 안내

 사람을 위한 디지털, 의료의 미래를 열다

DIGITAL
FOR
PEOPLE

여정은 계속된다,
사람이 중심인 미래를 향해

이 책을 출간하며 우리는 끝을 맺는 것이 아니라, 또 다른 시작을 준비하게 됩니다. 이 책은 단순한 기록이 아닌, 우리가 걸어온 길을 되돌아보며 앞으로 나아갈 길을 비추는 등불입니다. 혁신의 발자취를 담은 동시에, 미래를 향한 초대장이기도 합니다.

우리가 지나온 시간은 단순한 기술의 나열이 아니었습니다. 그 여정은 환자의 손을 잡아주던 따뜻한 순간, 의료진의 눈빛 속에 담긴 책임감, 그리고 함께 걸어온 동료들의 땀과 웃음으로 채워져 있었습니다. '디지털'이라는 이름 아래 있었지만, 그 중심에는 언제나 '사람'이 있었습니다. 진정한 혁신은 기술에서 비롯된 것이 아니라, 사람들의 마음과 헌신에서 시작되었습니다. 기술은 단지 도구였을 뿐, 이야기를 만든 것은 결국 사람이었습니다.

돌아보면, 위기는 늘 우리 앞에 있었습니다. 인력 부족, 급변하는 정책, 예측할 수 없는 사회적 변화들. 그러나 우리는 그 위기를 두려움으로만 바라보지 않았습니다. 오히려 그것을 기회로 삼아 새로운 길을 열었고, 작은 시도는 큰 물결이 되었으며, 그 물결은 결국 병원의 미래를 다시 쓰는 힘이 되었습니다.

이제 우리는 또 다른 길목에 서 있습니다. 디지털 혁신은 끝이 없는 여정이며, 기술은 계속 발전하고, 의료 환경도 끊임없이 변화합니다. 오늘의 성과는 내일의 출발점이 되며, 우리가 세운 원칙은 미래의 도전에 맞설 든든한 기준이 될 것입니다. 이 책이 담고 있는 것은 과거의 기록이 아니라, 미래를 향한 약속입니다.

이 글은 마침표가 아닌 쉼표입니다. 책을 덮는 순간, 독자는 의료와 디지털이 함께 만들어갈 미래를 상상하게 될 것입니다. 그 상상은 곧 현실이 되어 더 많은 환자에게 희망을, 더 많은 의료진에게 힘을, 그리고 더 따뜻한 변화를 사회에 선물하게 될 것입니다.

이제 용인세브란스병원은 혁신을 기록하는 병원을 넘어, 혁신을 살아내는 병원입니다. 우리는 세계가 주목하는 의료 혁신의 현장이 되었고, 국내외 협력 네트워크를 통해 글로벌 의료 표준을 만들어가고 있습니다. 국가 차원의 헬스케어 ICT 사업에 기여하며, 지속 가능한 디지털 의료 생태계를 확장해 나가고 있습니다. 그 과정에서 우리는 새로운 기술을 수용하고, 더 많은 사람과 가치를 나누며, 의료의 본질을 지켜갈 것입니다.

바람은 언제나 새로운 방향으로 불고, 우리는 그 바람을 타고 더 먼 곳으로 나아갈 것입니다. 이 책은 하나의 여정이 끝났음을 알리는 동시에, 또 다른 여정이 시작되었음을 속삭입니다. 그리고 그 길 위에서 우리는, 다시 한번 '사람을 위한 디지털'이라는 약속을 이어갈 것입니다.

사람을 위한 디지털, 의료의 미래를 열다

사람을 위한 디지털,
의료의 미래를 열다

지은이 | 용인세브란스병원

펴낸날 | 1판 1쇄 2026년 2월 10일

대표이사 | 양경철
편집주간 | 박재영
편집 | 지은정
디자인 | 박찬희
발행처 | ㈜청년의사

발행인 | 양경철
출판신고 | 제313-2003-305(1999년 9월 13일)
주소 | (04074) 서울시 마포구 독막로 76-1(상수동, 한주빌딩 4층)
전화 | 02-3141-9326
팩스 | 02-703-3916
전자우편 | books@docdocdoc.co.kr
홈페이지 | www.docbooks.co.kr

ISBN 979-11-93135-38-9 (03510)

- 책값은 뒤표지에 있습니다.
- 잘못 만들어진 책은 서점에서 바꿔드립니다.